乳腺癌保乳治疗与切缘精准评估技术

张国君　[日]大竹徹　主编

清华大学出版社
北京

图书在版编目（CIP）数据

乳腺癌保乳治疗与切缘精准评估技术 / 张国君，（日）大竹徹主编 . — 北京：清华大学出版社，2023.8

ISBN 978-7-302-64421-7

Ⅰ.①乳… Ⅱ.①张… ②大… Ⅲ.①乳腺癌—外科手术 Ⅳ.① R737.9

中国国家版本馆CIP数据核字（2023）第153128号

责任编辑：孙　宇
封面设计：吴　晋
责任校对：李建庄
责任印制：宋　林

出版发行：清华大学出版社
　　　　　网　　　址：http://www.tup.com.cn，http://www.wqbook.com
　　　　　地　　　址：北京清华大学学研大厦 A 座　　　邮　　编：100084
　　　　　社 总 机：010-83470000　　　　　　　　　邮　　购：010-62786544
　　　　　投稿与读者服务：010-62776969，c-service@tup.tsinghua.edu.cn
　　　　　质量反馈：010-62772015，zhiliang@tup.tsinghua.edu.cn
印 装 者：三河市铭诚印务有限公司
经　　销：全国新华书店
开　　本：185mm×260mm　　　印　　张：16.25　　　字　　数：315 千字
版　　次：2023 年 9 月第 1 版　　　　　　　　印　　次：2023 年 9 月第 1 次印刷
定　　价：198.00 元

产品编号：099059-01

林　雪　京都大学附属病院

刘　娜　厦门大学附属翔安医院

牛　蕾　厦门大学附属翔安医院

邱斯奇　汕头市中心医院

任　克　厦门大学附属翔安医院

唐慧敏　厦门大学附属翔安医院

王冬梅　厦门大学附属翔安医院

吴俊东　汕头大学医学院附属肿瘤医院

谢良喜　厦门大学附属翔安医院

谢文佳　厦门大学附属翔安医院

薛今琦　中国医科大学附属盛京医院

杨瑞钦　厦门大学附属第一医院

杨壹羚　天津市肿瘤医院

张永渠　汕头大学医学院附属肿瘤医院

赵　雪　厦门大学附属翔安医院

赵旭晔　厦门医学院附属第二医院

　　乳腺癌是全球发病率最高的恶性肿瘤之一，严重影响广大女性的身心健康。保乳手术序贯放疗是早期乳腺癌的标准治疗方案。近年来，随着乳腺癌筛查力度的加强、乳腺癌保乳整形技术的发展以及新辅助治疗疗效的提升，使更多的早期乳腺癌患者获得保留乳房的机会。但总体上来看，我国保乳手术治疗起步晚，存在对保乳理念认知不足、保乳率地区分布不均衡和保乳率总体不高等问题，如何安全保乳并获得良好美容外观是广大临床医生担心并希望解决的难题。

　　在这样的背景下，张国君教授和大竹徹教授组织编写的《乳腺癌保乳治疗与切缘精准评估技术》，无疑可以为从事乳腺癌临床诊疗的医生提供很好的参考，特别是张国君教授 20 余年深耕乳腺癌保乳手术领域，在肿瘤边界可视化与保乳手术切缘的影像评估方面作出了卓越贡献，为如何安全保乳提供了新的技术方法与临床实施策略。

　　该书以保乳治疗为导向，围绕保乳手术治疗的起源、保乳手术的方法、保乳手术的切缘评估等进行了翔实的阐述。与以往保乳治疗的书籍不同，该书不仅突出了保乳手术新技术的发展、术后美容评价与目前术中冰冻病理取材与相关影像诊断的优势与不足，还结合了近年来张国君教授自身在分子影像可视化领域取得的优秀成果，对未来保乳手术切缘的发展方向提出新见解。

　　该书重点突出、内容新颖,衷心希望该书的出版能为临床医生提供帮助,给临床科研人员带来启迪，能为广大患者解决更多的治疗难题。

肿瘤学专家
中国工程院院士
中国医学科学院学部委员
北京协和医学院长聘教授
2023 年 8 月

乳腺癌保乳手术已经成为乳腺癌根治性治疗的主要方式之一，并获得国际上广泛认可。在我国，保乳手术开展的时间较欧美日等地区/国家短，而且很多患者及其家属的传统观念认为只有"全部切除"的手术才能达到"彻底根治"的效果（担心复发），再加上一些医生认识的局限性以及技术等因素的限制，致使保乳手术率仍较低，与欧美日等仍存在较大的差距。

保乳手术的关键在于不影响乳房外观的前提下，完整地切除肿瘤并获得阴性切缘。张国君教授等人20余年来对保乳手术的策略和方法进行了深入探索，特别是在应用光学分子影像技术评估保乳手术安全切缘方面取得了可喜的进展，对于总结保乳手术经验、开展保乳手术切缘评估新技术、制定规范操作指南进而指导临床实践具有积极的意义。张国君教授和大竹徹教授组织编写的《乳腺癌保乳治疗与切缘精准评估技术》专著涵盖保乳治疗的不同方面，包括：乳腺癌保乳治疗发展历史；国际及国内乳腺癌保乳治疗现状以及面临的主要问题；保乳手术的适应证、术前准备、手术方式的选择；保乳整形技术与腔镜保乳技术；保乳手术后放疗、保乳手术后的患者监测以及术后复发的处理；特殊人群以及特殊情况下的保乳策略等。该书重点介绍对保乳手术安全切缘认识的进展及其评估手段，特别是近年来术中切缘评估新技术的进展。专著的最后展望了乳腺癌保乳治疗未来面临的挑战并讨论了亟须解决的难题。

与以往保乳治疗的相关书籍不同，本书除了介绍保乳治疗临床实践内容外，结合了作者自身长期致力于乳腺癌保乳切缘评估技术的研究成果，重点对保乳手术切缘的评估新技术进行了深入的阐述，为我国保乳治疗的临床实践增添了新的观念和理念。该书内容新颖、实用，为从事乳腺癌治疗及相关研究的医生提供重要的参考价值，同时，启发了临床科研人员对乳腺癌保乳切缘评估新技术的探索。

　　衷心祝愿该书可以为读者带来启迪、为患者带来福音。

复旦大学肿瘤研究所所长、乳腺癌研究所所长
复旦大学肿瘤医院大外科主任、乳腺外科主任
教育部"长江学者计划"特聘教授
国家杰出青年基金获得者
中国抗癌协会乳腺癌专业委员会名誉主委
2023 年 8 月

　　20 世纪 90 年代初，笔者公派到日本国立癌症中心留学，师从日本著名乳腺癌专家安达勇教授、福富隆志教授，以及本人后来的博士生导师、福岛医科大学外科的阿部力哉教授，逐渐开始接触乳腺癌手术的保乳治疗，对乳腺癌保乳手术的理念以及乳腺癌外科手术的变迁有了初步的理解。当时在日本学术界流传着一个有名的故事：20 世纪 80 年代中期，日本乳腺癌学会邀请美国一位著名乳腺外科专家去日本做"乳腺癌缩小手术"主题演讲，本意是想请这位专家介绍乳腺癌改良根治手术，由于邀请方和被邀请方在对"缩小手术"理解上的差异，再加上沟通的原因，结果美国专家讲的是有关乳腺癌保乳手术的内容，使主办方甚为惊讶。但也正是因为这一"乌龙"事件，阴差阳错地促成了保乳手术在日本的快速发展和普及。20 世纪 90 年代后期保乳手术比例迅速提高，到 2003 年已经超过乳房切除手术，并持续稳定在 50% ~ 60%。

　　在日本学习 6 年之后，笔者赴美在哈佛医学院的丹娜法波癌症研究所（Dana Farber Cancer Institute）做博士后研究，有幸结识 James D Iglehart、JR Harris、Eric Winer、Ian Smith 等乳腺癌国际著名学者，参加每周的 Seminar 和 Tumor Board，讨论诊治方案。美国作为保乳手术的首创者和倡导者，其理念和操作规程无疑是领先的，这给了笔者全面学习和切实体验的机会，使笔者掌握了保乳手术的具体实施过程，包括对适应证的把握、术前准备、手术操作和术后的管理，以及综合治疗的实施等。

　　2008 年，笔者回国就职于汕头大学医学院附属肿瘤医院，带领团队率先实施了汕头市第一例保乳手术并着力推广，其后不久又在加州大学洛杉矶分校（UCLA）的 Armando Giuliano 教授的直接指导下，开展了汕头第一例前哨淋巴结活检，从而在乳腺癌治疗技术相对滞后的地区和医院推行了单病种管理以及多学科综合诊治，使该院的乳腺癌综合诊治水平逐年提高、影响力日益扩大。

　　乳腺癌保乳手术的开展与推广，是一个由不理解到逐渐理解、由不接受到逐渐接受的过程，这个过程历经三四十年。保乳手术起源于欧美，逐渐在全世界推广。20 世纪 70 年代后半叶到 80 年代前半叶，以美国 NSABP B-06 和意大利 Milan Ⅰ 为代表的多项前瞻性随机对照临床研究的结果表明，早期乳腺癌保乳治疗加放射治疗获得与根治性全乳切除术同样的临床生存效果，奠定了早期乳腺癌保乳治疗的基础。20 世纪 90 年代初期，该治疗方式逐渐成为欧美等国家多个学术团体和联盟的共识或指南。时至今日，国内外指南都一致认为，"具有保乳手术适应证的患者，只要是符合保乳手术条件，在获得患者充分理解的基础上，就要尽可能地实施保乳手术"，这样也更符合恶性肿瘤治疗的伦理要求。

　　同时期的我国，保乳手术起步较晚。我国乳腺癌保乳治疗的文献，始见于 20 世纪 90 年代，最初的文献是几篇放射治疗的报告，对保乳手术（时称保守手术）加放疗的早期乳腺癌患者进行了疗效分析，包括山东省肿瘤医院、辽宁省肿瘤医院、第二军医大学长海医院和上海医科大学（现复旦大学）肿瘤医院等机构；2002 年，中国医学科学院肿瘤医院张保宁教授发表了有关中国保乳手术 10 年经验的总结报告；随后 2005 年，由张保宁教授牵头全国 10 家三级甲等医院协作进行早期乳腺癌保乳治疗与切除乳房治疗的 872 例大样本前瞻性多中心对照研究；近年来，复旦大学肿瘤医院以及中山大学孙逸仙纪念医院等也陆续报道大样本的保乳手术临床研究。这些研究均证明，保乳治疗在中国是可行的，对早期乳腺癌患者的生存率、复发率无负面影响，相反可提高患者的生活质量。

　　结合个人经历以及对保乳手术的思考，笔者一直想写一本有关保乳手术的专著。目前国内外有关保乳手术的专业书籍较多，英文版（包括再版）的有上百种，中文版的也有十几种，大体上已经涵盖了保乳手术的方方面面，因此，思考如何写出特色是本人迟迟未下笔的主要原因。本书除了介绍保乳术的历史、基本原理和操作方法外，特别突出了保乳手术切缘评估的技术手段。保乳手术安全切缘的病理学评估一直是"金标准"，由病理医生在显微镜下诊断保乳切缘，最大限度地保障了保乳手术的成功。近二十年来，随着分子影像技术的进步，为术中精准评估切缘带来了新的希望。尽管国内外与该技术相关的研究大多尚处于Ⅰ、Ⅱ期临床试验，如何提高靶向性、降低假阴性率或假阳性率也是不小的挑战，但该技术的应用潜能依然令人期待，尤其是通过与人工智能相结合，有望在不久的将来解决上述瓶颈问题。本书重点阐述了术中实时、动态、无创性地评估手术切缘的技术，也是主编团队近二十年来，面对保乳手术切缘阳性率高等关键科学问题，力争精准、降低乳房内复发的科学研究成果以及临床应用的结晶。

　　本书完稿后，承蒙中国工程院院士、中国医学科学院附属肿瘤医院肿瘤内科徐兵河教授，著名乳腺外科专家、复旦大学肿瘤医院大外科主任、乳腺外科主任邵志敏教授为本书作序；清华大学出版社孙宇副总编在书稿的编撰和出版各个环节的鼎力协助，在此一并致谢。

　　由于时间和水平所限，不足之处在所难免，请广大读者批评指正。

　　封面图片引自 Implementation and benchmarking of a novel analytical framework to clinically evaluate tumor-specific fluorescent tracers[J]. Nat Commun, 2018, 9(1): 3739.

张国君

2023 年 6 月

目 录

第一章

保乳手术历史与循证医学进展

第一节 乳腺癌手术发展史

一、19 世纪前的手术记载

公元前 3000—2500 年，埃及医生兼建筑师伊姆霍特普（Imhotep）所著的艾德温·史密斯外科手术手稿中就记载了乳腺癌手术治疗相关内容。公元前 400 年古希腊医学家希波克拉底（Hippocrates）提出了"体液学说"，认为疾病（包括肿瘤）是体液成分（血液、痰液、黄色和黑色胆汁）失衡所致。他对乳腺癌进展阶段的经典描述，代表了人们对癌症病因的早期理论。公元 1 世纪希腊医学家利昂尼德斯（Leonides）保留了希腊假说，并大胆巧妙地详述了他的切口设计及烧灼的方法，他制订的大范围切除和只切除有限范围的肿瘤方法，代表了当时外科实践的肿瘤学原则。公元 200 年，希腊医学家加伦（Galen）将"体液学说"进一步发扬，将乳腺癌归因于血液中黑胆汁的积累，并因此得出结论，认为它是一种全身性疾病。根据这一理论，加伦提出乳房肿瘤切除应让伤口自然流血以去除"黑胆汁"，并提出肿瘤的"蟹足征"，用来描述肿瘤放射状扩张的静脉。公元 476—1500 年，早期的基督教信徒推崇信仰"治愈""奇迹"，认为手术是野蛮的。伊斯兰教则通过详尽翻译将医学知识传给后代，复兴希腊医学。受宗教影响，局部解剖被禁止进而限制了乳腺癌外科实践的发展。至此，"体液学说"对手术的影响持续了整个中世纪。

在 16—18 世纪文艺复兴时期，伴随人体解剖学的发展，外科医生的身份从理发师中脱离。特别是 18 世纪，乳房悬韧带（又称库珀韧带）与 Sappey 乳晕淋巴管网的发现，迎来了人们对乳腺癌起源与扩散的重新审视。在同一时代，苏格兰"实验外科之父"约翰·亨特（John Hunter）将"淋巴液"取代了"黑胆汁"作为乳腺癌的病因。将浓缩乳汁、创伤、性格类型、暴露于空气和感染等多种理论纳入了致癌因素，而家族内的聚集发病则归因于感染。在当时对真相的探索中，从简单的肿块切除术到彻底切除胸肌等手术叙述，乳腺癌相关的医疗记录变得生动起来。

二、乳腺癌根治术的演变

19 世纪，伴随病理学、生理学、解剖学及无菌操作、麻醉等技术的发展，人们对乳腺癌的认识进入了一个新的时期。对肿瘤研究开创性的贡献来自 17 世纪英国的霍克（Hooke）在显微镜下观察到正常细胞，19 世纪德国的穆勒（Muller）和斐尔科（Virchow）在显微镜下观察到相应的癌变细胞。并且，穆勒摒弃了癌症起源的"体液学说"，提出肿瘤是活细胞构成的，认为转移是由于这些细胞扩散所致，乳腺癌沿淋巴管扩散到腋窝淋巴结的观点是形成各种切除技术的基础。在 19 世纪中叶，欧洲的外科学校，尤其是德国和英国，为乳腺疾病的研究和现代外科的诞生提供了动力。抗菌和麻醉的引入彻底改变了手术，而对大量患者的组织病理学的长期观察为乳房手术提供了现代基础。表 1-1 描述了 19 世纪后期欧洲对乳腺癌研究的一些开创性贡献，尽管当时欧洲各国对乳腺癌的外科手术范围仍有不同的观点。

表 1-1　乳腺癌根治术的演变：19 世纪的重要贡献

年份	主要贡献
1800—1850	对乳腺癌病理学和自然病程的观察 / 麻醉前时代的原始乳房切除
1822	埃利奥特（Elliott）首次报导了转移性淋巴结的显微镜检查
1856	佩吉特（Paget）发表了 374 个案例的观察结果，质疑手术治疗乳腺癌的价值；描述了以他的名字命名的乳房和乳头的浸润癌
1867	穆尔（Moore）发表了一篇关于"手术不当对癌症治愈的影响"的论文，根治性手术时代开始
1867	李斯特（Lister）撰写了关于抗菌原则的文章，支持 Moore 治疗乳腺癌的根治性手术方法
1875	沃克曼（Volkmann）切除了整个乳房和胸肌筋膜
1877	班克斯（Banks）提倡常规切除腋窝淋巴结
1878	比尔罗斯（Billroth）对早期乳腺癌进行乳房肿瘤切除术，但主张在大多数情况下切除整个乳房和腋窝淋巴结
1894	霍尔斯特德（Halsted）发布了 50 个案例中"完整手术"的结果，去除带有胸大肌和腋窝淋巴结的乳房
1894	梅耶（Meyer）描述了一种类似的技术，提倡切除胸小肌
1891	韦尔奇（Welch）首先将冰冻切片用于乳腺癌的诊断

19 世纪末，受欧洲外科学派的影响，美国约翰斯·霍普金斯医院外科教授威廉·霍尔斯特德（William S. Halsted）开发一种比德国比尔罗斯（Billroth）和沃克曼（Volkmann）

使用的方法更激进的治疗乳腺癌的手术方法。霍尔斯特德在临床实践中经常遇到靠近筋膜或穿过筋膜的肿瘤病灶，因此，他提倡常规使用整块切除胸大肌，并将德国外科医生手术后局部复发率高归因于未能获得足够的手术切缘。然而，他的成名并非源于根治性手术的发展或长期生存率的改善，而是源于他所谓的"完整切除"（指根治性乳房切除术）对疾病局部控制的影响。他认为，"手术效率的衡量标准是局部复发，而不是最终治愈。因为有些生命是通过局部复发后反复手术得以挽救，有些则是没有局部复发，而是因转移失去了生命"。1894 年霍尔斯特德的一份报告揭示了乳腺癌患者的生存率较低，该报告称，由当时最好的外科医生做的乳腺癌手术，患者 3 年生存率在 4% ～ 30%。霍尔斯特德在后来的报告中指出，经过其治疗的患者总体 5 年生存率为 45%，淋巴结阴性乳腺癌 5 年生存率为 72%。霍尔斯特德首次提出了乳腺癌外科治疗的系统理论。

与此同时，威利·梅耶（Willy Meyer）也进行了类似的研究，在 Halsted 术式的基础上，提出切除胸小肌。Halsted-Meyer 手术在 20 世纪中后期被称为经典的 Halsted 根治性乳房切除术。在 1907 年美国外科协会举办的关于乳腺癌的研讨会上，几位专家汇报了病例，其中包括芝加哥的阿尔伯特·奥克斯纳（Albert J. Ochsner）（98 例）、纽约的内森·雅各布森（Nathan Jacobson）（164 例）、辛辛那提的约翰·查德威克·奥利弗（John Chadwick Oliver）（35 例）和波士顿的阿瑟·特雷西·卡博特（Arthur Tracy Cabot）（42 例）。这些病例中，局部晚期乳腺癌多见，根治性乳房切除术最常用来减轻痛苦，到 20 世纪初，手术死亡率从 4% ～ 10% 下降到 1% 以下。并且，评价生存率的指标由 3 年生存率变为 5 年生存率。

至 20 世纪上半叶，有关乳腺癌的流行病学与根治性乳房切除术的初始治疗几乎没有变化。尽管存在一些争议，但对可手术乳腺癌的治疗标准直到第二次世界大战之后，才发生明显变化，那时手术的范围超出了根治性乳房切除术的范围。1907 年，霍尔斯特德报告了 119 例进行锁骨上淋巴结清扫的病历数据，44 例锁骨上淋巴结转移患者，只有 2 例患者 5 年后生存，提出通过切除锁骨上淋巴结防止癌症进一步扩散是徒劳的。1927 年，威廉·汉德利（William Handley）关注了内乳淋巴结转移的问题，特别对于腋窝淋巴结肿大患者，并提出切除内乳淋巴结的乳腺癌扩大根治术。第二次世界大战以后，美国外科领导者之一欧文·旺格斯汀（Owen Wangensteen）评论"Halsted 乳腺癌手术已经过时，它不够激进；对出现腋窝转移的乳腺癌患者来说，这是一项不完整的手术"，认为传统 Halsted 手术的应同时清扫锁骨上、内乳区及纵隔区淋巴结，提出了超根治术概念。而该术式的另一支持者杰罗姆·厄本（Jerome Urban）推广了超根治乳房切除术，包含了内乳淋巴结的切除。然而，由于扩大根治术的手术创伤大，并发症多且严重，并没有带来良好的生存获益，很快被人们摒弃。

三、改良根治术的发展

今天我们对乳腺癌自然发病过程认识的一个主要贡献者是，毕生研究乳腺疾病的库希曼·哈根森教授（Cushman Haagensen）。他提出的乳腺癌无法实施手术的标准是肿瘤外科的经典。他认识到局部晚期乳腺癌不应该进行手术，因为手术切除对提高生存没有意义，并提出不能手术的标准包括乳腺癌溃疡、胸壁固定、出现与炎性乳腺癌相关的卫星结节或皮肤变化，以及局部晚期腋窝淋巴结肿大，例如肿大淋巴结融合，固定于腋窝胸壁。如果按今天乳腺癌分期，这部分患者应该属于ⅢB期。

20 世纪初，科学家开始尝试常规使用放射治疗（放疗）用于晚期原发性或复发性疾病的局部控制。并且放疗作为预防措施的使用可以追溯到 1920 年，当时使用了近距离放疗的先驱——镭管。当时，汉德利（Handley）认识到有效手术后腋窝复发罕见，而大多数局部复发部位是锁骨上和内乳区。考虑到这一点，他将 4 个镭管放在靠近内乳淋巴结链和锁骨上区。近 100 年后，预防性外照射，即所谓的辅助放疗，仍然用于消除这些部位淋巴结的复发。几十年来对治疗决策产生重大影响的经典放射肿瘤学文献来自巴克莱斯的研究，他主张局部切除乳腺癌，然后"充分"放疗或仅通过放疗进行治疗，认为结果等同于根治手术的结果。

在当时，乳房局部手术的成功与否取决于局部疾病控制率，而胸壁照射可能消除了胸筋膜附近或胸筋膜水平的显微病灶。伴随外照射放疗作为全乳切除术的辅助手段的出现，根治术开始向改良根治术自然过渡。此外，Ⅰ/Ⅱ期乳腺癌的所占比例增加，局部晚期疾病相对减少，这导致去除胸肌以获得足够手术切缘的需求减少。

1948 年，来自英格兰帕蒂（Patey）与其同事描述了将整个乳房连同胸小肌和腋窝内容物一起切除，保留胸大肌的手术记录。切除胸小肌有助于切除第三水平腋窝淋巴结。随后，他们报告了 1930—1943 年 146 例乳腺癌的治疗经验，其预后与通过根治性乳房切除术获得的预后相当。多年来，帕蒂的手术方式一直在欧洲流行。美国外科医生奥金克洛斯（Auchincloss）和马登（Madden）在术中保留了胸大、小肌，没有切除第三水平腋窝淋巴结。改良乳房手术的预后得到了来自其他医疗机构证实。所有这些回顾性评论表明，避免第三水平腋窝淋巴结清扫术不影响生存。Auchincloss-Madden 改良根治性乳房切除术用于清扫第一、二水平的腋窝淋巴结，在 20 世纪 70 年代成为北美的外科治疗标准，是存在腋窝淋巴结转移的原发性、早期、多中心乳腺癌的最佳治疗方法。从根治性乳房切除术到改良根治性乳房切除术的治疗标准转变非常迅速，只用了几年时间。

从 20 世纪 70 年代开始，前瞻性随机临床试验比较了有无辅助治疗的各种形式的手术治疗疗效。一项经典研究为美国乳腺与肠道外科辅助治疗项目（NSABP）牵头组织的研究，这是一项前瞻性随机临床试验，比较了三个手术组，根治性乳房切除术、全乳房切除术后进行局部区域放疗和仅在淋巴结出现临床转移时才进行腋窝清扫术的全乳房切除术。通过 10 年的随访，费舍尔（Fisher）等报告，对于淋巴结阴性和淋巴结阳性乳腺癌，三组之间的无病生存率没有差异。

改良根治术作为首选手术方式的乳腺癌治疗时代很快受到了比较全乳房切除术与乳房肿瘤切除术联合全乳照射的前瞻性随机临床试验的挑战。20 世纪 90 年代前哨淋巴结示踪技术的出现进一步降低了需进行改良根治性乳房切除术的乳腺癌患者比例。波士顿圣伊丽莎白医学中心 2004 年肿瘤登记数据显示，具有多中心病灶和临床淋巴结阳性的浸润性和非浸润性乳腺癌患者中，5% 接受了 Auchincloss-Madden 改良根治术，13% 接受了全乳切除术，82% 接受了乳房肿瘤切除术加乳房外照射。除了 5% 的患者进行整块腋窝淋巴结清扫术作为改良根治术的一部分外，所有浸润性乳腺癌病例均进行了前哨淋巴结活检。这些患者中 13% 有淋巴结转移，其中 50% 局限于前哨淋巴结。今天，像这样的统计资料非常多见，代表了自 20 世纪 70 年代以来乳腺癌流行病学和治疗模式的发展变化。表 1-2 列出了 20 世纪乳腺癌外科发展的重要贡献。

表 1-2　乳腺癌手术的演变：20 世纪的里程碑式贡献

年份	主要贡献
1907	霍尔斯特德（Halsted）报告了 119 例患者进行根治性乳房切除术和锁骨上淋巴结切除术的结果
1912	墨菲（J.B.Murphy）摒弃了根治性乳房切除术，他的方法标志着改良根治术的早期尝试
1913	索罗门（Solomon）描述了钼靶检查
1927	汉德利（Handley）报告内乳淋巴结的切除
1938	葛森 – 科恩（Gershon-Cohen）建议乳腺癌筛查
1943	哈根森（Haagensen）发布不能手术的局部晚期乳腺癌标准
1948	帕蒂（Patey）描述了去除胸小肌的乳腺癌改良根治术
1950—1951	旺格斯汀（Wangensteen）和厄本（Urban）描述了一种用于乳腺癌手术的超根治方法，去除内乳淋巴结
1960	伊甘（Egan）定义了现代钼靶检查
1963—1965	奥金克洛斯（Auchincloss）和马登（Madden）描述了保留胸大、小肌的改良根治术
1971	费舍尔（Fisher）启动了 NSABP B-04 研究，比较根治性乳房切除术、全乳切除术加放疗和单纯全乳切除术治疗乳腺癌的生存差异
1976	启动 NSABP B-06 研究，比较了全乳房切除术、乳房肿瘤切除术加放疗和单独的乳房肿瘤切除术的生存差异率
1981—1983	特纳（Turner）和马多克斯（Maddox）报告了曼彻斯特和阿拉巴马大学的根治性与改良根治性乳房切除术比较的临床试验，结果显示生存没有差异

续表

年份	主要贡献
1985—1995	NSABP B-04（10 年结果）和 NSABP B-06（12 年结果）报告显示生存没有差异
1992—1994	克拉格（Krag）和吉里亚诺（Guiliano）基于莫顿（Morton）在黑色素瘤方面的开创性努力，作出了对乳房前哨淋巴结示踪发展的个人贡献

四、保乳手术的发展

近代来，乳房切除术向保乳手术发展的主要障碍之一来自乳腺癌是一种多中心疾病的病历记载。1969 年 M.D. 安德森癌症中心盖勒格医生（Gallager）发表了有关"乳腺癌经常是多灶"的观察报告。该记录主要基于对 60 个根治性乳房切除术标本的细致全器官切片，在包含浸润性癌的 47 个乳房中，22 个涉及多个浸润灶，并且各病灶之间相距很远。盖勒格认为，这些多灶性病灶是由先前存在的导管内癌引起或沿导管周围淋巴管扩散形成继发性结节所致。盖勒格得出结论："人类乳腺癌并非局灶性病变，而是一种广泛波及整个乳腺上皮的疾病。"1957 年奎廉（Qualheim）报道了与盖勒格相似的发现。1980 年，施瓦茨（Schwartz）报道称，检查的 43 个乳房切除标本中多中心性病灶的发生率为 44.2%，因此，他们得出结论："对于浸润性或非浸润性导管癌，任何不包括全乳房切除术的治疗程序都可能留下对患者构成威胁的癌灶。"

尽管如此，外科医生先驱仍然倡导降低手术创伤。1943 年，爱迪尔（Adair）报道了 63 例进行局部切除治疗的可手术乳腺癌患者，29 例患者接受了保守手术并进行放疗，5 年生存率为 72%；接受了术前放疗的 27 例患者进行了局部切除，5 年生存率为 70%；而 7 例患者仅进行了局部切除，6 例患者生存期超过 5 年。赫尔辛基放射治疗中央研究所的穆斯塔卡利奥（Mustakallio）描述了 127 例接受保乳手术和放疗的患者，总结"在腋窝或锁骨上窝无法触及淋巴结，原发肿瘤不比鸡蛋大的乳腺癌病例中，切除肿瘤、保留乳房和伦琴治疗是一种令人满意的方法。当然，切除的肿瘤必须通过仔细解剖，只留下健康组织。根据估计，在接受治疗的所有乳腺癌病例中，1/3 患者适合这种治疗。相信用不了多久，一半的乳腺癌患者就可以采用上述保守方式尽早接受治疗"。

尽管穆斯塔卡利奥的结果可与乳房切除手术相媲美。其他人则报告保乳手术失败。1948 年帕蒂对改良根治术的经典描述，包括 10 例乳房部分切除术联合胸小肌切除、腋窝清扫和术后放疗的病例。尽管这些患者的表现与接受根治性手术的患者一样，但仍有 20% 出现局部复发。帕蒂放弃了这个程序，并总结"虽然偶尔情况下，部分乳房切除术结合腋窝清扫可能是合理的，但局部复发使该程序不明智"。

在保乳手术发展的过程中，一项比较保乳手术与根治性乳房切除术的随机临床试验的负面结果报告阻碍了保乳手术的发展。该试验于 1961 年由盖伊医院发起。374
例可手术的乳腺癌患者随机接受根治性乳房切除术联合术后放疗或广泛切除且不进
行腋窝手术联合术后放疗。两组均接受 25 ~ 27 Gy 的腋窝照射。保乳组额外接受了
35 ~ 38Gy 剂量的乳房照射。随访 10 年的结果显示，保乳组局部或区域复发的风险
显著增加（25% *vs.* 7%）。然而，局部复发的 45 例患者中，只有 3 例患者出现了乳房
内复发，大多数复发发生在腋窝，而这些人腋窝没有接受手术治疗，并且放疗并不充分。
这些患者中，Ⅰ期患者的总生存率没有显著差异，保乳组的Ⅱ期患者死亡率为 60%，
而根治术组为 30%。此时，对患有Ⅱ期乳腺癌的女性关闭了试验项目。随后 1971—
1975 年盖伊医院发起第二项临床试验，招募了 258 名临床Ⅰ期患者，使用相同的治疗，
中位随访 9 年后，保乳组的局部复发率为 30%，根治术组为 8%。此外，保乳组与根
治术组生存率不同（60% *vs.* 82%）。该研究中最重要的发现之一是保乳组死亡风险增
加，这与局部治疗的方式对预后没有影响的普遍看法相悖，直接冲击了该理念。25 年
的随访报告继续表明，腋窝治疗不当会导致更高的区域复发率和死亡率。

　　上述这些结果并没有阻碍外科研究者们进行保乳手术的非随机研究。1964 年，波
里特（Porritt）报道了接受乳房区段切除术和术后放疗的 263 例患者 5 年和 10 年的随
访数据，其生存率与接受根治性乳房切除术的患者相当。在该研究中，腋窝的处理方
式与前面研究不同，如果可触及腋窝淋巴结，则需要进行淋巴结清扫。波里特总结，"在
不降低生存率的前提下，采用了一种简单的治疗方法，消除了畸形并减少了并发症"。

　　来自克利夫兰诊所的乔治·克莱尔（George Crile Jr.）被公认为是乳腺癌局部切
除术的先驱，1965 年其在《美国外科杂志》发表的报告，涉及 1955—1958 年的 20 例
接受象限切除术的患者，其中临床淋巴结阴性患者的肿瘤平均大小为 2.45 cm，临床
可疑腋窝淋巴结患者的肿瘤平均大小为 3.1 cm，5 年生存率等同于那些接受乳房切除
术的患者。他在报告的讨论部分谨慎地提倡对保乳手术采用高度选择性的方法，并指
出"不建议乳腺肿瘤局部切除作为常规治疗"。1971 年乔治·克莱尔再次报告了其研
究结果，包括接受象限切除术的 55 例患者，证实了保乳手术与根治性手术的生存等
效性的观察结果。尽管接受保乳手术的 40 例临床Ⅰ期癌症患者中只有 3 例接受了术
后放疗，但 5 年局部复发率仅为 5%。当包括Ⅰ期和Ⅱ期患者时，象限切除术后局部
复发率为 11%，乳房切除术后局部复发率为 8%。当时，乔治·克莱尔提出迫切需要
对小肿瘤进行随机临床试验来比较局部切除和乳房切除术的预后结局。并且，如果研
究显示局部复发或生存很小或没有差异，女性可以放心地在不切除乳房的情况下治疗
乳房的小肿瘤。

　　1985 年，克利夫兰诊所赫尔曼（Hermann）报道了进行保乳手术的 291 例患者，
占 1957—1975 年接受治疗的 1593 例乳腺癌患者的 18%。部分乳房切除术未联合放疗

与改良根治术和全乳切除术 5 ~ 15 年生存率等同。保乳手术组 5 年、10 年、15 年的局部乳房内复发率分别为 11%、15%、16%，与接受乳房切除术治疗的患者的局部复发率相当。

来自多伦多玛格丽特公主医院的维拉·彼得斯（Vera Peters）也是公认的乳腺癌保守治疗的早期倡导者。1939—1972 年 19 例患者只接受了肿瘤切除术，184 例患者接受了肿瘤切除术加放疗，总共 203 例患者，而乳房切除术 57 例，乳房切除术加放疗患者 552 例，总共 609 例患者，生存率或局部复发方面均没有观察到显著差异。大量关于保乳手术和放疗的非随机研究结果已出现在医学文献中。尽管所有这些研究都认识到了非随机研究的缺陷，例如选择偏倚，然而，采用保乳手术和放疗相结合，证明了局部控制率和生存率令人鼓舞的结果。

用于评估一种治疗与另一种治疗效果并最小化偏倚的有关随机临床试验的概念始于 20 世纪 60 年代的欧洲，现在被广泛接受为提供 I 类证据的金标准。从 1961 年盖伊医院随机试验到 1972—1983 年进行的 6 项有关保乳手术随机对照试验，相隔了 11 年。表 1-3 ~ 表 1-5 描述了试验设计、生存率比较和局部复发率比较。这 6 项试验中有两项报告，与乳房切除术相比，保乳手术和放疗组的局部复发率在统计学上显著增加。然而，美国国家癌症研究所的研究只需要大体切除肿瘤，而无需验证显微镜下的边缘是否阳性。而欧洲癌症研究与治疗组织研究报告称，48% 的保乳手术组患者在显微镜下切缘呈阳性。该 6 项临床试验具体内容见下节。

表 1-3　保乳手术联合放疗与乳房切除手术对比的随机对照临床研究的基本情况

研究	时间（年份）	入组数	分期	外科治疗	辅助治疗
Milan I	1973—1980	701	I	Q，RM	CMF
IGR	1972—1980	179	I	WE，MRM	None
NSABP B-06	1976—1984	1219	I ~ II	WE，MRM	Melphalan, 5-FU
NCI	1979—1987	237	I ~ II	WE，MRM	AC
EORTC 10801	1980—1986	868	I ~ II	LE，MRM	CMF
DBCG-82TM	1983—1989	904	I ~ III	Q，WE，MRM	CMF, tamoxifen

注：LE：局部切除；MRM：改良根治术；Q：区段切除术；RM：根治性乳房切除术；WE：广泛切除；IGR：Institut Gustave-Roussy 临床研究；DBCG-82™：Danish Breast Cancer Cooperative Group）-82TM 临床研究。

表 1-4　保乳手术联合放疗与乳房切除手术对比的随机对照临床研究的结局

研究	研究终点（年）	总生存率（%）（CS+RT vs. mastectomy）	无病生存率（%）（CS+RT vs. Mastectomy）
Milan Ⅰ	18	65 vs. 65	—
IGR	15	73 vs. 65	—
NSABP B-06	12	63 vs. 59	50 vs. 49
NCI	10	77 vs. 75	72 vs. 69
EORTC 10801	10	65 vs. 66	—
DBCG-82TM	6	79 vs. 82	70 vs. 66

注：CS：保乳手术；RT：放疗；Mastectomy：乳房切除手术

表 1-5　保乳手术联合放疗与乳房切除手术对比的随机对照临床研究的局部复发情况

研究	研究终点	局部复发率（%）（CS +RT vs. Mastectomy）
Milan Ⅰ	18 年累积发病率	7 vs. 4
IGR	15 年累积发病率	9 vs. 14
NSABP B-06	累积发病率	10 vs. 8
NCI	中位随访 10.1 年粗发病率	19 vs. 6（$P < 0.01$）
EORTC 10801	精算 10 年发病率	20 vs. 12（$P < 0.01$）
DBCG-82TM	中位随访 3.3 年粗发病率	3 vs. 4

　　20 世纪 90 年代，美国国家卫生研究机构关于早期浸润性乳腺癌的外科治疗进行了专题研讨并达成共识。共识中指出，建议对大多数患有Ⅰ、Ⅱ期乳腺癌的女性采取保留乳房的外科手术治疗。患者保乳手术治疗在保留乳房的同时，与乳腺癌改良根治术获得相类似的生存率，值得推荐。共识规定了部分乳腺切除的定义：①局部切除（切除活检，肿瘤切除）：切除肿瘤并且肉眼检查认为完整切除，不涉及进行显微镜检查。肿块切除描述不精确，但适用于大多数手术过程的描述。②广泛（局部）切除（有限切除，部分乳腺切除，区段乳腺切除）：指肿瘤切除并包含肿瘤周围 1 ~ 2 cm 正常组织，镜下观察切缘未见肿瘤细胞浸润。③象限切除：切除肿瘤在内的整个象限，包括肿块表面皮肤及深部的胸大肌筋膜。临床证据到临床实践的改变，需要一个过程。1992 年美国国家癌症数据库的一项研究描述了早期乳腺癌保乳治疗的比例存在区域地理差异，20% ~ 80% 不等。至 2002 年，该数据库的信息表明，这些区域差异实际上已经消失，但各国保乳治疗的比例仍存在差异。如今社会仍需要在循证医学证据的指导下持续质量改进，以更好地服务癌症患者。

（王尊　张国君）

第二节　保乳手术相关主要临床研究

本部分详细介绍了保乳手术与乳房切除手术疗效比较的 6 大随机对照临床研究。这些研究的结果均显示了早期乳腺癌患者保乳手术与乳房切除手术可获得相同的总生存率。

一、Milan Ⅰ 临床研究

该研究是经世界卫生组织 1969 年批准的由意大利米兰国立癌症研究所维罗内西（Veronesi）牵头设计的一项随机对照试验，目的是评估乳腺癌小肿瘤患者更加保守的手术治疗方式，比较乳腺癌根治术（Halsted 根治术）与保乳术在复发率及总生存率上是否存在差异，并调查放疗在局部控制中的作用。

该研究共纳入 1973—1980 年 701 例术前临床检查或影像检查原发肿瘤直径＜ 2 cm 且临床腋窝淋巴结触诊阴性的 T1N0M0（Ⅰ期）乳腺癌患者。研究中排除了原位癌、大于 70 岁老年女性，患有其他恶性肿瘤病史、依从性差以及由于地域问题不方便随访的患者。纳入患者随机分组（图 1-1），其中乳腺癌根治术组 349 例，保乳术组 352 例。保乳术的术式为"象限切除术"，即包括肿瘤所在象限的乳腺（包括肿瘤周围 2 ～ 3 cm 内的正常乳腺组织连同覆盖的皮肤和深部的胸大肌筋膜），同时包括腋窝淋巴结清扫、胸小肌的切除以及保乳术后的患者接受同侧乳房辅助放疗，剂量为 50 Gy 追加 10 Gy。1973—1975 年，术后病理发现腋窝淋巴结转移的患者，无论是对照组还是试验组，均随机分为 2 组，一组接受锁骨上淋巴结及内乳淋巴结区的放疗，另一组不做处理进行随访。1976 年后入组的患者，术后发现腋窝淋巴结阳性的，不再进行上述淋巴结区的放疗，而是在行乳房辅助放疗期间予以 CMF 方案同期化疗。该研究的主要研究终点为局部复发率［局部复发定义为手术瘢痕（真性复发）及同侧残余乳腺组织发生的肿瘤（ipsilateral breast tumor recurrence，IBTR）］和总生存率。1981 年，该研究公布了首次随访结果，保乳术组患者在局部复发率和总生存率上与根治术组患者相比，没有显著统计学差异。2002 年，该研究更新公布了 20 年的随访结果，保乳术组患者的复发率明显高于根治术组［8.52%（30/352）*vs.* 2.29%）8/349）］，但两组患者的对侧乳腺癌的发生率、远处转移率、第二原发癌发生率以及总生存率及乳腺癌特异性总生存率均无差异。研究结果提示，保乳术辅以同侧乳房放疗可以成为相对小肿瘤乳腺癌患者的一种手术选择方式。

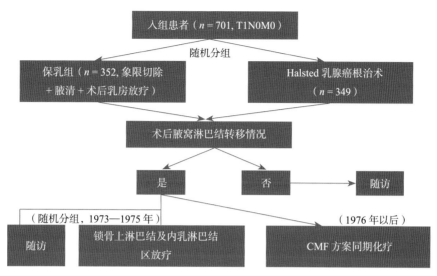

图 1-1　Milan I 研究分组

二、NSABP B-06 临床研究

该研究是 1976 年美国乳腺与肠道外科辅助治疗项目（National Surgical Adjuvant Breast and Bowel Project，NSABP）牵头组织的多中心临床随机对照研究，用以评价直径小于 4 cm 的Ⅰ～Ⅱ期乳腺癌患者进行保乳手术的有效性。

该研究纳入 1976 年 4 月～ 1984 年 1 月的 2163 例直径小于 4 cm、任意淋巴结状态的Ⅰ～Ⅱ期乳腺癌患者。患者随机纳入以下三组：乳腺癌根治术组（Halsted 根治术）、乳腺肿物切除术组和乳腺肿物切除术加术后同侧乳腺放疗组。所有的患者均进行腋窝淋巴结清扫。仅进行肿物切除组患者需病理明确切缘阴性。如果发现切缘阳性则进行乳腺癌根治术。三组中有一个及以上的淋巴结阳性接受全身化疗（苯丙氨酸氮芥联合 5- 氟尿嘧啶方案）。

该研究的主要研究终点为无疾病复发生存率（disease-free survival，DFS）、无远处疾病生存率（distant disease-free survival，DDFS）和总生存率（overall survival，OS）。DFS 的事件包括术后局部复发、区域复发和远处转移。局部复发定义为保乳术后胸壁或手术瘢痕上的肿瘤复发。由于根治术组患者切除了整个乳腺，不存在乳腺内"复发"，对于残余腺体内的复发肿瘤两组间没有可比性，因此术后同侧残余乳房内发生的乳腺癌不作为局部复发事件。在研究中，除肿瘤病灶广泛，不能通过手术根治认为是治疗失败以外，肿物切除组因腺体内肿瘤的复发进行乳腺癌根治术，均当作是美容失败。区域复发定义为内乳淋巴结、锁骨上淋巴结或同侧腋窝淋巴结肿瘤复发，其他部位的肿瘤复发被定义为远处转移。远处转移事件定义为出现首次远处部位转移，局部或区域复发后的远处转移、第二原发癌（包括对侧乳腺癌）。

NSABP B-06 分别在第 5、8、12、20 年公布了随访结果（表 1-6、表 1-7）。2002 年公布的第 20 年的研究结果表明，三组患者的 OS、DFS 和 D-DFS 没有差异；无论患者的年龄、肿瘤大小和腋窝淋巴结状态如何，与单纯保乳术相比，术后乳房放疗均降低了同侧乳腺癌复发率。并且研究发现，保留乳房术后的放疗与乳腺癌导致的死亡人数下降有关。研究提示，在切除标本的边缘没有肿瘤并且可以获得可接受的美容效果前提下，乳房肿块切除联合术后乳房放疗是乳腺癌女性患者合适的治疗手段。

三、NCI 临床研究

基于 NSABP B-06 的研究，美国国家癌症研究所（National Cancer Institute，NCI）随后于 1979 年也开展了一项单中心随机对照前瞻性研究，进一步证实了保乳术加术后同侧乳腺放疗在Ⅰ～Ⅱ期乳腺癌中的地位。该研究于 1979 年 7 月～ 1987 年 12 月纳入分期Ⅰ期、Ⅱ期（T1/T2N0/N1M0）的浸润性乳腺癌患者 237 例，按照年龄（< 50 岁或≥ 50 岁）；临床淋巴结状态（阳性或阴性）以及有无心脏疾病分层后，随机分组（图 1-2），乳腺癌根治术组和保乳术（肿瘤切除术）加放疗组，所有患者均进行腋窝淋巴结 1 ～ 3 水平的清扫。进行保乳手术的患者经历大体肿瘤的切除，不要求显微镜下切缘阴性。试验设计与 B-06 有以下几点不同：①入组条件是所有 T1/T2N0/N1M0 患者，即肿瘤≤ 5cm 者；②不要求初次手术肿瘤切缘阴性；③该研究还采用放疗内照射（boost）；同时术后病理证实淋巴结阳性的患者同时照射锁骨上淋巴结，化疗方案为环磷酰胺联合阿霉素，1985 年以后辅助治疗方案中增加他莫昔芬内分泌治疗预防同侧复发或对侧乳腺癌发生。

该研究的主要终点为总生存率和无病生存率。总生存事件包括所有死亡事件，无病生存事件定义为局部复发和区域复发和远处转移，保乳后单纯乳房内复发后（IBTR）可行挽救性乳房切除手术控制的患者不被计入无病生存事件中。因此，早期数据分析时，NCI 与 NSABP B-06 一致，IBTR 不被计算在无病生存事件内。在该研究的第 5、10、18 年随访结果均表明，保乳术组患者的总生存率、无疾病生存率、对侧乳腺癌发生率和第二肿瘤发生率与根治术组相当。

在术后随访期间，IBTR 在整个复查周期内均有可能发生，因此术后需要进行严格动态监测。NCI 研究随访第 25 年 IBTR 累积发生率为 23.2%，显著高于 NSABP B-06 研究第 20 年的 14.3%、Milan Ⅰ研究第 20 年的 8.8% 与 IGR 研究第 15 年的 9%。研究者认为造成这些显著差异的原因有：① NCI 研究没有采用严格的切缘评估方法，保乳后肿瘤残瘤率偏高；②入组标准中对肿瘤大小没有严格要求（肿瘤≤ 5cm）；③随访时间更长，研究者在术后 20 年以后观察到部分 IBTR 事件发生；④对侧乳腺癌发生率为 11%，IBTR 中真性复发率实际可能要低一些。NCI 研究中位随

表 1-6　NSABP B06 研究 5、8、20 年事件随访

首发事件	5 年						8 年						20 年					
	根治组（n=586）	%	肿物切除组（n=632）	%	肿物切除加放疗组（n=625）	%	根治组（n=590）	%	肿物切除组（n=636）	%	肿物切除加放疗组（n=629）	%	根治组（n=589）	%	肿物切除组（n=634）	%	肿物切除加放疗组（n=628）	%
首次治疗失败	99	16.9	106	16.8	80	12.8	187	31.7	239	37.6	184	29.3	219	37.2	269	42.4	214	34.1
局部复发	27	4.6	25	4.0	4	0.6	48	8.1	46	7.2	7	1.1	60	10.2	56	8.8	17	2.7
区域复发	18	3.1	20	3.2	14	2.2	23	3.9	46	7.2	28	4.5	27	4.6	55	8.7	34	5.4
远处转移	52	8.9	59	9.3	62	9.9	111	18.8	139	21.9	143	22.7	132	22.4	158	24.9	163	26.0
多部位	—	—	—	—	—	—	3	0.5	5	0.8	3	0.5	—	—	—	—	—	—
部位未知	2	0.3	2	0.3	—	—	2	0.3	3	0.5	3	0.5	—	—	—	—	—	—
第二肿瘤	14	2.4	21	3.3	16	2.6	15	2.5	14	2.2	17	2.7	93	15.8	88	13.9	108	17.2
非乳腺癌引起死亡	9	1.5	6	0.9	7	1.1	15	2.5	12	1.9	16	2.5	59	10.0	51	8.0	69	11.0
生存者	464	79.2	499	79.0	522	83.5	373	63.2	371	58.3	412	65.5	218	37.0	226	35.6	237	37.7

表 1-7　NSABP B06 研究 5、12、20 年生存随访（%）

生存情况 组别	5 年			12 年			20 年		
	DFS	D-DFS	OS	DFS	D-DFS	OS	DFS	D-DFS	OS
根治组	66	72	76	50	60.4	60	36	49	47
肿物切除组	63	70	85	47	55.6	58	35	45	46
肿物切除加放疗组	72	76	85	49	59.7	62	35	46	46

访 25 年结果分析，重新将 IBTR 纳入局部复发，计入无疾病生存事件，保乳手术组累积疾病事件发生率显著高于乳房切除组（56.4% *vs.* 29%）。但在远处转移、第二肿瘤发生及总生存率方面两组相当。目前仍不能认为 IBTR 可能转化为死亡与远处转移的重要危险因素，但需要注意的是，保乳治疗可能增加治疗相关的晚期并发症事件的发生。

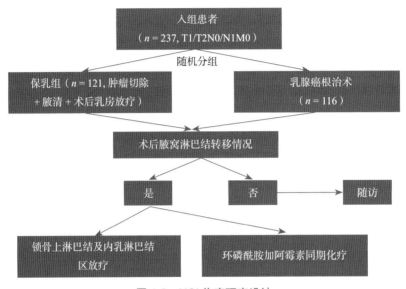

图 1-2　NCI 临床研究设计

四、EORTC 10801 研究

该研究是欧洲癌症研究治疗组织（European Organization for Research and Treatment of Cancer，EORTC）1980 年开展的一项多中心随机对照研究，主要纳入了临床 TNM 分期为 II 期的患者（占 81.4%），着重比较了改良根治术和保乳术患者在总生存率、局部控制率、远处转移时间和生活质量上的区别。

该研究纳入了 1980—1986 年来自欧洲八个中心的 902 例 TNM 分期为 I 期、II 期（肿瘤直径 ≤ 5 cm，不计腋窝淋巴结转移状态）的浸润性乳腺癌患者。与前面几个研究不同，EORTC 10801 主要研究对象是 II 期患者，80% 的患者肿瘤最大径 > 2 cm，41% 的患者腋窝淋巴结阳性。患者通过不同研究中心、绝经状态、分期（I 期或 II 期）进行分层。排除标准包括年龄 ≥ 71 岁、Karnofsky 指数 < 80、多中心性乳腺癌、肿瘤侵犯肌肉等原因导致保乳术操作性差及乳房相对肿瘤较小不能达到美容效果者。其他排除标准还包括既往恶性肿瘤史（除外皮肤基底细胞癌和宫颈原位癌）和心理因素影响保乳术的患者。如果切除后显微镜下病理检查提示切除不彻底，亦排除。保乳治疗包括肿块切除手术（尝试切缘 1 cm）加腋窝淋巴结清扫，术后同侧乳腺放疗并追加瘤床增量放疗。

研究终点包括生存、局部控制、远处转移的时间与生活质量。局部复发定义为所有手术区域范围内的肿瘤复发（包括胸壁、残余乳腺和腋窝，但不包括锁骨上淋巴结转移）与新发肿瘤。随访 6 年的结果表明两组患者的总生存率和局部复发率没有区别。分层分析显示，根治术组肿瘤大小（≤ 2 cm 或 > 2 cm）不影响局部复发。但在保乳术组患者中，肿瘤直径大的患者（> 2 ~ 5 cm）较直径小的（≤ 2 cm）局部复发率高（16% *vs.* 7%，$P = 0.08$）。中位随访时间至 13.4 年时，与根治术组患者相比，保乳术组患者 10 年局部复发率明显增高（12% *vs.* 20%，$P = 0.0097$），但总生存率和远处转移率没有区别。此后随访中极少出现局部复发事件。EORTC 10801 研究 20 年随访资料主要探讨保乳术组患者较高的局部复发率是否对长期总生存率和远处转移风险产生影响，单因素和多因素分析都显示两种手术方式不影响患者的总生存率和远处转移率。

五、Institut Gustave-Roussy（IGR）临床研究

该研究是欧洲著名癌症研究机构法国 Gustave-Roussy 研究所 1970 年最早开展的一项 Ⅱ 期前瞻性研究，对比保乳手术联合术后放疗与改良根治术（保留胸大、小肌）术后总生存、远处转移、对侧复发以及局部区域复发的情况。

该研究在 1972 年 10 月 ~ 1979 年 9 月共纳入肿瘤直径 ≤ 2cm 的 TlaNla/bM0（UICC 分类）单灶浸润性乳腺癌 179 例患者，随机分为保乳术组（88 例）和改良根治术组（91 例）。当时的纳入标准为手术时病理医师测量肿瘤的大小：病理取材时肿瘤 ≤ 2 cm，并且肿瘤完整切除。排除标准为年龄 > 70 岁的患者、妊娠患者、不能接受麻醉及扩大手术的患者，拒绝乳房切除的患者、多灶以及地域因素不能完成随访的患者。

保乳术的范围包括肿瘤组织及其周围 2 cm 的正常组织。两组患者均行低位腋窝淋巴结清扫，至少分出 7 个淋巴结进行病理检查。如果存在淋巴结阳性，则进行腋窝淋巴结清扫。两组内淋巴结阳性的患者再次随机分组进行内乳淋巴结区放疗或者直接随访。该研究无术后辅助化疗或内分泌治疗。

复发事件包括远处转移、局部复发和对侧乳腺癌，其中局部复发事件包括同侧乳腺、胸壁及区域淋巴结的复发。10 年的长期随访结果发现，两组患者的总生存率、局部复发率、对侧乳腺癌发生率和远处转移率均没有差异。保乳术组的局部复发率略低于改良根治术组，没有达到统计学差异，研究者认为这可能与保乳术组接受了术后乳房放疗有关。尽管该研究纳入的患者数目小，统计学效能较低，但作为最早开展的保乳手术与乳房切除手术对比随机对照试验，这项研究仍然具有重要的历史意义。

六、DBCG-82TM 临床研究

该研究是丹麦乳腺癌研究组于 1983 开展的一项 Ⅱ 期随机对照前瞻性研究 DBCG

（Danish Breast Cancer Cooperative Group）-82TM 临床研究。该研究在 1983 年 1 月～1989 年 3 月共纳入 793 例患者进行随机研究。该研究的纳入标准包括：①可切除的原发性乳腺癌；②年龄 < 70 岁；③切除肿瘤和周围部分正常组织后能达到美容效果；④肿瘤局限于单侧乳腺，触诊或乳腺 X 线检查证实非多灶性；⑤无远处转移的临床证据。排除标准包括：① Paget 乳腺病；②原位癌或临床分期Ⅲ b 期和Ⅳ期乳腺癌；③曾患过或目前合并其他恶性疾病者，除外皮肤癌和宫颈原位癌。与其他临床试验不同的是，该研究对肿瘤大小和腋窝淋巴结状态没有要求。纳入的受试者，随机分为保乳术组（乳房肿瘤切除术，lumpectomy）和改良根治术组，保乳术组要求切除肿瘤及其周围正常腺体组织，以大体上获得切缘阴性。两组患者在术后是否进行辅助治疗取决于疾病风险评估。低危组定义为：肿瘤最大径 ≤ 5 cm 并未发生皮肤及胸肌筋膜侵犯，且腋窝淋巴结无转移。出现以下任意一项定义为高危组：肿瘤最大径 > 5 cm，侵犯皮肤或深部胸筋膜；腋窝淋巴结阳性。复发的定义包括残留乳房及胸壁以及腋窝、胸骨旁的复发。与残留乳房新发肿瘤的鉴别要点，包括出现浸润癌的同时发现原位癌成分，以及肿瘤病灶分子分型发生改变等。锁骨上复发认为是远处转移。保乳术后患者均接受同侧乳房放疗，高危亚组患者还接受区域淋巴结放疗；根治术组的低危亚组患者术后不接受放疗，高危亚组患者术后接受胸壁及区域淋巴结放疗。两组的绝经前高危患者术后均接受 8 周期 CMF 方案辅助化疗，绝经后的高危患者给予他莫昔芬内分泌治疗 1 年。

DBCG-82TM 的主要研究终点为总生存率和无复发生存率（recurrence-free survival，RFS）。2008 年公布的最新随访结果显示，保乳术组与根治术组两组患者的 10 年 RFS 分别为 57.4% 和 58.4%，差异没有统计学意义（$P = 0.94$）。两组患者的 20 年总生存率的差异没有统计学意义（53.7% vs. 49.1%，$P = 0.24$）。与其他几大研究不同的是，DBCG-82TM 关注了术后复发和转移的模式，并区分了局部真性复发和局部新发肿瘤。该研究中两组间术后复发和转移的分布特点（局部复发、局部 – 区域复发、局部 – 区域 + 远处转移、远处转移、对侧乳腺癌）没有显著性差异。保乳组 22 例患者出现局部复发，13 例（59%）为新发肿瘤，只有 8 例（36%）为真性复发；乳房切除组 25 例患者中，绝大部分患者（20 例，80%）为真性复发。

（王尊　张国君）

第三节 保乳手术的现状

一、美国保乳手术的历史演变和现状

1976 年，美国学者发起了一项随机对照临床试验，以确定乳房肿瘤切除术（保乳手术）与放疗结合的方法治疗浸润性乳腺癌，是否和全乳切除术一样有效。结果表明，只要切除标本的边缘无肿瘤，患者便可能获得较好的美容效果。经调查，1985—1989 年，大约 35% 的 Ⅰ 期乳腺癌患者和 19% 的 Ⅱ 期乳腺癌患者接受了保乳手术。自 1990 年美国国立卫生研究院（NIH）共识会议将保乳手术推荐为大多数 Ⅰ 期和 Ⅱ 期乳腺癌的治疗方法后，保乳手术接受度有所增加（表 1-8、表 1-9）。随后 NSABP B-17 及 EORTC10853 研究则将保乳术推广到导管原位癌（DCIS）的治疗中。1992 年，美国外科医生学会（ACOS）、美国放射学会、美国病理学家学会和外科肿瘤学会合作制定了《乳房保护治疗标准》（BCT）。BCT 主要包括：乳腺钼靶标准、手术标本标记的标准、病理报告内容的标准、放疗的标准、全身治疗的标准等。该标准在美国 2000 家医院数据调查中得到证实并获得了较为广泛的传播，更是显示了良好依从性，85.9% 的妇女在 BCS 后接受辅助放疗，84.1% 的淋巴结阳性患者接受全身治疗。另外，该标准在加拿大患者的统计数据中也展示出较高的依从性。1995 年美国统计报道指出，有 60% 的 Ⅰ 期乳腺癌患者和 39% 的 Ⅱ 期乳腺癌患者接受了保乳手术，但这一结果在不同地区、医院及不同种族间差异较大（不同地区 Ⅰ 期乳腺癌患者保乳手术实施率范围为 41.4% ~ 71.4%）。

表 1-8 NIH 共识发表前后美国保乳术地区差异变化

地区	保乳比例（%）	
	1983—1990 年	1990—1995 年
爱荷华州	12.6	26.7
亚特兰大市	18.7	42.1
犹他州	20.3	35.0
新墨西哥州	21.2	40.1
夏威夷州	21.4	46.9
底特律市	24.4	41.2
康涅狄格州	25.0	55.6
旧金山 / 奥克兰市	30.7	50.8
西雅图 / 普吉特海湾市	33.9	50.0

表 1-9   NIH 共识发表前后保乳手术患者年龄变化

年龄（岁）	保乳比例（%）	
	1983—1990 年	1990—1995 年
< 50	30.8	48.0
50 ~ 59	25.2	49.0
60 ~ 69	22.8	44.6
70 ~ 79	19.0	39.2
80+	23.1	34.7

在过去几十年的外科实践中，BCS 联合 RT 已被证明与乳房切除术相比具有相同的肿瘤学结局。例如，美国纪念斯隆 - 凯特琳癌症中心连续分析了 1242 例三阴性乳腺癌（TNBC）患者的数据，结果表明保乳手术和乳房切除手术对接受综合治疗的 T1 ~ 2N0 TNBC 患者而言，在局部控制和远处控制中同等有效。同时，Abdulkarim 等人研究表明，接受 BCS 的 T1 ~ 2N0 TNBC 患者在中位随访 7.8 年后，与接受全乳切除术（MRM）治疗患者相比，接受 BCS 和 RT 的患者局部控制明显更好（$P = 0.027$）。以上结果引起了学术界广泛的兴趣，继续探究在 TNBC 更细致的亚组分析中保乳手术扮演的重要角色。

2015 年，发表在 *Clinical Medicine & Research* 的研究指出，BCS 联合 RT 与单纯乳房切除术相比，预后效果更好（3 年生存率：96.5% *vs.* 93.4%；5 年生存率：92.9% *vs.* 88.3%；10 年生存率：80.9% *vs.* 67.2%）。同年美国学者发表的一篇 Meta 分析进一步证实了这一结果，通过比较 6 项针对年轻（< 40 岁）早期乳腺癌的研究结果表明：在这 6 项研究中，相比 10 898 例接受保乳手术和全乳放疗的患者，11 700 例接受乳房切除术的患者并没有表现出更好的 OS。2020 年《美国外科年鉴》发表了一篇从美国国家癌症数据库提取的 2004—2015 年的患者数据，其中 302 299 例进行了乳腺癌保乳治疗（乳房肿块切除术 + 放疗），129 600 例进行了乳房全切除术。两组的临床特征见表 1-10，研究结果显示，保乳治疗组与全乳切除组 5 年总生存期对比（92.9% *vs.* 89.7%，$P < 0.001$），7 年总生存期对比（87.7% *vs.* 79.2%，$P < 0.001$），可见保乳治疗具有生存优势。该结果在 2022 年美国学者发表的一篇纳入 30 项研究的 Meta 分析中被再次验证（表 1-11）。以上结果均表明保乳手术得到了很大程度的推广，也给患者带来了良好的结局，进一步促进了诸多学者对保乳患者术后管理的研究，例如，对于接受过保乳手术和放疗的患者，若出现同侧乳腺癌复发（IBCR），其标准外科治疗是乳房切除术，但越来越多的国际多中心研究提出：对出现 IBCR 的患者施行重复保乳手术治疗（RBCS），可作为管理 IBCR 的一种选择。

表 1-10　2020 年《美国外科年鉴》中报道的保乳治疗组和全乳切除组临床特征对比

临床特征	保乳 + 放疗	乳房全切
中位随访时间	3.6 年	3.4 年
浸润性导管癌	77.45%	77.19%
淋巴结阴性	83.65%	83.48%
HER2 阳性	15.14%	15.05%
ER 阳性	82.78%	83.08%
PR 阳性	73.3%	73.58%
化疗	38.8%	37.67%
内分泌治疗	70.34%	70.74%

此外，这也促进了乳腺放疗的发展。保乳手术后的乳房放疗是 BCT 的一个重要组成部分，因此美国放射学会对保乳手术术后放疗指南已经达成共识。2019 年，美国、加拿大、爱尔兰和以色列的 154 个临床中心开展了随机 3 期等效试验（NSABPB-39/RTOG 0413）进一步研究了对肿瘤象限进行的加速部分乳房照射是否和全乳照射同样有效。另外，多项研究结果提示新辅助治疗后的乳腺癌患者，只要符合保留乳房的指征，实施保乳手术可以获得和全乳切除相似甚至更好的效果。NSABP B-18 研究结果显示接受新辅助化疗患者，约 50.0% 达到临床完全缓解，同时保乳率提高到 68.0%。乳腺癌转化研究联盟（TBCRC）017 研究纳入了接受新辅助治疗后的 1077 例患者，其中 62.7% 的患者接受了保乳手术，37.3% 的患者接受了全乳切除术，经过 4.2 年的随访，结果发现保乳手术组局部复发率为 5.1%，全乳切除组局部复发率为 7.2%，两者差异无统计学意义。因此，越来越多的Ⅰ期和Ⅱ期乳腺癌患者，在新辅助化疗后施行保乳手术，其术后疗效可靠，生存期无明显下降。综上所述，包括美国在内诸多国家在推广保乳手术的过程中，也给患者的保乳相关治疗程序带来了深远的积极影响。因此，共同决策、适当的患者选择、个性化的方法、手术、病理、放疗和全身治疗建议的实质性变化都可以改善患者 5 年和 10 年的局部和远处控制率，有利于给患者带来最佳结果。

目前，随着人们对癌症预防意识的不断增强、钼靶筛查的普及以及影像技术的提高，保乳手术问世 40 余年，其实施率越来越高，据统计，目前美国约 50% 的早期（Ⅰ或Ⅱ期）乳腺癌患者接受了保乳手术和辅助放疗（图 1-3），该结果与上述 1989 年的统计结果相比提升甚多。然而由于缺乏最佳阴性切缘的共识，目前大约 1/3 的原位癌患者需重复手术。因此美国外科肿瘤学会 - 放射性肿瘤学会在 2014 年公布了关于保乳手术边缘的指南。该指南认为 2 mm 是"足够"的切缘标准，可使同侧乳腺肿瘤复发（IBTR）风险降低。此外，该指南的主要作者纪念斯隆 - 凯特琳癌症中心的 Monica Morrow 教授表示，与 2 mm 阴性切缘相比，更宽的切缘并未显著减少

表 1-11　保乳手术或全乳切除术后美国患者预后相关荟萃分析

基于美国患者数据的 Meta 分析

| 作者 | 年份（年） | 保乳手术 | | 乳房切除 | | 平均年龄（岁） | 中位随访时间（年） | 分期 | 新辅助治疗 | 中位 OS/PFS |
		纳入研究（项）	患者总数（例）	纳入研究（项）	患者总数（例）					
Almahariq	2020	8 079	144 263	7 165	87 379	BCS 61	4	pT1 ~ 2, pN0	41 294（28.6%）	BCS < 50 岁患者 5 年 OS 为 97.2%; 7 年 OS 为 95%
Kurian	2014	9 949	96 462	13 699	68 548	/	10	I ~ Ⅲ	—	BCS 10 年死亡率为 16.8%; MTX 10 年死亡率为 20.1%
Landescasper	2019	51 677	464 052	64 747	381 084	/	10	I ~ Ⅲ	BCS 170 028（45.2%） MTX 206 390（54.8%）	BCS 5 年 OS 为 90.7%, 10 年 OS 为 77.5%; MTX 5 年 OS 为 84.5%, 10 年 OS 为 68.3%
Mahmood	2011	498	6 640	658	8 124	< 33 MTX 2146（57%） BCS 1637（43%） 34 ~ 36 MTX 2387（56%） BCS 1910（44%） 37 ~ 38 MTX 2225（54%） BCS 1900（46%） > 39 MTX 1366（53%） BCS 1193（47%）	5.7	T1 ~ 2 N0 ~ 1 M0	—	BCS 5 年 OS 为 92.5%, 10 年 OS 为 83.5%, 15 年 OS 为 79.1%; MTX 5 年 OS 为 91.9%, 10 年 OS 为 83.6%, 15 年 OS 为 79.1%

续表

基于美国患者数据的 Meta 分析

作者	年份(年)	保乳手术		乳房切除		平均年龄(岁)	中位随访时间(年)	分期	新辅助治疗	中位 OS/PFS
		纳入研究(项)	患者总数(例)	纳入研究(项)	患者总数(例)					
T Onega	2018	336	1 887	196	1 451	/	5	I～Ⅲ		/
Onitilo	2014	556	3 340	465	1 995	BCS 63 MTX 60	4.75	I～Ⅳ	BCS 化疗 930（27.9%），内分泌治疗 2233（67.4%）； MTX 化疗 922（46.3%），内分泌治疗 1181（59.6%）	BCS 3 年 OS 为 90.3%，5 年 OS 为 92.8%，10 年 OS 为 84.7%； MTX 3 年 OS 为 86.8%，5 年 OS 为 72.4%，10 年 OS 为 65.1%
Vinh-Hung	2002	776	6 012	3 982	15 148	/	4.2	T1～2 N0～1 M0	/	BCS 5 年 OS 为（89.9±0.2）%； MTX 5 年 OS 为（81.9±0.2）%
Li	2020	841	7 381	1 184	6 967	BCS 61 MTX 59 MTX + RT 53	5	T1～2 N0 M0; TNBC	BCS 51650（70%）； MTX 4315（61.9%）； MTX+RT 498（88.6%）	BCS 5 年 OS 为 88.6%； MTX 5 年 OS 为 83.0%； MTX+RT 5 年 OS 为 79.6%

续表

基于美国患者数据的 Meta 分析

作者	年份（年）	保乳手术		乳房切除		平均年龄（岁）	中位随访时间（年）	分期	新辅助治疗	中位 OS/PFS
		纳入研究（项）	患者总数（例）	纳入研究（项）	患者总数（例）					
Fisher	2002	317	628	299	589	/	20	I ~ II	34%	MTX 20年OS为（47±2）%， 5年DFS为161（74%）， 10年DFS为38（17%）， 20年DFS为（36±2）%； BCS-RT 20年OS为（46±2）%， 5年DFS为187（70%）， 10年DFS为55（20%）， 20年DFS为（35±2）%； BCS 20年OS为（46±2）%， 5年DFS为133（62%）， 10年DFS为23%， 20年DFS为（35±2）%

注：BCS：保乳手术；MTX：乳房切除术；RT：放疗。

IBTR 风险。采用这一指南代表了外科实践的一个重大变化，在后续的评估中被证明可以降低再次手术的概率。然而即使在美国同一个州的不同医院间，其再切除率都相差较大（从 5% 到＞ 50%），因此更加有效的质量合作平台和质量改进基准需要进一步探索。目前，在保乳手术的适应证和禁忌证中，美国国立综合癌症网络（National Comprehensive Cancer Network，NCCN）指南和由美国乳腺外科医师协会（American Society of Breast Surgeons，ASBS）制订的保乳指南，在"切缘阳性"是否可以保乳这一问题上存在明显争议。NCCN 指南认为切缘局灶阳性［显微镜下局灶阳性，无广泛导管内癌成分（extensive intraductal component，EIC）］是保乳的相对禁忌证，无须补充广泛切除，可采用后续瘤床加量放疗，然而 ASBS 指南认定切缘阳性必须补充切除手术，如果持续阳性则为保乳的绝对禁忌证。因此在临床实践中，应合理参考国际指南和共识，制订明确、可操作的保乳手术指征，保障乳腺癌患者的肿瘤治疗效果。

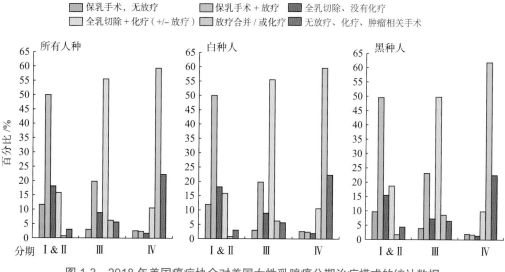

图 1-3　2018 年美国癌症协会对美国女性乳腺癌分期治疗模式的统计数据

（范雪琪　张国君）

二、欧洲保乳手术的历史演变和现状

20 世纪 70 年代，Fisher 及其团队根据 NSABP B-04 的结果提出"乳房和腋窝的不同处理方式或处理范围并不影响患者的预后"，自此，乳腺癌治疗进入了一个新的时代。随后的多项关于保乳手术对比切乳手术疗效的随机对照研究，包括意大利米兰癌症研究所的 Milan I 临床研究 - 法国 Gustave - Rouss 研究所的 IGR 临床研究、丹麦乳腺癌研究组开展的 DBCG-82TM 临床研究以及一项多中心的 EORTC 10801 临床研究，将保乳手术正式推上历史舞台。如表 1-12 所示，以上多项经典临床研究虽然在入组条件、手术、放疗及系统治疗等方面存在一定的差异，但长期的随访结果均表明保乳术与根治术或改良根治术相比，其总生存期都没有明显差异，且保乳的患者获得了良好的美容效果，明显提高了生命质量。值得一提的是，EORTC 10801 研究对 968 例患者经过长达 22.1 年的随访，发现保乳术和全乳切除术在总生存和无远处转移生存上差异均无统计学意义。此外，荷兰近期一项回顾性研究对 T1～2N0～1M0 原发性乳腺癌患者经过 11.3 年的随访发现，保乳患者的总生存更好、有更低的远处转移率和区域复发率。这些结果为明确保乳手术、放疗的方式及保乳治疗指征提供了有效的依据，保乳手术联合全乳放疗的疗效等同于全乳切除手术，对合适的患者给予保乳治疗是安全有效的。因此，从 20 世纪 80 年代开始保乳治疗很快取代了全乳切除术。

表 1-12　欧洲保乳手术相关临床试验研究结果对比

研究	病例数（例）	随访时间（年）	手术方式		放疗	局部复发率（%）		总生存率（%）	
			研究组	对照组		研究组	对照组	研究组	对照组
Milan I	701	20	象限切除	根治	10 Gy	8.8	2.3	58.3	58.8
IGR	757	9	切缘 2 cm	改良	15 Gy	8	6	79	—
DBCG	905	25	广泛切除	改良	10～25 Gy	21.9	0.9	43.8	37.9
EORTC	903	22	切缘 1 cm	改良	25 Gy	20	12	39	45

随后，从 20 世纪 80 年代至今，欧洲国家进行了多次临床研究，证实了保乳手术后的放疗可以有效降低患者局部复发率并提高患者的长期生存率。针对 17 项随机试验中 10 801 例女性患者数据的 Meta 分析显示，放疗可将任何（局部或远处）首次复发的 10 年风险从 35.0% 降低至 19.3%，并将乳腺癌患者 15 年死亡率从 51.3% 降低到 42.8%。此外，多个国家的研究表明，不同的放疗方式，包括低总剂量放射治疗、乳房部分放疗及加速部分乳腺放疗的疗效与传统全乳放疗相当，且副作用更小。因此，BCS + RT 现已成为早期乳腺癌的首选治疗方案。

然而，在乳腺癌治疗相关的欧洲指南出现之前，欧洲各国家的保乳手术实施情况存在显著的差异。在 1990—2000 年，欧洲国家 T1N0M0 期乳腺癌患者接受 BCS + RT 治疗的总体比例为 55%。不同国家间差异显著，从 9%（爱沙尼亚）到 84%（英国）不等（图 1-4）。东欧国家的比值比（OR）最低（爱沙尼亚 OR = 0.03，95%CI：0.01～0.05；波兰 OR = 0.05，95%CI：0.03～0.07；斯洛伐克 OR = 0.14，95%CI：0.09～0.21）。且这种差异与国家卫生总支出（TNEH）相关，接受 BCS + RT 的女性比例在低 TNEH 国家（爱沙尼亚、波兰、斯洛伐克）为 20%，中等 TNEH 国家（芬兰、意大利、荷兰、斯洛文尼亚、西班牙、瑞典）为 58%，高 TNEH 的国家（丹麦、法国、冰岛）

约为 64%。

　　除了保乳手术实施率的不同，欧洲各国家患者的术后生存率也存在较大差异（图 1-5）。总体而言，患者 5 年的年龄标准化净生存率为 81%。其中，北欧、西欧和南欧的生存率较高（81% ~ 84%），但东欧的生存率较低（69%）。从国家来看，瑞典、冰岛、丹麦等国家患者 5 年生存率较高，能达到 85% 以上，而斯洛伐克及爱沙尼亚相对较低，均不足 70%。

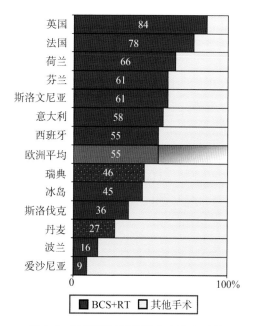

图 1-4　欧洲国家保乳手术实施率对比

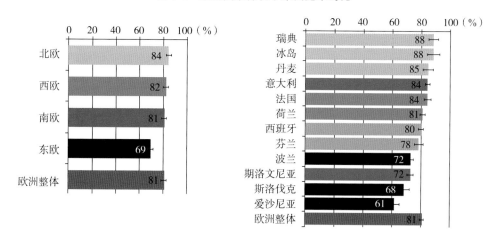

图 1-5　欧洲国家 BCS 患者 5 年生存率对比
左图以地区为单位进行对比，右图以国家为单位。

近年来，欧洲肿瘤内科学会（ESMO）、圣加仑国际共识等都针对乳腺癌的治疗制定了指南。指南提出，对于大多数早期乳腺癌及年轻女性乳腺癌患者，保乳手术应作为首选，并在需要时使用肿瘤整形技术。但由于以下原因仍需进行乳房根治术：

（1）肿瘤过大（相对于乳房大小）；

（2）多中心性肿瘤；

（3）多次切除后无法获得阴性手术切缘；

（4）对胸壁/乳房进行放射治疗或其他放疗禁忌证；

（5）不适合肿瘤整形的保留乳房手术；

（6）患者的意愿。

对于切缘状态的判定，根据美国病理学家协会（CAP）的建议：当墨水接触到浸润性癌或 DCIS 时，边距为正值，应报告为阳性；应在定向标本中指定阳性边缘的解剖位置。对于阴性切缘（即墨水不接触浸润性癌或 DCIS），应报告浸润性癌和（或）DCIS 与边缘的距离。手术需保证墨染处无肿瘤，且原位癌切缘应＞2 mm。

在指南及共识的建议与约束下，目前西欧地区的保乳手术率已高达 60% ~ 80%，二次手术率也持续下降，从 14.8% ~ 20.0% 降至约 8.2%，且可实现较低局部复发率（每年＜0.5%，长期随访时总体＜10%）。

（赵雪　张国君）

三、日本保乳手术的现状

在 20 世纪 70 年代之前，日本的乳癌手术基本是以包括大小胸肌切除＋内胸锁骨上淋巴结廓清术在内的扩大乳房切除术为主，但是上述术式并没有提高术后生存率。在 70 至 80 年代人们进行了保乳疗法（保乳手术＋放疗）和全乳切除术的比较试验，结果证明两者之间在生存率上无显著差异。此后，在满足肿瘤大小等合适条件下，保乳手术成为Ⅰ、Ⅱ期乳腺癌的首选术式。接着，前哨淋巴结术中活检的应用，减少了不必要的腋窝淋巴结廓清，乳腺癌的外科治疗开始了术式缩小化的进程。

日本乳腺癌手术术式的变迁与欧美相比，要稍微延后一些时间。日本乳癌外科学会登录在案的全国乳癌病例数据显示：保留胸肌的乳房切除术（现在通用的乳房切除术）在 1987 年超过联合胸肌的乳房切除术，于 1993 年达到所有手术的 67.2%。保乳手术从 1986 年开始在一部分医院施行后稳步缓慢增加，在 2003 年开始超过乳房切除术（48.4% ＞ 45.2%），之后一直维持在 50% ~ 60% 未再增加，直至 2014 年乳房切除术比例开始上升，与保乳手术比例开始接近，并在 2018 年出现反超，近几年两者占比基本持平。

造成上述变迁的原因考虑为：

（1）保乳手术后放疗的经济与时间负担；

（2）保乳手术后整容性后期变化与患者期待值相差过大；

（3）放疗后皮肤可能导致无法再次整形重建；

（4）日本重建手术可以使用医疗保险，乳房切除重建术式的多样化为患者提供多元选择；

（5）患者对保乳手术后乳房局部复发风险的恐惧；

（6）对乳房切除术的社会包容性与理解性的增高。

在患乳腺癌就等于失去乳房的时代，保乳手术在患者中引起很大关注。作为女性患者，可以保留乳房无疑是最大的吸引力。因此保乳手术在日本开始后，经过近 20 年的发展，成为很多乳腺癌患者手术的首选。在 2003 年保乳手术超过乳房全切术并维持了 10 年之久。但是随着医学的进步，日本患者的要求也日益增高，不光要保留乳房，还要保持乳房外观的完整性，尤其是在乳房重建术开始普及后，保乳手术后的乳房外观并不能优于全切重建乳房的外观甚至相差甚多。同时，放疗虽然可以减少保乳手术后乳房内再发风险，但是与全切相比，还要承受一定程度的乳房内复发风险。因此，2014 年乳房全切术再次超过保乳手术。近年来，乳腺癌手术的多样化给患者带来了更多的选择。尽管有一些不足之处，在日本，保乳术仍作为Ⅰ、Ⅱ期乳癌患者的首选术式，因为毕竟乳房全切后不能再后悔，保乳手术后可以进一步追加切除。

因此，日本乳腺癌临床治疗指针在推荐Ⅰ、Ⅱ期乳腺癌（肿瘤 < 3 cm）的保乳手术时指出下列除外项目：

（1）占据不同乳腺领域的多发乳腺癌；

（2）乳房内广范进展的乳腺癌；

（3）无法施行保乳手术后的放疗（如发病期 SLE、硬皮病等）；

（4）评估肿瘤大小与乳房大小比例预测保乳手术后整容性不良；

（5）患者不考虑保乳手术。

接下来为大家介绍日本保乳手术术前、术中、术后的一些临床常规要点。

1. 术前评估

（1）术前影像学评估：肿瘤 < 3 cm（或不超过乳房的 1/4），局限占位，无广泛性浸润扩展，无乳头浸润。

（2）放疗适应证评估：有无皮肤免疫疾病，患侧上肢能否抬举伸展，患者能否治疗期间保持统一姿势等。

（3）整容性评估：肿瘤 < 3 cm 或不超过乳房的 1/4，乳腺脂肪占比，乳房软硬程度，乳头位置，皮肤弹力，皮肤厚度，是否瘢痕皮肤等。

2.保乳手术注意点

（1）将肿瘤与其周围一部分正常组织进行圆盘状切除，保证肿瘤的上（皮肤面）、下（胸肌面）、全周（乳腺脂肪包裹）方向无露出。大胸肌筋膜联合切除，皮肤浸润或肿瘤与皮肤近接要合并切除上方皮肤。

（2）肿瘤距切缘的切除距离：一般选择 2 cm，根据术前影像评估适当调整，最小要保证肿瘤距离切缘 1 cm，术前影像评估怀疑乳管内扩展方向断端可适应增大切除距离。

（3）术中切缘断端无癌迅速诊断：日本目前有术中病理迅速活检法、术中标本钼靶检查、术中超声检查，各个医院实际情况采用不同的方法：①病理活检是断端无癌细胞的诊断金标准，但是耗时长，需要有在医院常驻的病理医生（日本很多私人医院没有病理科，也没有病理科医生），现在多只用于乳头端术中活检；②钼靶检查简单快捷，特别是对伴有钙化的非浸润性癌的评估有非常大的作用，但是无法确定微小癌细胞，最终诊断仍要依赖于术后病理检查；③超声对肿瘤的观察便捷方便，可以观察到乳管扩张，但是对于钙化扩张的评估有一定的局限，同钼靶一样无法确定微小癌细胞，最终诊断同样要依赖术后病理检查。

（4）乳房再成形：选择保乳手术最重要的目的是保持术后乳房的美容性，因此保乳手术中在切除肿瘤后要尽最大可能修复乳腺，尽可能恢复乳房的外观，需要进行大面积的乳房组织剥离和重新缝合。但是由于术后乳房内分泌液储留、组织自我愈合与瘢痕组织生成的不确定性、放疗后组织变形皮肤增厚等原因，术中乳房再形成后的乳房形态在术后并不能完全保持，因此近年来很多医院在保乳术中不再进行大面积乳房剥离及乳房再成形缝合，也导致了很多患者对保乳术后美容效果的不满。

（5）乳头溢液：切除范围涵盖乳头部时，切除乳头下方乳腺时要将总乳管结扎，避免术后乳头溢液。

（6）皮肤切口：保乳手术切口也是整容性的一部分，原则上尽可能选择术后切口不明显方案，例如沿乳晕边缘切口、沿乳房外缘或下缘切口、合并皮肤切除时为了尽量保证乳头位置不变，切口方向选择放射线轴方向等。

3.术后放疗时要注意皮肤的保湿护理

因此，当我们根据患者的实际情况，术前影像学评估可以选择保乳手术时，在术前要对患者就术后美容效果、复发风险、放疗后将增加乳房重建手术的难度等进行充分的说明，以免患者在术后发现与期望值的相差而产生的不满。

最近，日本一些医院开展了腔镜下保乳手术，以及保乳手术＋自体组织同时再建术以弥补保乳手术后整容性的不足。前者适用于肿瘤小、无皮肤筋膜浸润的病例，后者适用于肿瘤过大而希望保乳术手术的患者。由于这两个术式还没有被列入医疗保险项目，因此在临床上的展开还需要一些时间。

（林雪）

四、我国保乳手术的现状

近年来，乳腺癌手术方式从根治性全乳切除向兼顾安全性及美观度的方向转变。保乳手术辅以放疗已成为早期乳腺癌的标准治疗方案之一，早期乳腺癌患者的保留乳房比例亦逐渐上升。诸多临床研究表明，保乳手术具有良好的安全性，其术后的远处转移率、长期存活率与全乳切除无明显差异。我国的保乳手术所占比例也出现增长趋势，特别是近年来，保乳整形技术的开展，使更多的女性获得了保留乳房并且获得良好的美容外观的机会。

有关我国保乳手术的比例，经文献查阅，2002 年，我国保乳手术尚占不到 10%。2014 年，根据一项全国性调查，我国原发性乳腺癌手术中，乳房切除术仍占 88.8%，而美国为 36%。即使在北京、上海等一线城市，2005 年保乳手术率只有 12.1%，2008 年上升到 24.3%。至 2017 年，对全国进行 ≥ 200 例乳腺癌手术治疗的 110 家医院或机构的调查结果显示，早期乳腺癌行保乳手术的占比为 22%。我国保乳手术治疗起步晚，存在发展慢、保乳率较低的问题。

（一）保乳手术比例低的原因

一是早期乳腺癌比例仍偏低。2014 年，一项多中心全国范围的研究显示，诊断为乳腺癌时，15.7% 的患者处在 I 期、44.9% 处在 II 期、18.7% 处在 III 期、2.4% 处在 IV 期。相比之下，社会、经济地位较低的女性更多表现为 III 期和 IV 期，社会、经济地位较高的女性主要呈现的是 I 期和 II 期。随着乳腺癌科普知识的普及和筛查工作的推广，中国抗癌协会乳腺癌专业委员会（CBCS）在 2017 年公布了《中国早期乳腺癌外科诊疗现况》调研的初步数据显示，我国乳腺癌总体发病期别提前，但 0 期原位癌患者比例只有 10%，I 期和 II 期的患者共占比 73%。与欧美相比，早期患者比例仍较低。这也表明我国乳腺癌筛查率有待进一步提升，为患者保乳手术治疗争取更多机会。

二是技术原因。由于医疗资源的分布不均匀，术前检查设备短缺，保乳手术受到影像学评估、放疗设备及技术等限制，相当一部分患者在当地医院就诊时只能选择乳房全切。另外，保乳整形技术未得到普及。常规保乳手术，无法修复肿瘤部位的残缺，容易造成局部的凹陷及变形。调查研究显示，约 30% 接受传统保乳手术的患者对其术后乳房外形并不满意。一项对全国保乳整形技术调查报告的显示，全国有约 1/3 的医院进行保乳手术，使用保乳整形技术所占比例不足 10%，限制了保乳手术的开展。

这说明我国保乳整形技术的普及和临床医生的培训还存在进一步提升的空间；另一方面，部分机构开展保乳整形技术有限，可能是由于国内缺乏关于保乳整形术后患者报告结局研究，缺乏指导实践的相应临床循证证据，导致临床医生无法衡量患者在乳房外形满意度和生活质量上的获益。此外，乳房重建的患者增多。近年来，由于假体的可及，一些适合保乳的患者最终选择了全乳切除术，同时接受了乳房即刻或延迟重建。在美国，全乳切除手术方式在早期乳腺癌手术构成比例中有所上升，接受乳房重建的患者比例从 36.8% 增加到 57.2%。尤其是，有相当一部分单侧乳腺癌患者选择进行双侧乳房切除，该群体的比例从 1998 年的 1.9% 增加到 2011 年的 11.2%。国内乳房重建比例也在不断提升，2017 年全乳切除术后乳房重建的比例达 10.7%。

三是患者对保乳手术认识不足。越来越多的证据显示，保乳手术在无病生存、无远处复发生存、总生存等方面与乳房全切手术无显著差异。甚至由于局部放疗的作用，保乳手术可能进一步改善了预后。美国《外科学年鉴》总结了 2004—2015 年 40 余万例Ⅰ～Ⅱ期乳腺癌患者，保乳治疗组的患者具有更佳的总生存期。亚组分析显示，保乳治疗对Ⅰ期、Ⅱ期乳腺癌均有生存优势。然而，患者及家属对乳腺癌保乳治疗的可靠性缺乏足够的认识。国内的调查研究显示，对保乳手术有所了解的患者不足一半，有些患者认为保乳手术"切不干净"病灶，并且保乳手术术中等待冰冻结果的时间长，需要配合术后放疗。而放疗费用高，经济因素可能限制了患者的选择。此外，保乳手术切缘阳性时需要二次手术扩大切除，甚至转为全乳切除。出于手术安全性及未来局部复发风险的考虑，患者对保乳手术不乐观。另外，宣教不到位。患者及其家属对手术方式的选择在很大程度上依赖于手术医生对手术方式选择的倾向性。在一项纳入了 1590 例中国早期乳腺癌患者的研究中，接受保乳手术治疗的患者比例仅为 7.3%，医生是多数患者获取疾病信息的渠道，同时也是影响手术方式选择的最重要因素，甚至超过了患者本人意愿。因此，仍需要加强患者对保乳治疗的科普宣教工作。

（二）保乳手术未来发展的方向

我国保乳手术比例有所增加，但整体保乳手术偏低，与发达国家相比仍有较大差距，应进一步增加乳腺癌筛查力度，提高早期乳腺癌的比例，以争取更多患者的保乳机会。其次，需加强规范并提高乳腺外科医生的保乳整形技术，以及对患者进行乳腺癌保乳治疗的科普宣教与沟通，在手术方式抉择过程中，尽量提高患者的有效参与。最后，进一步开展术中精准评估切缘的新技术将有助于降低保乳手术切缘阳性的患者比例，可增加乳腺外科医生及患者对保乳手术的信心。

（王尊　张国君）

参考文献

［1］LEWISON E F. The surgical treatment of breast cancer: an historical and collective review[J]. Surgery, 1953, 34(5): 904-953.

［2］SAKORAFAS G H, SAFIOLEAS M. Breast cancer surgery: an historical narrative. Part I. From prehistoric times to Renaissance[J]. Eur J Cancer Care (Engl), 2009, 18(6): 530-544.

［3］WINCHESTER D P, TRABANINO L, LOPEZ M J. The evolution of surgery for breast cancer[J]. Surg Oncol Clin N Am, 2005, 14(3): 479-498.

［4］HALSTED W S I. The Results of Operations for the Cure of Cancer of the Breast Performed at the Johns Hopkins Hospital from June, 1889, to January, 1894[J]. Ann Surg, 1894, 20(5): 497-555.

［5］HARVEY A M. Early contributions to the surgery of cancer: William S. Halsted, Hugh H. Young and John G. Clark[J]. Johns Hopkins Med J, 1974, 135(6): 399-417.

［6］TAYLOR G W, WALLACE R H. Carcinoma of the breast; fifty years experience at the Massachusetts General Hospital[J]. Ann Surg, 1950, 132(4): 833-843.

［7］HAAGENSEN C D, STOUT A P. Carcinoma of the breast: Ⅱ. criteria of operability[J]. Ann Surg, 1943, 118(5): 859-870.

［8］HANDLEY W S. On the Mode of Spread of Cancer in relation to its Treatment by Radiation[J]. Proc R Soc Med, 1919, 12: 41-51.

［9］BACLESSE F. Roentgentherapy alone in the cancer of the breast[J]. Acta Unio Int Contra Cancrum, 1959, 15: 1023-1026.

［10］PATEY D H, DYSON W H. The prognosis of carcinoma of the breast in relation to the type of operation performed[J]. Br J Cancer, 1948, 2(1): 7-13.

［11］PATEY D H. A review of 146 cases of carcinoma of the breast operated on between 1930 and 1943[J]. Br J Cancer, 1967, 21(2): 260-269.

［12］AUCHINCLOSS H. Significance of location and number of axillary metastases in carcinoma of the breast[J]. Ann Surg, 1963, 158(1): 37-46.

［13］MADDEN J L. Modified radical mastectomy[J]. Surg Gynecol Obstet, 1965, 121(6): 1221-1230.

［14］HERMANN R E, ESSELSTYN C B JR, CRILE G JR, et al. Results of conservative operations for breast cancer[J]. Arch Surg, 1985, 120(6): 746-751.

［15］ROBINSON G N, VAN HEERDEN J A, PAYNE W S, et al. The primary surgical treatment of carcinoma of the breast: a changing trend toward modified radical mastectomy[J]. Mayo Clin Proc, 1976, 51(7): 433-442.

［16］WILSON R E, DONEGAN W L, METTLIN C, et al. The 1982 national survey of carcinoma of the breast in the United States by the American College of Surgeons[J]. Surg Gynecol Obstet, 1984, 159(4): 309-318.

［17］FISHER B, REDMOND C, FISHER E R, et al. Ten-year results of a randomized clinical trial comparing radical mastectomy and total mastectomy with or without radiation[J]. N Engl J Med, 1985, 312(11): 674-681.

［18］GALLAGER H S, MARTIN J E. Early phases in the development of breast cancer[J]. Cancer, 1969, 24(6): 1170-1178.

［19］QUALHEIM R E, GALL E A. Breast carcinoma with multiple sites of origin[J]. Cancer, 1957, 10(3): 460-468.

［20］SCHWARTZ G F, PATCHESFSKY A S, FEIG S A, et al. Multicentricity of non-palpable breast cancer[J]. Cancer, 1980, 45(12): 2913-2916.

［21］MUSTAKALLIO S. Treatment of breast cancer by tumour extirpation and roentgen therapy instead of radical operation[J]. J Fac Radiol, 1954, 6(1): 23-26.

［22］ATKINS H, HAYWARD J L, KLUGMAN D J, et al. Treatment of early breast cancer: a report after ten years of a clinical trial[J]. Br Med J, 1972, 2(5811): 423-429.

［23］PORRITT A. Early carcinoma of the breast[J]. Br J Surg, 1964, 51: 214-216.

［24］CRILE G JR. Treatment of breast cancer by local excision[J]. Am J Surg, 1965, 109: 400-403.

［25］CRILE G JR, HOERR SO. Results of treatment of carcinoma of the breast by local excision[J]. Surg Gynecol Obstet, 1971, 132(5): 780-782.

［26］HAFFTY B G, GOLDBERG N B, ROSE M, et al. Conservative surgery with radiation therapy in clinical stage Ⅰ and Ⅱ breast cancer. Results of a 20-year experience[J]. Arch Surg, 1989, 124(11): 1266-1270.

［27］LEUNG S, OTMEZGUINE Y, CALITCHI E, et al. Locoregional recurrences following radical external beam irradiation and interstitial implantation for operable breast cancer--a twenty three year experience[J]. Radiother Oncol, 1986, 5(1): 1-10.

［28］MANSFIELD C M, KOMARNICKY L T, SCHWARTZ G F, et al. Ten-year results in 1070 patients with stages Ⅰ and Ⅱ breast cancer treated by conservative surgery and radiation therapy[J]. Cancer, 1995, 75(9): 2328-2336.

［29］SPITALIER J M, GAMBARELLI J, BRANDONE H, et al. Breast-conserving surgery with radiation therapy for operable mammary carcinoma: a 25-year experience[J]. World J Surg, 1986, 10(6): 1014-1020.

［30］STOTTER A T, MCNEESE MD, AMES FC, et al. Predicting the rate and extent of locoregional failure after breast conservation therapy for early breast cancer[J]. Cancer, 1989, 64(11): 2217-2225.

［31］VAN DONGEN J A, BARTELINK H, FENTIMAN I S, et al. Factors influencing local relapse and survival and results of salvage treatment after breast-conserving therapy in operable breast cancer: EORTC trial 10801, breast conservation compared with mastectomy in TNM stage Ⅰ and Ⅱ breast cancer[J]. Eur J Cancer, 1992, 28a(4-5): 801-805.

［32］JACOBSON J A, DANFORTH D N, COWAN K H, et al. Ten-year results of a comparison of conservation with mastectomy in the treatment of stage Ⅰ and Ⅱ breast cancer[J]. N Engl J Med, 1995, 332(14): 907-911.

［33］VERONESI U, BANFI A, DEL VECCHIO M, et al. Comparison of Halsted mastectomy with quadrantectomy, axillary dissection, and radiotherapy in early breast cancer: long-term results[J]. Eur J Cancer Clin Oncol, 1986, 22(9): 1085-1089.

［34］ARRIAGADA R, LÊ M G, ROCHARD F, et al. Conservative treatment versus mastectomy in early breast cancer: patterns of failure with 15 years of follow-up data. Institut Gustave-Roussy Breast Cancer Group[J]. J Clin Oncol, 1996, 14(5): 1558-1564.

［35］FISHER B, REDMOND C, POISSON R, et al. Eight-year results of a randomized clinical trial comparing total mastectomy and lumpectomy with or without irradiation in the treatment of breast cancer[J]. N Engl J Med, 1989, 320(13): 822-828.

［36］BLICHERT-TOFT M, ROSE C, ANDERSEN J A, et al. Danish randomized trial comparing breast conservation therapy with mastectomy: six years of life-table analysis. Danish Breast Cancer Cooperative Group[J]. J Natl Cancer Inst Monogr, 1992, 11: 19-25.

［37］Early stage breast cancer: consensus statement. NIH consensus development conference, June 18-21, 1990[J]. Cancer Treat Res, 1992, 60: 383-393.

［38］VERONESI U, SACCOZZI R, DEL VECCHIO M, et al. Comparing radical mastectomy with quadrantectomy, axillary dissection, and radiotherapy in patients with small cancers of the breast[J]. N Engl J Med, 1981, 305(1): 6-11.

［39］VERONESI U, CASCINELLI N, MARIANI L, et al. Twenty-year follow-up of a randomized study comparing breast-conserving surgery with radical mastectomy for early breast cancer[J]. N Engl J Med, 2002, 347(16): 1227-1232.

［40］FISHER B, ANDERSON S, BRYANT J, et al. Twenty-year follow-up of a randomized trial comparing total mastectomy, lumpectomy, and lumpectomy plus irradiation for the treatment of invasive breast cancer[J]. N Engl J Med, 2002, 347(16): 1233-1241.

［41］FISHER B, ANDERSON S, REDMOND C K, et al. Reanalysis and results after 12 years of follow-up in a randomized clinical trial comparing total mastectomy with lumpectomy with or without irradiation in the treatment of breast cancer[J]. N Engl J Med, 1995, 333(22): 1456-1461.

［42］FISHER B, REDMOND C, POISSON R, et al. Eight-year results of a randomized clinical trial comparing total mastectomy and lumpectomy with or without irradiation in the treatment of breast cancer[J]. N Engl J Med, 1989, 320(13): 822-828.

［43］FISHER B, BAUER M, MARGOLESE R, et al. Five-year results of a randomized clinical trial comparing total mastectomy and segmental mastectomy with or without radiation in the treatment of breast cancer[J]. N Engl J Med, 1985, 312(11): 665-673.

［44］LICHTER A S, LIPPMAN M E, DANFORTH D N JR, et al. Mastectomy versus breast-conserving therapy in the treatment of stage I and II carcinoma of the breast: a randomized trial at the National Cancer Institute[J]. J Clin Oncol, 1992, 10(6): 976-983.

［45］POGGI M M, DANFORTH D N, SCIUTO L C, et al. Eighteen-year results in the treatment of early breast carcinoma with mastectomy versus breast conservation therapy: the National Cancer Institute Randomized Trial[J]. Cancer, 2003, 98(4): 697-702.

［46］SIMONE N L, DAN T, SHIH J, et al. Twenty-five year results of the national cancer institute randomized breast conservation trial[J]. Breast Cancer Res Treat, 2012, 132(1): 197-203.

［47］VAN DONGEN J A, BARTELINK H, FENTIMAN I S, et al. Factors influencing local relapse and survival and results of salvage treatment after breast-conserving therapy in operable breast cancer: EORTC trial 10801, breast conservation compared with mastectomy in TNM stage I and II breast cancer[J]. Eur J Cancer, 1992, 28A(4-5): 801-805.

［48］LITIERE S, WERUTSKY G, FENTIMAN I S, et al. Breast conserving therapy versus mastectomy for stage Ⅰ-Ⅱ breast cancer: 20 year follow-up of the EORTC 10801 phase 3 randomised trial[J]. Lancet Oncol, 2012, 13(4): 412-419.

［49］VAN DONGEN J A, VOOGD A C, FENTIMAN I S, et al. Long-term results of a randomized trial comparing breast-conserving therapy with mastectomy: European Organization for Research and Treatment of Cancer 10801 trial[J]. J Natl Cancer Inst, 2000, 92(14): 1143-1150.

［50］DEWAR J A, ARRIAGADA R, BENHAMOU S, et al. Local relapse and contralateral tumor rates in patients with breast cancer treated with conservative surgery and radiotherapy (Institut Gustave Roussy 1970-1982). IGR Breast Cancer Group[J]. Cancer, 1995, 76(11): 2260-2265.

［51］SARRAZIN D, LE M G, ARRIAGADA R, et al. Ten-year results of a randomized trial comparing a conservative treatment to mastectomy in early breast cancer[J]. Radiother Oncol, 1989, 14(3): 177-184.

［52］BLICHERT-TOFT M, NIELSEN M, DURING M, et al. Long-term results of breast conserving surgery vs. mastectomy for early stage invasive breast cancer: 20-year follow-up of the Danish randomized DBCG-82TM protocol[J]. Acta Oncol, 2008, 47(4): 672-681.

［53］WINCHESTER D P, COX J D. Standards for breast-conservation treatment[J]. CA: A Cancer Journal for Clinicians, 1992, 42(3): 134-162.

［54］GUADAGNOLI E, SHAPIRO C L, WEEKS J C, et al. The quality of care for treatment of early stage breast carcinoma: is it consistent with national guidelines?[J]. Cancer, 1998, 83(2): 302-309.

［55］WHITE J, MORROW M, MOUGHAN J, et al. Compliance with breast-conservation standards for patients with early-stage breast carcinoma[J].Cancer, 2003, 97(4): 893-904.

［56］OLIVOTTO A, COLDMAN A J, HISLOP T G, et al. Compliance with practice guidelines for node-negative breast cancer[J]. J Clin Oncol, 1997, 15: 216-222.

［57］LAZOVICH D, SOLOMON C C, THOMAS D B, et al. Breast conservation therapy in the United States following the 1990 National Institutes of Health Consensus Development Conference on the treatment of patients with early stage invasive breast carcinoma[J]. Cancer, 1999, 86(4): 628-637.

［58］JOSLYN S A. Racial differences in treatment and survival from early-stage breast carcinoma[J]. Cancer, 2002, 95(8): 1759-1766.

［59］ELWARD K S, PENBERTHY L T, BEAR H, et al. Variation in the use of breast-conserving therapy for Medicare beneficiaries in Virginia: clinical, geographic, and hospital characteristics[J]. Clin Perform Qual Health Care, 1998, 6(2): 63-69.

［60］ZUMSTEG Z S, MORROW M, ARNOLD B, et al. Breast-conserving therapy achieves locoregional outcomes comparable to mastectomy in women with T1-2N0 triple-negative breast cancer[J]. Ann Surg Oncol, 2013, 20(11): 3469-3476.

［61］ABDULKARIM BS, CUARTERO J, HANSON J, et al. Increased risk of locoregional recurrence for women with T1-2N0 triple-negative breast cancer treated with modified radical mastectomy without adjuvant radiation therapy compared with breast-conserving therapy[J]. J Clin Oncol, 2011, 29(21): 2852-2858.

［62］TRAINER A H, JAMES P A, MANN G B, et al. Breast Conservation Versus Mastectomy in Triple-Negative Breast Cancer: Two Steps Forward, One Step Back?[J]. J Clin Oncol, 2011, 29(35): 4722-4724.

［63］PIGNOL J P, RAKOVITCH E, OLIVOTTO I A. Is Breast Conservation Therapy Superior to Mastectomy for Women With Triple-Negative Breast Cancers?[J]. J Clin Oncol, 2011, 29(21): 2841-2843.

［64］ONITILO A A, ENGEL J M, RACHEL V S, et al. Survival Comparisons for Breast Conserving Surgery and Mastectomy Revisited: Community Experience and the Role of Radiation Therapy[J]. Clin Med Res, 2015, 13(2): 65-73.

［65］VILA J, GANDINI S, GENTILINI O. Overall survival according to type of surgery in young ($\leqslant$ 40 years) early breast cancer patients: A systematic meta-analysis comparing breast-conserving surgery versus mastectomy[J].The Breast, 2015, 24(3): 175-181.

［66］WRUBEL E, NATWICK R, WRIGHT G P. Breast-Conserving Therapy is Associated with Improved Survival Compared with Mastectomy for Early-Stage Breast Cancer: A Propensity Score Matched Comparison Using the National Cancer Database[J]. Ann Surg Oncol, 2021, 28(2): 914-919.

［67］DE LA CRUZ KU G, KARAMCHANDANI M, CHAMBERGO-MICHILOT D, et al. Does Breast-Conserving Surgery with Radiotherapy have a Better Survival than Mastectomy? A Meta-Analysis of More than 1,500,000 Patients[J]. Ann Surg Oncol, 2022, 29(10): 6163-6188.

［68］TOLLAN C J, PANTIORA E, VALACHIS A, et al. A Systematic Review and Meta-Analysis on the Role of Repeat Breast-Conserving Surgery for the Management of Ipsilateral Breast Cancer Recurrence[J]. Ann Surg Oncol, 2022, 29(10): 6456-6457.

［69］WHITE J R, HALBERG F E, RABINOVITCH R, et al. American College of Radiology appropriateness criteria on conservative surgery and radiation: stages I and II breast carcinoma[J]. J Am Coll Radiol, 2008, 5(6): 701-713.

［70］VICINI F A, CECCHINI R S, WHITE J R, et al. Long-term primary results of accelerated partial breast irradiation after breast-conserving surgery for early-stage breast cancer: a randomised, phase 3, equivalence trial[J]. Lancet, 2019, 394(10215): 2155-2164.

［71］PASS H, VICINI F A, KESTIN L L, et al. Changes in management techniques and patterns of disease recurrence over time in patients with breast carcinoma treated with breast-conserving therapy at a single institution[J]. Cancer, 2004, 101(4): 713-720.

［72］MARINOVICH M L, NOGUCHI N, MORROW M, et al. Changes in Reoperation After Publication of Consensus Guidelines on Margins for Breast-Conserving Surgery: A Systematic Review and Meta-analysis[J]. JAMA Surg, 2020, 155(10): e203025.

［73］ROSENBERGER L H, MAMTANI A, FUZESI S, et al. Early Adoption of the SSO-ASTRO Consensus Guidelines on Margins for Breast-Conserving Surgery with Whole-Breast Irradiation in Stage I and II Invasive Breast Cancer: Initial Experience from Memorial Sloan Kettering Cancer Center[J]. Ann Surg Oncol, 2016. 23(10): 3239-3246.

［74］SCHULMAN A M, MIRRIELEES J A, LEVERSON G, et al. Reexcision Surgery for Breast Cancer: An Analysis of the American Society of Breast Surgeons (ASBrS) Mastery(SM) Database Following the SSO-ASTRO "No Ink on Tumor" Guidelines[J]. Ann Surg Oncol, 2017, 24(1): 52-58.

[75] SCHUMACHER J R, LAWSON E H, KONG A L, et al. A Statewide Approach to Reducing Re-excision Rates for Women With Breast-conserving Surgery[J]. Ann Surg, 2022, 276(4): 665-672.

[76] GRADISHAR W J, ANDERSON B O, ABRAHAM J, et al. Breast Cancer, Version 3.2020, NCCN Clinical Practice Guidelines in Oncology[J]. J Nati Compr Canc Netw, 2020, 18(4): 452-478.

[77] GIAQUINTO A N, SUNG A, MILLER K D, et al. Breast Cancer Statistics, 2022[J]. CA Cancer J Clin, 2022, 72(6): 524-541.

[78] KURIAN A W, LICHTENSZTAJN D Y, KEEGAN T H M, et al. Use of and mortality after bilateral mastectomy compared with other surgical treatments for breast cancer in California, 1998-2011[J]. JAMA, 2014, 312(9), 902-914.

[79] LANDERCASPER J, RAMIREZ L D, BORGERT A J, et al. A Reappraisal of the Comparative Effectiveness of Lumpectomy Versus Mastectomy on Breast Cancer Survival: A Propensity Score-Matched Update From the National Cancer Data Base (NCDB)[J]. Clini Breast Cancer, 2019, 19(3): e481-e493.

[80] MAHMOOD U, MORRIS C, NEUNER G, et al. Similar survival with breast conservation therapy or mastectomy in the management of young women with early-stage breast cancer[J]. Int J Radiat Oncol Biol Phys, 2012, 83(5): 1387-1393.

[81] ONEGA T, ZHU W, WEISS J E, et al. Preoperative breast MRI and mortality in older women with breast cancer[J]. Breast Cancer Res Treat, 2018, 170(1): 149-157.

[82] VINH-HUNG V, BURZYKOWSKI T, VAN DE STEENE J, et al. Post-surgery radiation in early breast cancer: survival analysis of registry data[J]. Radiother Oncol, 2002, 64(3): 281-290.

[83] LI H, CHEN Y, WANG X, et al. T1-2N0M0 Triple-Negative Breast Cancer Treated With Breast-Conserving Therapy Has Better Survival Compared to Mastectomy: A SEER Population-Based Retrospective Analysis[J]. Clin Breast Cancer, 2019, 19(6): e669-e6.

[84] DEWAR J A, ARRIAGADA R, BENHAMOU S, et al. Local relapse and contralateral tumor rates in patients with breast-cancer treated with conservative surgery and radiotherapy (Insttitut-Gustave-Roussy 1970-1982)[J]. Cancer, 1995, 76(11): 2260-2265.

[85] SIMONE N L, DAN T, SHIH J, et al. Twenty-five year results of the national cancer institute randomized breast conservation trial[J]. Breast Cancer Res Treat, 2012, 132(1): 197-203.

[86] VAN DONGEN J A, BARTELINK H, FENTIMAN I S, et al. Randomized clinical trial to assess the value of breast-conserving therapy in stage Ⅰ and Ⅱ breast cancer, EORTC 10801 trial[J]. J Natl Cancer Inst. Monogr, 1992, 11: 15-18.

[87] VAN MAAREN M C, DE MUNCK L, JOBSEN J J, et al. Breast-conserving therapy versus mastectomy in T1-2N2 stage breast cancer: a population-based study on 10-year overall, relative, and distant metastasis-free survival in 3071 patients[J]. Breast Cancer Res Treat, 2016, 160(3): 511-521.

[88] NOEL G, PROUDHOM M A, MAZERON J J. Lumpectomy and radiation therapy for the treatment of intraductal breast cancer: findings from National Surgical Adjuvant Breast and Bowel Project B-17[J]. Cancer Radiother, 1999, 3(6): 522-524.

[89] FISHER E R, DIGNAM J, TAN-CHIU E, et al. Pathologic findings from the National Surgical

Adjuvant Breast Project (NSABP) eight-year update of Protocol B-17 - Intraductal carcinoma[J]. Cancer, 1999, 86(3): 429-438.

[90] CUTULI B, COHEN-SOLAL-LE NIR C, DE LAFONTAN B, et al. Breast-conserving therapy for ductal carcinoma in situ of the breast: The French Cancer Centers' experience[J]. Int J Radiat Oncol Biol Phys, 2002, 53(4): 868-879.

[91] Early Breast Canc Trialists Collab. Effect of radiotherapy after breast-conserving surgery on 10-year recurrence and 15-year breast cancer death: meta-analysis of individual patient data for 10 801 women in 17 randomised trials[J]. Lancet, 2011, 378(9804): 1707-1716.

[92] HAVILAND J S, OWEN J R, DEWAR J A, et al. The UK Standardisation of Breast Radiotherapy (START) trials of radiotherapy hypofractionation for treatment of early breast cancer: 10-year follow-up results of two randomised controlled trials[J]. Lancet Oncol, 2013, 14(11): 1086-1094.

[93] COLES C E, GRIFFIN C L, KIRBY A M, et al. Partial-breast radiotherapy after breast conservation surgery for patients with early breast cancer (UK IMPORT LOW trial): 5-year results from a multicentre, randomised, controlled, phase 3, non-inferiority trial[J]. Lancet, 2017, 390(10099): 1048-1060.

[94] STRNAD V, HILDEBRANDT G, POETTER R, et al. Accelerated partial breast irradiation: 5-year results of the german-austrian multicenter phase II trial using interstitial multicatheter brachytherapy alone after breast-conserving sugery[J]. Int J Radiat Oncol Biol Phys, 2011, 80(1): 17-24.

[95] ALLEMANI C, STORM H, VOOGD A C, et al. Variation in 'standard care' for breast cancer across Europe: A EUROCARE-3 high resolution study[J]. Eur J Cancer, 2010, 46(9): 1528-1536.

[96] SANT M. Differences in stage and therapy for breast cancer across Europe[J]. Int J Cancer, 2001, 93(6): 894-901.

[97] ALLEMANI C, SANT M, WEIR H K, et al. Breast cancer survival in the US and Europe: a CONCORD high-resolution study[J]. Int J Cancer, 2013, 132(5): 1170-1181.

[98] CARDOSO F, KYRIAKIDES S, OHNO S, et al. Early breast cancer: ESMO Clinical Practice Guidelines for diagnosis, treatment and follow-up[J]. Ann Oncol, 2019, 30(10): 1674-1674.

[99] BURSTEIN H J, CURIGLIANO G, THURLIMANN B, et al. Customizing local and systemic therapies for women with early breast cancer: the St. Gallen International Consensus Guidelines for treatment of early breast cancer 2021[J]. Ann Oncol, 2021, 32(10): 1216-1235.

[100] BIGANZOLI L, MAROTTI L, AART C D, et al. Quality indicators in breast cancer care: An update from the EUSOMA working group[J]. Eur J Cancer, 2017, 86: 59-81.

[101] JEEVAN R, MAROTTI L, HART C D, et al. Reoperation rates after breast conserving surgery for breast cancer among women in England: retrospective study of hospital episode statistics[J]. BMJ, 2012, 345: e4505-e4505.

[102] TANG S S K, KAPTANIS S, HADDOW J B, et al. Current margin practice and effect on re-excision rates following the publication of the SSO-ASTRO consensus and ABS consensus guidelines: a national prospective study of 2858 women undergoing breast-conserving therapy in the UK and Ireland[J]. Eur J Cancer, 2017, 84: 315-324.

[103] TAMBURELLI F, MAGGIOROTTO F, MARCHIO C, et al. Reoperation rate after breast

conserving surgery as quality indicator in breast cancer treatment: A reappraisal[J]. Breast, 2020, 53: 181-188.

［104］邵鼎轶, 苏永辉, 修秉虬, 等. 中国 110 家中心乳腺癌保乳整形技术现况调查分析 [J]. 中国实用外科杂志, 2019, 39(11): 1176-1180.

［105］ZHANG L, JIANG M, ZHOU Y, et al. Survey on breast cancer patients in China toward breast-conserving surgery[J]. Psychooncology, 2012, 21(5): 488-495.

［106］FAN L, STRASSER-WEIPPL K, LI J J, et al. Breast cancer in China[J]. Lancet Oncol, 2014, 15(7): e279-289.

［107］郑舒月, 苏永辉, 郭瑢, 等. 2017 年中国 110 家医院乳腺癌保乳手术的现况调查 [J]. 中华普通外科杂志, 2020, 35(4): 314-318.

［108］孙哲, 梁洪伟, 徐惠绵. 早期乳腺癌保乳治疗的研究进展 [J]. 国外医学 (肿瘤学分册), 2005(1): 41-44.

第二章

保乳手术的分类与规划

第一节 保乳手术的适应证与禁忌证

目前早期乳腺癌首选治疗方式是以手术为主的多学科综合治疗，保乳手术现已广泛应用于临床，成为早期乳腺癌的标准手术方式之一。保乳手术成功的关键在于肿瘤的完整切除以及术后满意的美观效果，即保证局部无肿瘤病灶的残留，并且尽可能地保留正常组织获得良好的美容效果。目前国内外有多个早期乳腺癌临床诊治指南或专家共识对乳腺癌保乳手术的适应证及禁忌证做了相关的规定。接受保乳手术的乳腺癌患者应在充分了解全乳腺切除治疗与保乳治疗的特点和区别之后，知晓保乳术后可能的同侧乳房内局部复发风险，且有明确的保乳意愿。

一、保乳手术的适应证

从循证医学证据及临床实践来看，对于 I 期、II 期的早期乳腺癌患者，肿瘤大小属于 T1 或 T2 分期，且乳房有适当体积，肿瘤与乳房体积比例适当，可以进行保乳手术。国内外多个乳腺癌诊治临床指南对保乳手术肿瘤大小也做了相应的推荐，《中国抗癌协会乳腺癌诊治指南与规范（2021 年版）》保乳手术的适应证为肿瘤大小属于 T1 和 T2 分期、临床 I 期和 II 期的早期乳腺癌患者。中华医学会外科学分会乳腺外科学组制定的《中华医学会乳腺外科临床实践指南（2022 年版）推荐临床 I 期、II 期，原发肿瘤 ≤ T2 且术后可保留良好乳房外观的早期患者适宜接受保乳手术。而国外发布的乳腺癌保乳手术指南对于保乳手术大小没有明确的限定，但都提示符合乳腺环周切缘阴性以及术后满意的乳房外形即可保乳。如美国乳腺外科医师协会（American Society of Breast Surgeons，ASBS）制定的保乳指南推荐的保乳手术的适应证为病理活检证实为导管原位癌或者浸润性乳腺癌临床评估可以切除且切缘阴性、术后有满意的美容效果。从临床实践经验来看，肿瘤大小 ≤ 3 cm 者保乳效果比较满意，对于肿瘤大小

≥ 3 cm 且强烈要求保留乳房的乳腺癌患者，建议采用新辅助治疗降期后进行保乳手术治疗。

对于炎性乳腺癌之外的部分Ⅲ期乳腺癌患者，经术前治疗降期后达到保乳手术标准时也可以慎重选择保乳手术。该类乳腺癌患者术前治疗重点是要做好肿瘤标记定位，尤其要定期采用乳腺磁共振评价肿瘤大小，明确肿瘤退缩形式，以期保乳手术时确保残余病灶彻底切除干净。

二、保乳手术的绝对禁忌证

从目前有关早期乳腺癌保乳手术多个临床诊治指南或专家共识来看，专家意见比较一致的保乳手术绝对禁忌证包括：①妊娠期并需要接受放疗的患者；②有多中心性病灶；③病变广泛，且难以达到阴性切缘或理想乳房外形；④弥漫分布的恶性特征钙化灶；⑤肿瘤经局部广泛切除后切缘阳性，再次切除后仍不能达到病理学切缘阴性者；⑥炎性乳癌。

对于妊娠中期乳腺癌患者，可以在妊娠中期完成保乳手术，放疗在分娩后进行，这类早期乳腺癌患者是可以接受保乳手术的。对于存在多灶性乳腺癌患者，即同一个象限内存在多个病灶的患者，只要可以彻底切除病灶且能够保留适宜的乳房体积和术后可以获得良好的乳房外观，也可以接受保留乳房手术。笔者的经验是对于多灶性乳腺癌进行保乳手术，可以选择联合乳腺肿瘤整形手术，这样可以增加切除的乳腺组织量，又可以获得比较理想的乳房外观。

三、保乳手术后局部复发相关的危险因素

保乳手术后局部复发的相关危险因素其实就是保乳手术的相对禁忌证，只是现在的保乳手术相关指南或专家共识少用"相对禁忌证"来表述。虽然保乳手术已经成为早期乳腺癌标准手术方式之一，但保乳术后同侧乳房内局部复发是一个必须重点关注的临床问题。与保乳手术术后局部复发相关因素一般要考虑以下三点：①肿瘤位置。中央区肿瘤保乳因为切除乳头乳晕复合体会明显影响乳房外观，保留乳头乳晕复合体容易导致肿瘤残留，所以位于中央区的乳腺癌保乳手术应该慎重考虑，并且与患者充分沟通。②既往同侧乳房或胸壁有放疗史的早期乳腺癌患者。临床研究结果表明，早期乳腺癌保乳手术联合术后全乳照射才能与全乳切除疗效相当。美国乳腺与肠道外科辅助治疗研究组 NSABP B-06 研究纳入 1851 例Ⅰ期、Ⅱ乳腺癌患者，随机分为全乳切除术、单纯保乳手术以及保乳手术联合全乳放疗 3 组。术后 20 年长期随访结果显示，接受保乳手术联合全乳放疗与接受全乳房切除两组患者的 DFS、无远处转移生存率（DRFS）和 OS 差异无统计学意义，而单纯保乳手术组术后同侧乳房内局部复发率

较接受保乳手术联合全乳放疗明显增高。所以既往同侧乳房或胸壁有放疗史的早期乳腺癌患者因受放射剂量限制造成术后同侧乳房无法进行全乳照射而要避免选择保乳手术。对于患有活动性结缔组织病的患者，如硬皮病、系统性红斑狼疮或胶原血管疾病等，因皮肤无法耐受常规剂量的辅助放疗，此类患者也要放弃保乳手术。③生物遗传因素。已知乳腺癌遗传易感性强（包括 BRCA1/2 等已知的致病性突变），保乳术后同侧乳腺肿瘤复发风险增加。2019 年 St.Gallen 乳腺癌专家共识中"外科治疗"部分重点强调了肿瘤生物学行为并不是指导乳腺癌保乳手术需要扩大阴性切缘距离的有效指标，即乳腺癌分子亚型并不影响乳腺癌保乳手术方式的选择。

　　纵观不同国家、协会所制定早期乳腺癌临床诊治指南有关保乳手术指征，彼此之间仍存在着较大差异。国际上广泛应用的美国国立综合癌症网络（National Comprehensive Cancer Network，NCCN）指南并没有明确保乳手术适应证条目而是提示符合切缘阴性以及可以获得满意的乳房外形即可保乳。在保乳绝对禁忌证中，列举了妊娠期放疗、弥漫性恶性特征钙化、病灶广泛虽达到阴性切缘但无法获得满意外形、弥漫性切缘阳性、ATM 基因突变等内容，然而对肿瘤大小、肿瘤位置、患者意愿均无提及。近期有针对 10 项研究、19 272 例患者进行的 Meta 分析发现，多中心、多灶性乳腺癌患者保乳术后累积局部复发风险为 5.6%，而单病灶保乳术后局部复发风险为 4.2%，多中心、多灶性乳腺癌患者全乳切除术后局部复发风险仅为 2.0%。因此，由 ASBS 制定的保乳指南提出多中心（两个及以上象限受累）、炎性乳腺癌等情况列为保乳手术绝对禁忌证，并将超大乳房、与乳房体积相比肿瘤较大、新辅助治疗降期等情况列为相对禁忌证。这两个指南另一项明显争议在于"切缘阳性"是否可以保乳。NCCN 指南认为切缘局灶阳性（显微镜下局灶阳性，无广泛的导管内癌成分）是保乳的相对禁忌证，无须补充广泛切除，可采用后续瘤床加量放疗。然而 ASBS 指南认定切缘阳性必须补充切除手术，如果持续阳性则为保乳绝对禁忌证。德国妇科肿瘤小组（German Gynecological Oncology Group，AGO）指南则更强调切缘阴性的重要性，首先认定墨染切缘无肿瘤累及（no ink on tumor）是切缘阴性的定义，推荐一系列的外科操作方法，包括术中超声引导、术中切缘接近的补充广泛切除、石蜡切片中切缘阳性的再次手术等，以获取最终切缘阴性。认定如补充切除后切缘仍呈阳性或诊断为炎性乳腺癌者，不推荐行保乳手术。而国内的乳腺癌指南的制订是从我国的临床实践出发，结合我国的国情，合理参考国际指南和共识，制定明确、可操作性的乳腺癌保乳手术指征，确保乳腺癌患者的肿瘤治疗效果，提高乳腺癌患者的满意度和生活质量。

　　笔者团队（厦门大学附属翔安医院乳腺甲状腺外科团队）通过多年的临床实践，认为早期乳腺癌保乳率在 25% 左右。我们严格遵守国内外保乳手术实践指南及专家共识中保乳手术的适应证及禁忌证，结合本地实际情况和患者的意愿，为早期乳腺癌患者制订详细周密的个体化保乳手术综合诊疗方案，不随意扩大保乳手术适应证，更不轻易放弃保乳手术而行全乳切除联合乳房重建。有研究数据显示，多灶性/多中心病灶乳腺癌患者保乳术后的局部复发率高于单灶乳腺癌保乳手术患者。笔者体会有以下几点：①多灶性、多中心病灶保乳术后同侧乳房内肿瘤复发比例较高，对乳房偏小患者要慎重选择保乳。②导管原位癌保乳手术容易出现多次切缘阳性，二次环周切缘阳性者倾向于行全乳切除。③新辅助化疗后部分缓解者保乳手后局部复发比例较非新辅助化疗患者比例增高，环周切缘与病灶的距离在不影响乳房美观的情况下可以适当增宽。

（黄文河）

第二节　保乳手术的术前准备

　　国内外多个早期乳腺癌保乳手术临床实践指南或专家共识对保乳手术术前准备均有推荐，尤其对乳房病灶术前影像学评估及患者知情同意和保乳技术条件做了重点强调。

　　笔者团队（厦门大学附属翔安医院乳腺甲状腺外科团队）通过多年临床实践并结合国内外早期乳腺癌保乳手术临床实践指南或专家共识认为，保乳手术术前准备关键要做好以下几点。第一，术前要有完善的影像学评估。影像学检查应包括双侧乳房X线摄影和乳房超声检查。对于多中心、多灶性病变乳房MRI检查不是保乳手术术前必需做的，但在体检、乳房X线照相片和超声不能完全确定肿瘤大小和范围、或诊断结果不一致时进行乳房MRI检查是有帮助的。中华医学会外科学分会乳腺外科学组发布的《早期乳腺癌保留乳房手术临床实践指南（2022年版）》明确推荐保留乳房手术的术前乳腺影像学检查：推荐选择乳腺X线摄影和超声（≥ 7.5 MHz线阵探头）对双侧乳腺进行检查。选择乳腺专用线圈进行乳腺MRI（平扫＋增强）检查有助于了解病灶范围、是否存在多灶性或多中心性病灶，了解对侧乳腺情况，并可以提高新辅助化疗疗效评价的准确性。第二，术前行乳房原发病灶穿刺活检，明确乳腺肿瘤的病理类型及分子亚型，这有利于与患者讨论术式的选择及确定手术切除的范围，也有利于对同侧腋窝淋巴结阴性患者先行前哨淋巴结活检术。对于临床可疑腋窝淋巴结建议进行病理学检查，可采用超声引导下细针抽吸细胞学检查或空芯针活检来进行评估，这对于部分乳腺癌患者是否需要选择新辅助治疗也有帮助。中国抗癌协会《乳腺癌诊治指南与规范（2021年版）》推荐在保乳手术术前行病灶的组织穿刺活检，空芯针活检前应与活检医生密切协商沟通，选取合适的穿刺点，以确保术中肿瘤和穿刺针道的完整切除。没有确诊时，患者可能心存侥幸，不能正确、严肃地考虑保乳和前哨淋巴结活检的优缺点，容易在术后表现出对手术方式和复发风险的不信任。第三，对于临床乳房不可触及病灶，术前应行 X 线、超声或 MRI 引导下乳房病灶导丝定位，这可以提高手术精准度，避免手术盲目性。第四，对于拟新辅助治疗后进行保乳手术的乳腺癌患者，建议新辅助治疗前行影像学引导下乳房病灶放置标记夹，尤其对于拟行新辅助治疗后保乳手术的患者更有必要。这有利于乳房目标病灶的疗效评估，也可以指引目标病灶的切除，提高保乳手术成功率。第五，术前向患者全面地介绍病情及手术方式，包括每种手术方法的风险和益处，告知保留乳房手术患者术后需要联合全乳放疗，告知患者术中根据实际情况可能转为乳房全切除术，这有利于患者本人对手术方式的选择。

对于局部晚期乳腺癌通过新辅助治疗后降期选择保乳手术，必须更加周全细致地做好术前准备。笔者体会乳腺癌新辅助治疗后保乳手术成功的关键是术前重点要做好乳房病灶标记定位及肿瘤退缩情况的精准评估，建议在新辅助化疗前通过影像学引导在病灶中心或病灶边缘处放置钛夹标记定位，这有助于定位手术区域和引导术后病理标本取材进行环周切缘评估。新辅助化疗后残存病灶较小临床无法触及时推荐通过影像学引导下导丝定位后行手术切除。如新辅助治疗前未置标记物，建议参考基线检查中病灶的位置来定位后再行保乳手术，术中可以把切除的标本进行乳腺 X 线检查，确保术前放置的组织定位夹均已去除。对于基线含有恶性钙化的病灶在行保乳手术前建议对钙化灶行乳腺 X 线立体定位并明确钙化灶范围，术中把切除的标本再次进行乳腺 X 线检查，确保将乳房钙化灶完整切除。对于乳房病灶标记物的放置时机，建议在新辅助治疗前或治疗 2 个周期后病灶缩小时放置。乳腺病灶标记物放置的数量一般兼顾定位准确性和费用节省原则，建议在乳腺原发病灶中心放置 1 枚，如在病灶周围放置 4 枚则可更准确地评估肿瘤环周切缘。标记物放置影像学引导方法选择，优先推荐超声引导，简单快捷，准确性高。

（黄文河）

第三节　传统保乳手术方法与步骤

目前传统保乳手术通常采用的术式包括象限切除、肿物切除以及区段切除。规范的乳房肿物切除术与象限切除术相比，并不增加同侧乳房内局部复发率，而且具有更好的外形。因此，现在乳房肿物切除是标准的保乳手术方式之一。多个国内外乳腺癌临床诊治指南或专家共识对传统保乳手术方法与步骤做了明确的推荐。做好规范的保乳手术，关键的技术要点有以下几点。

第一，切口设计。切口需兼顾肿瘤安全性、术野显露和美容效果。推荐选择肿物表面切口，上象限肿瘤选择弧形切口，下象限肿瘤选择放射状切口、环乳晕切口和符合皮肤自然纹理切口（图 2-1）。切口设计还需兼顾中转为乳房全切除术的可能性，穿刺针道切除最好在切除范围之内。在少数情况下保乳手术的切口设计还需兼顾腋窝区域淋巴结的处理。当肿瘤位于外上象限或乳房近腋窝处时，可考虑采取弧形切口，以便在切除肿瘤的同时对腋窝淋巴结进行活检或清扫。当肿瘤位于乳头乳晕复合体附近时，切口设计及手术操作对临床医生提出了更高的要求。环乳晕弧形切口是目前最常用的切口选择，通常情况下可获得较为满意的术后外观。目前肿瘤整形技术发展迅速，其术后美容效果获得广泛认可，切口的选择也越发多样化，例如双环切口、蝙蝠翼切口、J 形切口等个体化设计切口。合理运用肿瘤整形技术，有望为广大乳腺癌患者提供更为人性化的治疗方案。

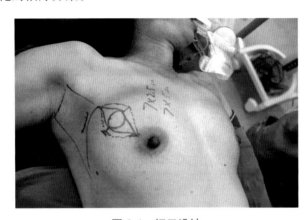

图 2-1　切口设计

第二，完整切除乳房肿瘤。临床可扪及病灶的患者，术中依据手指触感，推荐连同肿瘤周围 ≥ 1 cm 的乳腺组织一并切除。临床不可扪及病灶的患者，应根据术前肿瘤定位信息确定切除范围进行切除。国内中山大学肿瘤防治中心杨名添教授团队采用术前影像学引导下乳房病灶内注射亚甲蓝 0.5 mL 肿瘤定位，有一定的临床应用价值。笔者团队对不可扪及的乳房病灶采用术前超声或乳腺 X 线引导下定位导丝穿刺定位，定位准确，效果满意。根据肿瘤位置和乳腺厚度决定是否行肿瘤表面皮肤、皮下组织及基底部胸大肌筋膜的切除，同时术前活检穿刺针道、开放活检表面皮肤及残腔应尽量给予切除。对于肿瘤表面皮肤是否需要一并切除这个问题，一般肿瘤距离肿瘤表面乳房皮肤 ≤ 1 cm 的都要把肿瘤表面皮肤一并切除。保乳手术成功的关键是肿瘤的完整切除。我院常采用肿物切除的方式，手术开始时先在超声引导下用亚甲蓝 1 mL 在距肿瘤周围 1 cm 的乳腺组织多点环形腺体内注射，手术操作通常沿腺体蓝染环形线行梭形或圆柱状切除肿瘤以及肿瘤周围 1 cm 的乳腺组织、肿瘤基底部的胸大肌筋膜，取得满意效果（图 2-2）。

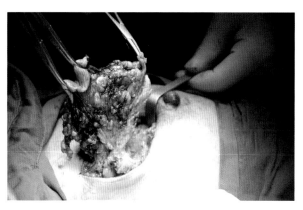

图 2-2　肿瘤切除

　　第三，环周切缘评估。切缘评估可以采用肿瘤切缘评估法或腔周切缘评估法。可以选择缝线和（或）墨汁染色准确标记切除标本各切缘。国外医院基本采用切除乳房组织石蜡病理切片墨染环周切缘评估。国内大多医院采用快速冰冻病理学检查于术中评价切缘状况。天津医科大学肿瘤医院付丽教授团队采用大切片连续切片评估环周切缘状况，准确性高，但工作量大。中山大学孙逸仙纪念医院苏逢锡教授采用腔周多点切缘评估法，常规使用冰冻切片评估腔缘状况，二次手术率为 3.5%，而采用腔内环周切缘评估并没有显著降低术中环周切缘阳性率。笔者采用术中快速冰冻病理学检查评估环周切缘状态，绝大多数都能准确评估切缘状态，极少数出现术后病理石蜡切片检查结果阳性，对这种情况的处理除了术前充分告知患者术中快速冰冻病理学检查大约有 5% 的假阴性之外，可以在局麻下把阳性切缘组织局部扩大切除，并再次切缘病理取检。如有术中乳腺 X 线标本摄影系统检查刚切下来的标本组织，术中大多数可以显示肿瘤与环周切缘的情况，对于安全距离不足部分局部可以追切，这样可以减少切缘阳性率，节省手术时间，提高手术精准度。保乳手术病理对环周切缘的评估是保乳手术关键技术，大量研究证实，切缘阳性会增加保乳术后局部复发的风险，但是在切缘阴性的情况下，扩大切缘的宽度并未进一步降低复发的风险。因此，对于浸润性导管癌指南推荐墨染切缘无肿瘤即可。对于导管内癌，阴性切缘要求至少为 2 mm。笔者团队多采用肿物边缘墨染取材法，切除下来的标本先用丝线缝扎标记（图 2-3）。平展标本并行术中乳腺 X 线摄影明确环周切缘距离肿瘤距离情况，然后送病理科先行环周切缘染色后行术中冰冻切片病理检查，效果满意。

　　第四，术区瘤床标记。术后辅助全乳放疗对于乳腺癌保乳手术有极为重要的意义，既往相关研究均证实保乳手术联合放疗可显著改善患者的生存结局，同时各大指南也将放疗瘤床推量作为保乳手术的标准化治疗方案。保乳手术的瘤床标记主要是通过术中放置惰性金属夹标记定位，以便于对瘤床进行加量照射或部分乳腺照射区域进行精准勾画。目前最主要的手段是在保乳手术残腔放置钛夹，建议在各切缘放置钛夹4～6枚，尽可能在上、下、内、外、基底各放置钛夹1枚，上、下、内、外切缘的钛夹应放置在腺体基底与表面之间距离的1/2处，放置的标记夹用丝线缝合固定（图2-4）。

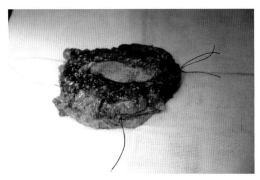 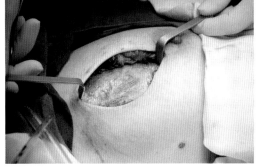

图 2-3　环周切缘病理评估　　　　　图 2-4　残腔钛夹标记

　　第五，手术残腔处理。手术残腔彻底止血并用蒸馏水冲洗吸干后，根据移除组织量的多少采取不同缝合措施，切除组织少且乳房相对较大的情况下可直接进行腺体缝合，必要时可沿游离缺损区周围的乳腺组织皮下脂肪层及胸大肌表面腺体，如涉及乳头乳晕复合体位置的可以潜行游离，通过牵拉缝合利用乳腺腺体瓣充分覆盖缺损残腔区域，可间断全层缝合腺体，切口建议行皮内缝合（图2-5）。另外，当肿瘤位于特殊部位或肿瘤与乳房体积比值大于20%时，常因解剖学特点或切除组织量较大引起外形改变，为确保保乳手术的美容效果可采用肿瘤整形术，应通过其他部位剩余的邻近腺体移位或腺体以外的自体组织来填充手术切除后的残腔以达到美容效果。一般认为如切除组织量小于20%，选用邻近腺体推进修复残腔即可；而当组织切除量为20%～40%时，则需采用肿瘤整形技术予以修复，也可以采用转移同侧背阔肌肌皮瓣自体组织进行修复。保乳手术后乳房美观是重要的临床问题，部分患者保乳手术由于切除组织量多或是部位特殊可出现明显畸形，如乳腺下象限保乳，常常需要利用整形外科技术来修复乳房外形。有关乳房整形修复工作可以与整形外科联合或乳腺专科医生进行整形技术专业培训后由乳腺外科修复团队承担。

　　综上所述，保乳手术现在已成为早

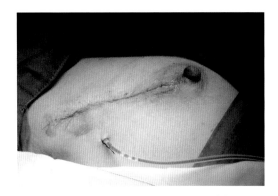

图 2-5　放置引流管及切口对层缝合

期乳腺癌治疗的主要手术方式之一，安全性的问题已得到大量临床证据证实。保乳手术成功的关键在于肿瘤的完整切除及术后美观效果，精准切除肿瘤是降低保乳术后局部复发率的关键。然而目前临床上仍缺乏用于术中实时指导肿瘤精准切除的有效手段。传统影像学手段不能在体实时精准评估手术切缘，开发在体、实时、高精准的术中切缘评估方法用于指导肿瘤精准切除是临床的迫切需求。光学分子影像技术在肿瘤手术中实时手术导航正在逐步展开，笔者团队和合作团队利用肿瘤靶向性光学分子影像技术在乳腺癌保乳手术环周切缘评估方面进行探索性研究，可使手术切缘阳性率相对下降约90%，切缘假阳性率为11%。采用靶向肿瘤探针，通过光学分子成像手段，实现乳腺癌的非侵袭性、高敏感度、高信噪比、高特异性的成像，提高肿瘤边界定位的准确度和敏感度，进而用于保乳手术中肿瘤切缘的实时、可视化、精准判定，指导乳腺癌保乳手术术中决策，可以提高保乳成功率。分子分型的出现，使乳腺癌的系统治疗更加精准，临床实践表明分子分型并不是影响保乳手术的因素。年轻乳腺癌患者越来越常见，此类患者的预后稍差，但临床实践上保乳手术依然可行。保乳手术需要影像科、病理科及放射治疗科的强力支撑。我国乳腺癌患者保乳率仍有提升的空间。乳腺外科医生应严格遵守保乳手术的适应证和禁忌证，做好术前影像学评估，提高保乳手术技巧技能，这样才能保证早期乳腺癌患者的治疗效果，提高患者生活质量。

（黄文河　张国君）

第四节　保乳手术的特殊技术

一、保乳整形手术

外科手术是乳腺癌综合治疗的主要方法，但是局部治疗的彻底性和患者乳房外形的完整性、美观度往往不可兼得。传统的保乳手术是进行肿瘤广泛切除或象限切除后，直接拉拢腺体或缝合皮肤切口，残腔由纤维素渗出充填，并逐渐机化。一般认为如切除组织量小于20%，选用邻近腺体推进修复残腔即可，而当组织切除量为20% ~ 50%时，则需采用肿瘤整形技术予修复以获得满意的外观。近年来，随着乳腺癌综合治疗水平的提高和乳腺外科的发展，整形式乳房保留手术（oncoplastic surgery，OPS）最早是由德国外科医生奥德雷奇（Werner Audretsch）于1993年提出，这种技术与传统保乳手术技术的差别在于能够把整形外科技术应用到部分乳房切除手术中，从而使患者既能避免全乳切除术，也能获得更好的乳房外形。OPS最初流行于欧洲，最终在全球范围内被广泛接受。在保证肿瘤安全性的前提下对患者乳房进行整形甚至美容手术，成为乳腺外科领域重要的发展方向。越来越多的循证医学证据显示，在部分乳房切除的同时或延期行乳房修复手术，不仅不会影响患者的预后，还可以获得良好的美容效果，改善患者的生活质量。

1. 乳腺癌保乳整形手术的适应证　①保乳手术切除的腺体和（或）皮肤量超过一定范围，可能导致乳房的畸形；②特殊部位的乳腺肿瘤，即便切除少量组织也会引起明显的局部畸形；③乳房过大和（或）中 - 重度下垂，通过保乳整形手术可同时改善患侧和健侧乳房外形，提高对称度；④患者此前接受过保乳手术，导致乳房的畸形、不对称、皮肤溃疡及窦道，需要通过延期手术修复乳房外形。乳腺 OPS 是将肿瘤外科技术和整形外科技术结合一起，被认为可以获得更宽的切缘距离同时获得外形的效果。但需要注意的是，一项 Meta 分析显示，更宽的切缘并不能提高早期乳腺癌保乳手术的局部控制率。2014 年美国肿瘤外科协会和美国放射肿瘤协会推荐"墨染切缘无肿瘤累及"作为早期浸润性乳腺癌保乳手术阴性切缘的标准。在临床工作中，没有必要为追求更宽的切缘距离而切除过多的腺体，增加修复的难度。不伴下垂的小乳房、圆锥形乳房、既往接受过乳房整形手术的患者，保留皮肤 / 乳头乳晕复合体的全乳切除术可能是更好的选择。

对外观效果抱有不切实际的要求者、青少年和既往接受过乳腺放疗者是整形手术的相对禁忌证。另外需要注意一些合并症，如未控制的糖尿病、吸烟、老年和胶原病等因素可能增加并发症的机会，影响美学效果及安全性。虽然没有大规模临床试验的支持，但大样本临床观察数据和 Meta 分析显示，保乳整形手术具有与传统保乳手术相似的肿瘤安全性。美国 MD Anderson 癌症中心报告了 9861 例乳腺癌患者的治疗结果，与传统保乳手术相比，保乳整形手术术后血清肿发生率更低（13.4% $vs.$ 18.0%，$P = 0.002$），而伤口并发症发生率较高（4.8% $vs.$ 1.4%，$P < 0.0001$），两组的 3 年无复发生存率和总生存率差异无统计学意义。与全乳切除 + 乳房成形相比，保乳整形手术的出血、伤口并发症和感染都更低。2016 年的一篇系统性综述显示，保乳整形手术的切缘阳性率、再次手术率和转行全乳切除率分别为 10.8%、6.0% 和 6.2%，随访超过 5 年的研究中总生存率、无病生存率、局部复发率和远处转移率分别为 93.4%、85.4%、6.0% 和 11.9%。在一篇将保乳整形手术和保乳手术进行对比的 Meta 分析中，发现保乳整形手术的切缘阳性率更低（12% $vs.$ 21%，$P < 0.0001$），再手术率更低（4.0% $vs.$ 14.6%，$P < 0.0001$），然而转行全乳切除率更高（6.50% $vs.$ 3.79%，$P < 0.0001$）。在保乳整形术组随访时间更长的情况下，局部复发率低于单纯保乳手术组（4% $vs.$ 7%）。这些数据说明保乳整形手术可以通过切除更多的组织获得更高比例的阴性切缘，外科并发症不高，且具有较高的肿瘤安全性。

2. 乳腺肿瘤整形技术分类　当患者要求行保乳手术时，医生需要在肿瘤切除范围与美学效果之间进行权衡。传统保乳手术后术区的缺损主要使用乳房容积移位，通过乳房腺体位置的调整恢复术后乳房外观。但位于乳房下部的肿瘤，切除范围较大容易产生"鸟嘴样"畸形，当乳房上部乳腺组织较少，肿瘤切除范围较大易产生局部凹陷。OPS 与传统肿瘤手术的不同之处在于可利用患处以外的组织修复缺损。在保乳整形手术中，腺体切除体积较传统保乳手术可提升约 4 倍，同时不影响术后美学效果。有研究表明，预计切除乳房体积百分比（estimated percentage of breast volume excised，EPBVE）与保乳手术后乳房美容效果密切相关。切除乳房体积 10% 可作为预测术后美容效果和患者满意度的临界值；但肿瘤所在部位也有一定的影响，当内侧肿瘤的 EPBVE 大于 5% 时，美容效果和患者满意度将受到不利影响，但外侧肿瘤的 EPBVE 大于 15% 时，美容效果和患者满意度才会受到不利影响。通常认为若切除腺体量低于 20%，可采用单纯腺体瓣修复缺损，为一级容积位移手术，不需要整形手术培训。若腺体切除量超过 20%，甚至部分患者切除量超过 15%，单纯腺体瓣修复已难获得理想的美容效果；对于乳腺组织相对贫乏的乳房内侧，最多允许 5% 的组织切除量，因此肿瘤整形外科应运而生。当切除的腺体小于 50% 时，也有人认为不超过 40% 时，可采用二级容积移位技术。如果切除超过 50% 的腺体，其残存组织量不足，需要选择容积替代方案。若容积替代方案无法获得较佳的美学效果，可考虑保留乳头乳晕或保留皮肤的皮下腺体切除联合乳房再造手术。基于腺体切除量和肿瘤位置的技术方式决策流程见图 2-6。

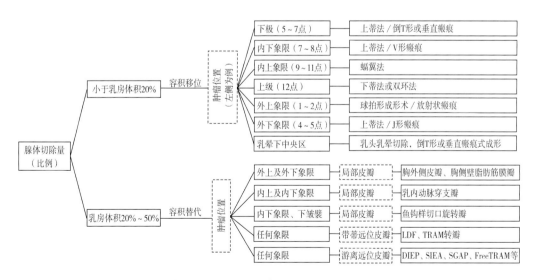

图 2-6　基于腺体切除量与肿瘤位置的技术方式决策流程

　　3. 容积移位技术　切除腺体量达到一定程度时，直接缝合往往会导致乳房畸形，通常可采用容积移位技术。

（1）平行四边形乳房悬吊术：当肿瘤距离乳头乳晕复合体较远时，将传统椭圆形切口或梭行切口设计为平行四边形切口，在切除肿物后可予以对合平行四边形的边缘，从而达到减少乳房变形和乳头乳晕位移的效果。但该术式瘢痕明显，且较大的皮肤切除也会导致乳头乳晕的位移，因此只适用于直径较小的肿瘤。

（2）荷包缝合乳房成形术：位于中央区（乳头后或距离乳头 2 cm 内）的肿瘤，是保留乳头乳晕的禁忌，也是保乳手术的相对禁忌证，但部分患者可接受不保留乳头乳晕的保乳手术。可通过设计环乳晕的圆形切口，切除乳头乳晕复合体及肿瘤至胸肌筋膜层，后逐层荷包缝合闭合切口，达到隐蔽瘢痕的目的。恢复期后可予以乳头再造及乳晕文刺，获得较佳的术后美容效果。

（3）双环法乳房成形术：适合于轻中度下垂的乳房，肿物距离乳头乳晕较近但未浸润至乳头乳晕，乳房下垂或乳头乳晕复合体较大的患者尤其适用。设计时内圆切口按照术后需要保留的乳晕直径设计，外圆切口按照肿瘤所在位置设计，非肿瘤区的皮肤去表皮而保留真皮可保证乳头血运。该术式瘢痕隐藏于乳晕外缘，术后美容效果佳。若手术导致双乳不对称，可行对侧乳房对称性手术。

（4）球拍形切口肿瘤切除乳房成形术：又称为"网球拍法"，是在双环乳晕切口的基础上，向外延伸切除肿瘤所在区域的皮肤和组织。该术式适合各个象限的肿瘤，尤其是乳房外上象限的肿物，使用该术式可避免乳房上极凹陷，获得较佳的手术效果。同时该术式切除了肿瘤投影表面的皮肤，可适用于需要切除皮肤的肿瘤或术前已行切除活检或穿刺活检的病例。

（5）"Ω"式肿瘤切除乳房成形术：该术式将切口设计为沿乳晕边缘的半圆与上方半圆并行线加两侧倾斜切口组成，切口形状类似于蝙蝠翼，缝合后形状为"Ω"。该方法适合位于近乳头上方中央区的肿物。其切口隐蔽，且术中若发现乳头后方浸润，该切口设计可方便变更术式为荷包缝合乳房成形术等术式。若上方切除组织过多引起乳头移位，可在乳晕对侧取月牙形切口去表皮后缝合，从而减少乳头的移位；必要时可行对侧乳房对称性手术。

（6）下皱襞切口成形术：由 Pennisi 首先应用，该术式适合距离下皱襞较近的肿瘤，可直接切除下皱襞边缘包含肿瘤的半月形组织后缝合切口重建下皱襞。该方式的优点是手术操作简单，瘢痕可掩盖于下皱襞之中；但该方式不适合较大肿物，因手术有乳头乳晕移位可能，术前需充分设计。

（7）内上象限旋转皮瓣法：乳房内上象限肿物切除后常导致内上象限组织凹陷，此时可设计沿乳晕内上的弧形切口及沿乳房上极边缘的弧形切口，此切口可将乳房外上象限腺体转移至乳房内上象限，修复内上象限的缺损，避免乳房内侧凹陷，若患者需行腋窝淋巴结清扫，其切口可暴露术区，利于手术进行。但该术式会导致乳房上极的瘢痕，影响着衣美观。

4.容积替代技术　当切除腺体比例较大或切除后采用局部组织修复会形成乳房凹陷等畸形时，需考虑容积替代技术，主要包括邻位皮瓣和远位皮瓣。邻位皮瓣手术操作相对简单，但组织容量有限，仅可修复较小的乳房缺损；相比于邻位皮瓣，远位皮瓣因其选择丰富、可修复较大缺损等优势在临床上适用于多种乳房整形手术。

（1）邻位皮瓣：乳房邻位皮瓣是指位于乳房周围的脂肪筋膜瓣、皮肤、皮下组织瓣及带蒂肌皮瓣。脂肪筋膜瓣是深筋膜以及较多、较厚的皮下脂肪组织构成的组织瓣，其解剖深浅平面分别是深筋膜下间隙和皮下疏松组织浅层。肿瘤位于外侧象限（包括外上及外下象限）时可采用胸外侧皮瓣、胸侧壁脂肪筋膜瓣等局部组织瓣；肿瘤位于内下象限时，可采用乳内动脉穿支瓣、鱼钩样切口旋转瓣。邻位皮瓣还包括腹直肌前鞘筋膜瓣等。邻位皮瓣主要可用于较小的组织及皮肤缺损，根据肿瘤切除的范围设计合适的邻位皮瓣。胸外侧部皮瓣也称腋区皮瓣、腋下皮瓣、侧胸皮瓣、胸背皮瓣。该皮瓣由肋间穿支动脉供血，设计时沿乳房下皱襞横行向外延伸，并根据胸侧壁皮肤冗余度决定皮瓣范围。该皮瓣供区皮肤色泽与乳房接近，瘢痕隐藏于胸侧壁，且不牺牲背阔肌，术后并发症发生率较低，可修复乳房外侧肿瘤切除术后的缺损。对于外上及外下象限的肿物而言，使用胸侧壁脂肪筋膜瓣修复缺损，可获得较佳的美容效果。该筋膜瓣需术前根据缺损范围及胸侧壁组织厚度，预估切取组织范围，条件允许的情况下可予以多普勒定位胸侧壁血管，从而获得最大切取范围。该组织瓣切取范围位于前锯肌与背阔肌之间，术后不影响上肢活动，且规避了经典背阔肌皮瓣的术后血清肿。鉴于亚洲女性乳房较小，切取组织超过50 g时的容积替换修复，该皮瓣可作为较佳选择。乳内动脉穿支瓣一般利用第4或第5肋间的穿支血管，此血管距离胸骨边界为6～11 mm，沿乳房下皱襞设计皮瓣上缘以确保皮瓣不包含乳腺组织，皮瓣最长可延伸至腋前线，根据乳房切除缺损量决定皮瓣切取范围，皮瓣旋转90°后可转移至乳房内侧缺损区域修复缺损。鱼钩样切口旋转瓣是术前设计沿下皱襞走行向腋窝延伸的弧形切口，利用下皱襞处腹部组织进行去表皮处理后，转移至乳房内侧肿瘤缺损处。考虑到去表皮及皮瓣转移可能导致的下皱襞位移，术前设计的切口通常位于原始下皱襞下方，并利用鱼钩样切口重塑新下皱襞。术后切口可隐藏于新的下皱襞中，可获得较佳的美容效果。

（2）远位皮瓣、组织：取自于距离组织较远的皮瓣，通常选用的皮瓣区域需满足血供稳定、供区范围较大、皮瓣缺血坏死率低、存活率高、术后恢复快、供区并发症少等条件。相比于邻位皮瓣，远位皮瓣通常手术难度较大，手术时间较长。采用远字节织、筋膜（皮）瓣进行较大范围乳房缺损的修复，还是在此类患者中直接进行全乳切除手术联合乳房再造，尚存在不同的意见。

1977 年施耐德（Schneider）等首先开始利用背阔肌皮瓣行乳房缺损修复。背阔肌皮瓣血供丰富，容易存活，代表了可利用皮瓣的最佳属性：①皮瓣旋转后基本可适用于全乳房缺损；②瘢痕可以横向设计，隐藏于女性文胸；③皮瓣具有血供稳定，缺血并发症的风险低；④供体部位的并发症发生率低；⑤在血管蒂允许的情况下，可修复内侧乳房缺损。考虑到背阔肌瓣转移术后肌肉萎缩率为 32.4%～68.7%，术中设计时需适当多切取部分组织。根据不同体积的乳房缺损，可选择不同的背阔肌皮瓣：①背阔肌肌瓣，患者肿瘤切除术后无皮肤缺损，可选择背阔肌肌瓣。目前推荐采用腋窝切口于腔镜下切取，此术式无供区瘢痕，术后美容效果极佳。②背阔肌肌皮瓣，若患者存在皮肤缺损，可采取背阔肌肌皮瓣，根据背部皮肤冗余度，可携带适量的背部皮肤进行乳房缺损修复。③胸背动脉穿支皮瓣，胸背动脉穿支皮瓣的设计和应用克服了传统背阔肌皮瓣的不足，最大限度地保留了胸背神经和背阔肌的完整，相比背阔肌皮瓣，术后肩关节功能影响更小，尽可能的减少了供区损伤。④迷你背阔肌瓣，其切口隐蔽，可适用于肿瘤切除术后较小的缺损。

雪弗兰（Scheflan）等于 1982 年报道横行腹直肌肌皮瓣（transverse rectus abdominis musculocutaneous，TRAM）应用于临床后逐渐变成自体组织乳房重建的首选术式。腹直肌皮瓣的应用主要分为游离皮瓣和带蒂皮瓣两种。游离皮瓣多选用腹壁下深动静脉做吻合的腹直肌肌皮瓣，而带蒂皮瓣常选用对侧腹壁上动、静脉供血的对侧腹直肌肌皮瓣，可携带部分脐平面以下的下腹部皮瓣。腹直肌皮瓣的优点有：①与背阔肌皮瓣相比，可提供更多的组织容量；②不需要更换体位，腹部胸部手术可同时进行；③腹部组织柔软，可使重塑的乳房具有较好的手感；④同时获得腹部整形的效果。与带蒂皮瓣相比，游离皮瓣血供及美学效果较佳，且术后腹部切口疝发生率较低，因此目前带蒂皮瓣逐渐被游离皮瓣替代。但显微操作增加了手术难度，且游离皮瓣住院时间较长，因此外科医生应根据自己擅长和患者个人因素选择合适的术式。

艾伦（Allen）等为减少 TRAM 皮瓣导致的并发症，改良术式为腹壁下动脉穿支（deep inferior epigastric artery perforator，DIEP）皮瓣，该术式手术损伤小且术后效果良好。与 TRAM 皮瓣相比，该皮瓣避免了对腹直肌前鞘的损伤，使切口疝发生率降低，可用于有生育需求或对腹部功能要求较高的患者。但该手术对于术者显微技术要求较高，且目前对于 TRAM 皮瓣的改良，包括减少上腹部肌肉的切取、部分肌肉和前鞘的保留技术，使得 TRAM 皮瓣并发症发生率下降，因此 DIEP 皮瓣目前临床用较少。因患者自身原因不能选取腹部皮瓣时，臀上游离皮瓣可作为 TARM 皮瓣的替补皮瓣，皮瓣大小可根据臀上动脉的供血范围决定。其优点主要包括：①软组织量充足，可切取双侧皮瓣用于修复双侧乳房；②供区位置隐蔽，可着衣遮盖供区瘢痕。但该皮瓣血管短小，解剖难度大，术后臀部畸形，手术操作烦琐，一般不作为首选术式。大网膜具有较强的吸收功能和覆盖填充作用，因此可以应用于乳腺癌保乳术后局部缺损的修复。弗朗西斯科（Claro F Jr）等报道认为该技术安全、可行且创伤小。且由于腹腔镜手术的兴起使得大网膜在获取上更加微创、美观，进一步降低手术并发症。目前大网膜组织瓣的选择以带蒂为主，选择保留的血管多是胃网膜右血管，但在实际应用中还可以根据解剖的便捷度而定。目前游离大网膜的应用较少，该技术要求将胃网膜右动静脉和胸背或内乳血管的分支进行吻合，对术者的显微外科技术要求较高。在临床实践中，带蒂 / 游离大网膜组织瓣各有优劣，可根据实际情况和手术经验选择。

乳房缩小术联合乳房提升术的手术方式需去除乳腺表皮并切除大量腺体。有研究表明，在欧洲约有 40% 的乳腺癌患者乳房体积较大，对于较大体积的乳房，若肿瘤位置位于缩乳手术切除范围内，则可采用乳房缩小的术式行"保乳手术"。该手术方式不仅可以切除肿瘤，还可以缓解巨乳引起的各种不适症状，术后患者生活质量得到提高，但此手术通常需联合对侧对称性手术。

（1）垂直切口缩乳术（包括 J 形和 L 形切口）：该手术方式设计的切口类似于网球拍法，其环乳晕切口可达到提升乳房的效果，因此适用于乳房下垂的患者。但该术式因切除范围局限，更适用于乳头正下方的肿瘤。J 形及 L 形切口可扩大该术式的手术范围，适用于外下或内下的肿物切除。

（2）倒 T 形缩乳术：该术式可选择乳腺上蒂法或乳腺下蒂法，在设计合理的情况下，适用于除乳头下所有位置的肿瘤。该术式需切除较大范围的腺体组织后行乳房塑形，适用于乳房较大且中重度下垂的患者。

（3）双环法缩乳术：适用于任何象限的肿瘤；乳房无重度下垂，肿瘤较靠近乳头乳晕但仍有安全距离时，可设计双环法。切除肿物后行腺体重塑，将外圆切口与内圆切口对合缝合。术后需注意乳头乳晕的血供。必要时行对侧对称性乳房手术。

乳头乳晕复合体重建：一般认为乳腺癌手术需尽量切除乳头内和乳头后的大导管。当残留乳头皮肤厚度为 3 mm 时，有 87% 的导管可被切除；当残留乳头皮肤厚度为 2 mm 时，有 96% 的导管可被切除，同时约有 50% 的乳头血管被保留，因此保留乳头乳晕与完全切除乳头内及乳头后的大导管并不冲突。有整形手术要求的患者，宜尽可能保留乳头乳晕。受肿瘤位置及大小的影响，部分保留的乳头乳晕复合体在术后存在不对称可能，可通过皮瓣法微调达到美观的目的。但仍有部分患者因为肿瘤学安全因素，并不适合保留乳头乳晕。因此手术后乳头乳晕整形也是乳房整形中关键的一步。乳头再造主要在乳房整形术后 4 ~ 6 个月进行，此时乳房形态趋于稳定，可寻找合适的乳头再造位置。初期，乳头再造使用游离组织移植法，包括对侧乳头、小阴唇、耳廓、足趾等。目前主要使用的再造方法是皮瓣法，相比于游离组织移植法，皮瓣法无供区损伤，常用的有箭形皮瓣、星形皮瓣、C-V 形皮瓣、S 形皮瓣等。还可借助人工材料支撑皮瓣，使再造乳头达到足够的凸度，常见的皮瓣支撑物包括脱细胞异体真皮、羟基磷灰石、硅胶支架、人工骨或自体软骨和脂肪等。乳晕再造既往通过皮肤移植进行，通常寻找色泽相近的皮肤如对侧乳晕、大腿内侧皮肤、腹股沟皮肤、会阴部皮肤等，由于供区损伤，现较少采用。目前主要使用纹刺法重塑乳晕，西斯蒂（Sisti）等尝试使用三维文刺重塑乳晕的同时重塑了乳头的效果。目前常用的乳头乳晕再造方法分别为皮瓣法及文刺法，但临床应用中需根据乳房的情况综合考虑，为患者制订个性化的手术方案。

二、保留乳房皮肤的乳腺癌手术

没有随机试验对保留皮肤的乳房切除术和非保守性乳房切除术的肿瘤预后进行比较。因此，直到最近，NCCN 对（nipple sparing mastectomy，NSM）特别谨慎。然而，2016 年 NCCN 指南建议 NSM 在肿瘤学上是安全的，只要符合以下适应症：早期，生物学上侵袭性低的乳腺癌或乳腺导管原位癌，癌灶距离乳头至少 2 cm；影像学检查提示乳头未受累；乳头边缘检查清晰；无乳头溢液及无乳头结病。这些建议得到了保留皮肤的乳房切除术（skin sparing mastectomy，SSM）经验的支持。卡尔森（Carlson）等观察了 539 例 SSM 患者，平均随访 65 个月，发现 SSM 组与非 SSM（NSSM）组的局部复发率没有显著差异；西蒙斯（Simmons）等也分析比较 77 例 SSM 和 154 例 NSSM，发现局部和远处复发率没有差异（局部复发率分别为 3.9% 和 3.25%）。早年 MD 安德森癌症中心的 Singletary 报告了 545 例 SSM 和乳房即刻重建（IBR）患者的区域复发率（RR）为 2.6%。另外一位专家报告患者治疗后随访 6 年，114 例 SSM 患者的局部复发率为 7.0%，而 40 例 NSSM 患者的局部复发率为 7.5%。这些一系列的报告结果恰当地证明 SSM 长期的真实复发率，从这些资料我们可以得出结论，如果适应证选择恰当，SSM 在肿瘤学上是安全的。将来 SSM 的适应证可能会扩大。一些研究在肿瘤距离乳头乳晕复合体（nipple-areolar complex，NAC）小于 2 cm 时进行 SSM。同一组和其他也对选定的新辅助化疗后的患者进行 SSM。

三、保留乳头乳晕的乳腺癌手术

随着乳房重建技术的发展，越来越多的乳腺癌患者可以在术后保持形体的完整。传统乳房切除术要求切除 NAC，因此在乳房重建手术时需要对 NAC 进行重建。但是根据文献报道，有 36% 的乳房重建患者对乳头重建的效果不满意，同时乳头的缺失也会引起患者的心理问题。1962 年，弗里曼（Freeman）首先提出了保留乳头乳晕乳房切除术（NSM）的理念，但是该术式用于乳腺癌治疗后也带来了肿瘤安全性的争议。① NSM 能保留乳房美学相关的重要解剖结构，有助于提高即刻乳房重建手术的美观度和患者满意度。②NSM 可适用于不宜保乳，但有乳房重建意愿的患者。③肿瘤累及 NAC，如佩吉特病（Paget's disease）及病理证实乳头后方腺体切缘阳性是 NSM 的绝对禁忌证。④在经过审慎选择的患者中，NSM 的肿瘤安全性与传统的全乳切除术相似。⑤建议选择放射状或乳房下皱襞切口，以保护 NAC 血供。⑥推荐 NSM 术中对乳头后方腺体组织行病理检查。⑦NSM 术后主要并发症是乳头的完全或部分坏死，外科医生掌握该术式需要一定的学习曲线。

1. NSM 的适应证和禁忌证　术前对乳腺癌患者进行仔细的体格检查是挑选适合接受 NSM 者的关键。文献报道，在乳腺体格检查有 NAC 异常表现的患者（如乳头凹陷、乳头部位可以扪及肿块等）中，61% 存在 NAC 的癌累及，这类患者在绝大多数的文献和教材中都列为 NSM 的禁忌。另外，不推荐炎性乳腺癌和乳头佩吉特病的患者接受 NSM 手术。肿瘤到乳头的距离（tumor-to-nipple distance，TND）指肿瘤边缘到 NAC 的最近距离，是一个非常重要的评估指标。很多研究显示，TND 越小，NAC 癌累及的概率越高。对于 TND 最佳临界值的设定尚存在争议，一般认为是 2 cm，但有研究认为 1 cm 也是安全的，也有研究者认为只要乳头后方切缘病理检查未发现恶性证据，患者仍然可以接受 NSM。肿瘤的大小也是影响 NAC 有无癌累及的重要因素，但这一点仍存在争议。大部分研究显示，随着肿瘤病灶的增大，NAC 癌累及率明显增加。马伦（Mallon）等发现，在肿瘤 ≥ 5 cm 时，NAC 累及率高达 31.8%。但也有研究认为，无论肿瘤大小如何，都能安全地进行 NSM。但浸润性癌病灶超过 5 cm 则面临术后放疗的问题，而 NSM 手术后往往会进行乳房重建，而放疗对乳房重建特别是假体重建的患者会造成显著影响（切口愈合、重建效果等）。对于这些明确需要接受术后放疗的患者，更多的医生会建议延期乳房重建。同时由于放疗后的皮肤僵硬而失去弹性，手术时需要大部分切除，因此更愿意选择自体组织乳房重建从而可以获得足量的健康皮肤。在这种情况下，行乳房切除术时乳头的保留就失去了意义，因而不需要进行 NSM。

肿瘤的多灶性或多中心性是保乳手术的相对禁忌证，在这些患者中是否能够施行 NSM 也是关注的焦点。一般根据病灶分布范围是否位于同一象限可分为多灶性肿瘤和多中心性肿瘤。根据文献报道，与单病灶相比，多灶性乳腺癌的 NAC 癌累及率没有明显的差别，而多中心性乳腺癌则高达 29.6%。鉴于多中心性病灶的患者较高的 NAC 癌累及率，临床实践中一般不建议该类患者选择 NSM。若患者本身有强烈的 NSM 术式的意愿，可在确保 NAC 后方组织病理检查阴性的前提下谨慎实施。

腋窝淋巴结阳性是否 NSM 目前也存在争议。马伦等发现在腋窝淋巴结阳性的患者中，乳头受侵犯的比例为 24.4%，而在腋窝淋巴结阴性的患者中则只有 10%（$P < 0.05$）。虽然淋巴结阳性个数是否与 NAC 的累及率相关目前尚有争议，但个

别研究提示 NAC 的累及率很可能随着阳性淋巴结数量的增多而升高。其次考虑到腋窝淋巴结转移数目达到 4 枚以上时，这部分患者不可避免地需要接受术后辅助放疗，而放疗对 NSM 术后乳房重建的影响是显而易见的，故临床实践中不推荐对腋窝淋巴结显著转移的患者实施 NSM。

组织学级别高低与 NAC 的累及率同样具有相关性。组织学级别越高，越易出现 NAC 的累及。根据文献报道，肿瘤组织学分级为 3 级者 NAC 癌累及率为 17.2%，而 1 级者仅为 8.7%。乳腺癌常用的免疫组化指标包括雌激素受体（estrogen receptor，ER）、孕激素受体（progesterone receptor，PR）和人表皮生长因子受体 2（human epidermal growth factor receptor 2，HER2）的表达情况与 NAC 的癌累及率也有一定的关系。很多研究显示，HER2 阳性乳腺癌的 NAC 累及率高于 HER2 阴性乳腺癌。但是 ER 和 PR 的表达情况与 NAC 的累及率是否相关尚存在争议。伴有乳头溢液的乳腺癌患者（溢液涂片发现恶性细胞）是否能接受 NSM 的问题存在很大的争议，既往的 NSM 临床研究往往排除了具有血性溢液的患者，因此缺少相应的安全性数据，但仍有学者会在该类患者中选择 NSM，他们认为虽然乳头溢液中有癌细胞，但病灶并没有侵犯乳头，只是通过乳管排出乳头而已；同时在进行 NSM 手术时，严格地切除乳头内部的大导管，只保留乳头的表皮和真皮，应该可以获得很好的安全性。反对者则认为肿瘤病灶通过乳管排出带有癌细胞的溢液，不能排除在乳管中种植的可能；另外乳头后方的病理取材具有一定的局限性，在这种情况下很难对单个导管上皮进行连续精确地取材，从而容易产生误判，因此在这类患者中进行 NSM 应该非常慎重。NSM 手术最大的目的是能够保留乳房外部轮廓的完整性，从而为之后的乳房重建手术创造良好条件。另一种同样以保留乳房完整外形为目标的手术方式——保乳手术与 NSM 相比，到底有什么不同？适应证和禁忌证存在怎样的差别？即便是在 NSM 已经广泛开展的西方国家中，这一问题也存在着分歧。具有代表性的观点有，很多医生认为 NSM 并不是无法进行保乳手术患者的替代手术方式，很多不能施行保乳手术的患者同样也不具有 NSM 的适应证。相反地，NSM 适合于想要保留乳房完整外形而又不愿意接受放疗的患者，而这些患者往往也是保乳手术的适合人群。以美国乔治敦大学的 NSM 适应证为例，他们要求患者的肿瘤病灶小于 3 cm、肿瘤到乳头的距离大于 2 cm、临床腋窝淋巴结阴性、没有肿瘤皮肤侵犯或炎性乳腺癌、佩吉特病等。在这样严格适应证的限定下，很多患者同样适合进行保乳手术。另外的观点认为，保乳手术使乳腺癌患者保持形体的完整成为可能，但是通过长期的随访，保乳手术仍然有 8.8% ~ 20.0% 的复发率。NSM 是无法接受保乳手术患者的另一个选择，但并不意味着完全替代。NSM 往往被推荐在保乳手术预期效果不佳的患者中施行，如乳房较小、预期保乳手术无法获得安全切缘或良好的美容效果等。另外在一些具有高危因素的年轻患者中，NSM 与保乳手术相比，可能会在保障乳房外形完整的前提下，获得更好的安全性。

到目前为止尚没有高级别的随机对照临床研究来证明 NSM 的肿瘤安全性。目前最大宗的单中心研究来自意大利米兰的欧洲肿瘤研究所（European institute of oncology，EIO），1001 例患者经过中位 20 个月的随访，局部区域复发率为 1.4%，未出现乳头乳晕区复发情况。而在同期手术的一项研究分析中，934 例 NSM 经过中位 50 个月的随访，局部复发率为 3.6%，NAC 的局部复发率为 0.8%。在 2016 年的一项 Meta 分析研究中，12 358 例 NSM 手术经过平均 38 个月的随访，总的局部区域复发率为 2.38%，总并发症发生率为 22.3%，部分和（或）全部乳头坏死率为 5.9%。2015 年一项包含 20 个观察性研究的 Meta 分析发现，与改良根治术和（或）保留皮肤的全乳切除术相比，NSM 在总生存率、无病生存率和局部复发率上分别降低了平均风险 3.4%（$P = 0.073$）、9.6%（$P = 0.056$）和 0.4%（$P = 0.567$），虽然差异无统计学意义，但研究至少提示 NSM 并未显示出肿瘤安全性问题。2016 年科克伦图书馆针对 NSM 进行了一项系统回顾分析，与全乳切除术相比，NSM 的总体生存率 $HR = 0.72$（$95\%CI$：0.46 ~ 1.13），局部复发率 $HR=0.28$（$95\%CI$：0.12 ~ 0.68），总并发症率 $RR = 0.10$（$95\%CI$：0.01 ~ 0.82），虽然从资料上看 NSM 有优势，但由于观察性研究存在很大的选择偏倚风险，证据级别较低，在实施该手术前应该对获益和风险有充分而广泛的讨论。2013 年以来 NCCN 指南认为，对于有经验的多学科团队，对于经过谨慎选择的乳腺癌病例，NSM 也是一种可选方案。

NSM 的手术操作问题：NSM 的手术操作中建议把穿刺活检的针道设计在切口之内一并切除。支持这一观点的理由是，有文献报道，穿刺活检时皮肤癌细胞污染比例为 25%。虽然针道被癌细胞污染并不意味着癌细胞能够存活并种植，同时穿刺切口发生肿瘤复发的概率也非常低，但是由于切除针道操作简单，也不会给乳房外形带来很大的影响，所以还是建议在术中切除针道。同时，在 NSM 中建议切除乳头内或乳头后方的大导管。拉塞比（Rusby）等通过研究乳头的横断解剖结构来探讨乳头末端导管的走行。当残留乳头皮肤的厚度为 2 mm 时，96% 的导管会被切除，当乳头皮肤的厚度为 3 mm 时，则只有 87% 的导管被切除。此外，他们还通过血管内皮染色和对乳头血管的评估来证明乳头的生存能力。当残留乳头的皮肤为 2 mm 时，在横截面上约 50% 的乳头血管仍然被保留。他们的观察提供了有价值的解剖信息，表明对乳腺导管束的切除不会损害乳头真皮层的小动脉血供。美国纽约斯隆 – 凯特琳纪念癌症中心（Memorial Sloan-Kettering Cancer Center，MSKCC）肿瘤中心规定 NSM 时应该严格地切除乳头内部的大导管，只保留乳头的表皮和真皮，并且也能获得较低的 NAC 坏死率。NSM 手术切口的选择会影响 NAC、皮瓣血供和切除乳房腺体组织的难易程度，而 NAC 和皮瓣血供的情况与术后并发症的发生密切相关。术前的穿刺点、肿瘤的位置及重建方式等都会影响手术切口的选择。文献报道的 NSM 手术切口种类繁多。但相关临床研究多为回顾性临床研究，且切口选择并非主要研究对象。因此，关于 NSM 手术切口选择的循证医学证据十分有限。临床上常用的切口位置有乳房侧面、环乳晕区及乳房下皱襞。恩达拉（Endara）等对 41 项临床研究进行综合分析，研究者把 15 种不同的切口方式归为 5 类：放射状切口、乳晕旁 / 环乳晕切口、乳房下皱襞切口、乳房提升术切口和经乳晕切口，5 类切口的 NAC 坏死率分别是 8.83%、17.81%、9.09%、4.76% 和 81.82%。钟等的研究将 NSM 手术切口分为 4 类：经乳晕环乳头切口、经乳晕经乳头切口、乳房下切口和环乳晕切口。这些分类方法的根本出发点是为了在临床研究中便于统计和描述，其实并无严格的解剖学依据可循。

总而言之，合适的手术操作应首先考虑全部腺体组织的切除，确保肿瘤治疗的安全，另外需尽可能地保留乳头乳晕区的血供，降低乳头坏死的风险。最后需要考虑的是减少术后瘢痕对 NSM 术后重建乳房美观的影响。

NAC 后方组织的病理活检术中评估是决定可否进行 NSM 的关键，也是目前临床采用的主要方法。通过对 NAC 基底部乳腺组织进行病理评估可在一定程度上预判 NAC 是否有肿瘤累及。病理评估主要有术中冰冻切片病理评估和术前病理活检等方法。术中对 NAC 基底切缘的乳腺组织进行冰冻切片的快速病理诊断是目前 NSM 术中最常用的方法。如果冰冻检测结果为阴性，则可行 NSM 手术；如果送检组织见肿瘤累及，则切除 NAC。有研究显示，NAC 后方组织的术中冰冻评估的特异度较好，可达 96.2% 和 99.0%；敏感度高低不一，64% 和 92% 均有报道。NAC 基底切缘阳性主要包括导管原位癌和浸润性癌的累及；小叶原位癌是否也看作 NAC 累及目前尚存在争议，因为小叶原位癌被认为更可能是一种危险因素。NAC 基底组织的术中冰冻评估存在假阴性和假阳性的可能。文献报道 NAC 后方组织的术中冰冻评估的假阴性率高低不等，较高者可达 8.6% 及 9.2%。假阴性的可能原因包括：送检的 NAC 基底组织切除不全；送检组织较小，有时含有脂肪组织，冷冻制片比较困难，容易导致送检组织制片不全；形态比较温和的肿瘤，如低级别导管原位癌、分化好的浸润性癌、小叶癌等，冷冻切片中有时肿瘤细胞与良性的上皮增生性病变难以区分，导致低估性诊断。冷冻检测假阴性的患者经术后石蜡切片证实 NAC 后方组织受肿瘤累及后，仍需切除NAC。术中冰冻评估假阳性的可能性相对低一些，冰冻切片中的导管上皮不典型增生、旺炽性乳头状瘤等病变可能导致假阳性的诊断，从而导致不必要的 NAC 切除。鉴于术中冰冻评估存在的假阴性和假阳性可能，而且对病理医生而言，观察石蜡切片中的活检组织远比在冰冻切片中观察少量组织更为容易，病理报告的准确性也会更高，部分机构推荐石蜡检测 NAC 后方组织或术前对 NAC 后方的乳腺组织进行病理活检，以决定是否行 NSM。

2. NSM 的术后并发症　NSM 术后最常见也是最严重的并发症是乳头坏死。文献报道，NSM 术后乳头坏死率为 0 ~ 19%。有些患者仅发生乳头乳晕区表皮的坏死或坏死面积小于整个乳头的 1/3，称为部分乳头坏死；有些患者会发生整个乳头的坏死、脱落。乳头坏死与术后放疗、吸烟、切口选择和电刀的使用有关。乳头乳晕区的感觉异常和疼痛也是 NSM 术后的并发症。在亚乐克（Araco）等的回顾性研究中发现，切口选择是唯一与术后乳头乳晕区感觉异常发生相关的因素。与乳房下皱襞切口相比，乳晕旁切口在术后 6 个月发生乳头乳晕区感觉异常的风险提高了 2.7 倍，乳晕区疼痛的风险提高了 3.5 倍。

四、腔镜下的保乳手术

近十多年来发展起来的腔镜下的保乳手术（EBCS）的优点是：切口隐蔽且瘢痕微小，同时又能完成复杂手术的操作，出血少，对机体干扰小，治疗效果确切，并发症少。最突出的特点是微创、美容和功能保留。

当然，EBCS 要成为一种标准的保乳手术，还需要制订明确的适应证实践指南、规范的手术流程、客观的美学结果和患者满意度及生活质量评价方法；并对肿瘤进行长期随访研究。

（一）EBCS 的适应证

1. 女性，病理明确诊断为乳腺癌；
2. 肿瘤大小为 T1 或 T2，未侵及皮肤；
3. 经磁共振检查确定无多中心灶；
4. 临床腋窝淋巴结阴性；
5. 患者乳房体积相对肿瘤体积容量充足；
6. 患者有保乳意愿。

（二）EBCS 的禁忌证

1. 肿瘤侵犯皮肤、皮下组织、胸肌或胸壁或乳头乳晕复合体；
2. 多中心病灶；
3. 弥漫性病灶或钙化灶，无法通过局部广泛切除而达到切缘阴性而不影响美观者；
4. 转移性乳腺癌者；
5. 合并心、肺、肝、肾等重要脏器疾患无法耐受全身麻醉者；
6. 妊娠或哺乳期妇女；

7. 存在术后放疗禁忌者。

（三）手术器械和手术方法

1. 手术器械　摄像成像系统、气腹形成系统和外科动力系统。

摄像成像系统：包括腔镜头、摄像机、冷光源和光缆、监视器。

气腹形成系统：包括气体、气腹机、排烟系统。

外科动力系统：包括多通道单孔腔镜穿刺器、高频电刀、电凝钩、超声刀、隧道器、手术钳、持针器、吸引及灌洗器。

2. 手术方法

（1）术前病灶和术中切除范围标记：由于无法像传统保乳手术那样通过术中触诊来帮助确定肿瘤病灶以及肿瘤边界，EBCS 术前病灶和切除范围标记十分重要，通常使用乳腺超声、X 线和磁共振成像（MRI）标记病灶，术中使用超声引导保乳切缘切除范围；对于无法触及的伴有钙化的肿瘤通过立体引导将钩丝插入钙化处再进行超声引导下切除，也可在术中超声引导下使用各种颜色的染料沿切除边缘注射彩色染料，则保乳切缘的切除将更加直观、准确，手术切缘距肿瘤边缘一般为 1.0 cm，以病理切缘阴性为准；腔镜下保乳术有必要用超声标记肿瘤侧胸骨旁区域的胸内血管的穿透分支以有效明确残存腺体的血供和减少损伤时出血。

（2）皮肤切口的位置，乳房后间隙和皮瓣的分离：皮肤切口采用腋窝线、乳晕周线、中线和乳侧线，常用联合腋窝切口和乳晕周围切口，腋窝小切口（2.5 ~ 3 cm）主要用于乳腺后表面的剥离，乳晕周围切口用于形成皮瓣和从乳房中取出切除的标本，如果肿瘤位于外上或内外区域，则使用单个腋下正中切口或小外侧切口（2.5 ~ 3 cm）和小腋下切口的组合。

用电凝钩、超声刀进行乳腺后间隙腔镜下剥离，腹膜前膨胀球囊也可通过乳晕周围切口有效使用。

肿瘤表面皮瓣的分离可使用单级电刀、电凝钩；也可在皮下浅筋膜注射肾上腺生理盐水后，用手术刀切开，分离皮瓣。采用隧道器对皮肤及腺体浅层进行初步分离。

（3）保乳残腔修复、手术标记夹、引流管的放置：对于切除后缺损超过 20% 者，应进行乳房组织缺损的修复，包括残乳组织容积置换、背阔肌（LDP）容积置换和充填法。

为了让放射肿瘤学家知道准确的手术切缘，应该在每个切缘放置手术夹。

术后术区可置入引流管，皮肤小切口采用单层埋皮缝线缝合或双层埋皮缝线缝合。

（4）临床 EBCS 研究的结果显示：EBCS 的平均手术时间比传统保乳术（CBCS）长 30 ~ 50 min；EBCS 的手术切缘阳性率并不低于 CBCS，EBCS 和 CBCS 的术中失血量无显著差异；与 EBCS 相关的并发症不常发生；研究报道局部复发率，远处转移，总体生存率与 CBCS 相似。

五、小结和展望

EBCS 的优点是它的瘢痕不明显，显示了良好的美学结果。EBCS 的缺点是手术时间较长，使用一次性设备的额外费用高，需要一定程度的学习曲线。

EBCS 在肿瘤结果、美学结果和患者满意度评分方面证明了技术的可行性和良好的短期结果，而与生活质量（QOL）的长期随访证据缺乏。此外，目前没有实施 EBCS 的标准化指南，也没有对美学结果、患者满意度评分和生活质量的一般估计方法。因此，在目前的情况下，急需建立 EBCS 的标准化指南和术后疗效的评估。

（吴俊东）

扫描下方二维码观看

乳腺癌保乳＋前哨淋巴结活检术相关视频

参考文献

［1］中国抗癌协会乳腺癌专业委员会. 中国抗癌协会乳腺癌诊治指南与规范 (2021 年版)[J]. 中国癌症杂志 , 2021, 30(10): 954-1040.

［2］中华医学会外科学分会乳腺外科学组 . 早期乳腺癌保留乳房手术临床实践指南 (2022 版)[J]. 中国实用外科杂志 , 2022, 42(2): 132-136.

［3］American Society of Breast Surgeons. Performance and practice guidelines for breast-conserving surgery/partial mastectomy[EB/OL].[2020-09-18]. http://www.breastsurgeons.org.

［4］中国抗癌协会乳腺癌专业委员会 , 中国医师协会外科医师分会乳腺外科委员会 . 中国乳腺癌保留乳房治疗专家共识 [J]. 中国癌症杂志 , 2020, 30(11): 912-968.

［5］FISHER B, ANDERSON S, BRYANT J, et al.Twenty-year follow-up of a randomized trial comparing total mastectomy, lumpectomy, and lumpectomy plus irradiation for the treatment of invasive breast cancer[J]. N Engl J Med, 2002, 347(16): 1233-1241.

［6］ NCCN Bresst Cancer Panel Members.NCCN Guidelines for Breast Cancer (Version 2.2021)[EB/OL]. http:www.nccn.org/patients.

［7］ HARTMANN-JOHNSEN O J, KARESEN R, SCHLICHTING E, et al. Survival is better after breast conserving therapy than mastectomy for early stage breast cancer: a registry-based follow-up study of Norwegian women primary operated between 1998 and 2008[J]. Ann Surg Oncol, 2015, 22(12): 3836-3845.

［8］ HOFVIND S, HOLEN À, AAS T, et al. Women treated with breast conserving surgery do better than those with mastectomy independent of detection mode, prognostic and predictive tumor characteristies[J]. Eur J Surg Oncol, 2015, 41(10): 1417-1422.

［9］ FANG M, ZHANG X X, ZHANG H, et al. Local Control of Breast Conservation Therapy versus Mastectomy in Multifocal or Multicentric Breast Cancer: A Systematic Review and Meta-Analysis[J]. Breast Care, 2019, 14(4): 188-193.

［10］ CHEN K, ZENG Y, JIA H, et al. Clinical outcomes of breast-conserving surgery in patients using a modified method for cavity margin assessment[J]. Ann Surg Oncol, 2012, 19(11): 3386-3394.

［11］ CHEN K, ZHU L L, CHEN L L, et al. Circumferential Shaving of the Cavity in Breast-Conserving Surgery: A Randomized Controlled Trial[J]. Ann Surg Oncol, 2019, Dec; 26: 4256-4263.

［12］ KOLLER M, QIU S Q, LINSSEN M D, et al. Implementation and benchmarking of a novel analytical framework to clinically evaluate tumor-specific fluorescent tracers[J]. Nat Commun, 2018, 9(1): 3739.

［13］ LOSKEN A. The oncoplastic approach to partial breast reconstruction//Neligan PC. Plastic Surgery[M]. 3rd ed. New York: Elsevier Ltd., 2013：296-313.

［14］ AUDRETSCH W P. Reconstruction of the partial mastectomy defect: classification and method. Surgery of the breast: principles and art[M]. Philadelphia, Lippincott-Raven, 2006: 179-213.

［15］ AUDRETSCH W D, KOLOTAS C, REZAI M, et al. Oncoplatic surgery in breast conserving therapy and flap supported operability; Proceedings of the Annual Symposium on Breast Surgery and Body Contouring[C]. Santa Fe, New Mexico, 1993.

［16］ CARTER S A, LYONS G R, KUERER H M, et al. Operative and oncologic outcomes in 9 861 patients with operable breast cancer: single-institution analysis of breast conservation with oncoplastic reconstruction[J]. Ann Surg Oncol, 2016, 23(10): 3190-3198.

［17］ DE LA CRUZ L, BLANKENSHIP S A, CHATTERJEE A, et al. Outcomes after oncoplastic breast-conserving surgery in breast cancer patients: a systematic literature review[J]. Ann Surg Oncol, 2016, 23(10): 3247-3258.

［18］ MUNHOZ A M, MONTAG E, GEMPERLI R. Oncoplastic breast surgery: indications, techniques and perspectives[J]. Gland Surg, 2013, 2(3): 143-157.

［19］ MORAN M S, SCHNITT S J, GIULIANO A E, et al. Society of Surgical Oncology-American Society for Radiation Oncology Consensus Guideline on Margins for Breast Conserving Surgery With Whole Breast Irradiation in Stages Ⅰ and Ⅱ Invasive Breast Cancer[J]. J Clin Oncol, 2014, 32: 1507-1515.

［20］ CURIGLIANO G, BURSTEIN H J, E P W, et al. De-escalating and escalating treatments for early-stage breast cancer: the St. Gallen International Expert Consensus Conference on the Primary Therapy of Early Breast Cancer 2017[J]. Ann Oncol, 2017, 28: 1700-1712.

[21] SCHNEIDER W J, HILL H L JR, BROWN R G. Latissimus dorsi myocutaneous flap for breast reconstruction[J]. Br J Plast Surg, 1977, 30(4): 277-281.

[22] SCHEFLAN M, HARTRAMPF C R, BLACK P W. Plast Reconstr Surg[J]. 1982, 69(5): 908-909.

[23] ALLEN R, GUARDA H, WALL F, et al. Free flap breast reconstruction: the LSU experience (1984-1996)[J]. J La State Med Soc, 1997, 149(10): 388-392.

[24] CLARO F J R, SARIAN L O, PINTO-NETO A M. Omentum for Mammary Disorders: A 30-Year Systematic Review[J]. Ann Surg Oncol, 2015, 22(8): 2540-2550.

[25] SISTI A. Nipple-Areola Complex Reconstruction[J]. Medicina (Kaunas), 2020, 56(6): 296.

[26] CARLSON G W, STYBLO T M, LYLES R H, et al. Local recurrence after skin-sparing mastectomy: tumor biology or surgical conservatism?[J]. Ann Surg Oncol, 2003, 10: 108-112.

[27] SIMMONS R M, FISH S K, GAYLE L, et al. Local and distant recurrence rates in skin-sparing mastectomies compared with non-skin-sparing mastectomies[J]. Ann Surg Oncol, 1999, 6: 676-681.

[28] SINGLETARY S E. Skin-sparing mastectomy with immediate breast reconstruction: the M.D. Anderson Cancer Center experience[J]. Ann Surg Oncol, 1996, 3(4): 411-416.

[29] KROLL S S, KHOO A, SINGLETARY S E, et al. Local recurrence risk after skin-sparing and conventional mastectomy: a 6-year follow-up[J]. Plast Reconstr Surg, 1999, 104(2): 421-425.

[30] AGRAWAL A, SIBBERING D M, COURTNEY C A. Skin sparing mastectomy and immediate breast reconstruction: a review[J]. Eur J Surg Oncol, 2013, 39(4): 320-328.

[31] FREEMAN B S. Subcutaneous mastectomy for benign breast lesions with immediate or delayed prosthetic replacement[J]. Plast Reconstr Surg Transplant Bull, 1962, 30: 676-682.

[32] BILLAR J A, DUECK A C, GRAY R J, et al. Preoperative predictors of nipple-areola complex involvement for patients undergoing mastectomy for breast cancer[J]. Ann Surg Oncol, 2011, 18(11): 3123-3128.

[33] MALLON P, FERON J G, COUTURAUD B, et al. The role of nipple-sparing mastectomy in breast cancer: a comprehensive review of the literature[J]. Plast Reconstr Surg, 2013, 131(5): 969-984.

[34] COOPEY S B, TANG R, LEI L, et al. Increasing eligibility for nipple-sparing mastectomy[J].Ann Surg Oncol, 2013, 20(10): 3218-3222

[35] BRACHTEL E F, RUSBY J E, MICHAELSON J S, et al. Occult nipple involvement in breast cancer: clinicopathologic findings in 316 consecutive mastectomy specimens[J]. J Clin Oncol, 2009, 27(30): 4948-4954.

[36] WANG J, XIAO X, WANG J, et al. Predictors of nippleareolar complex involvement by breast carcinoma: histopathologic analysis of 787 consecutive therapeutic mastectomy specimens[J]. Ann Surg Oncol, 2012, 19(4): 1174-1180.

[37] MUNHOZ A M, MONTAG E, FILASSI J R, et al. Immediate nipple-areola-sparing mastectomy reconstruction: an update on oncological and reconstruction techniques[J]. World J Clin Oncol, 2014, 5(3): 478-494.

[38] CHUNG A P, SACCHINI V. Nipple-sparing mastectomy: where are we now?[J]. Surg Oncol, 2008,

17(4): 261-266.

[39] Thepjatrin. Surgery of the breast: principles and art, 2nd edition[J]. Ann Surg, 2011, 245(4): 661.

[40] ENSEN J A. Breast cancer: should we investigate margins or redesign the surgical approach?[J]. J Am Coll Surg, 2010, 210(6): 1012.

[41] PETIT J Y, VERONESI U, ORECCHIA R, et al. Nipple sparing mastectomy with nipple areola intraoperative radiotherapy: one thousand and one cases of a five years 41.experience at the European Institute of Oncology of Milan (EIO)[J]. Breast Cancer Res Treat, 2009, 117(2): 333-338.

[42] PETIT J Y, VERONESI U, ORECCHIA R, et al. Risk factors associated with recurrence after nipple-sparing mastectomy for invasive and intraepithelial neoplasia[J]. Ann Oncol, 2012, 23(8): 2053-2058.

[43] HEADON H L, KASEM A, MOKBEL K. The oncological safety of nipple-sparing mastectomy: a systematic review of the literature with a pooled analysis of 12,358 procedures[J]. Arch Plast Surg, 2016, 43(4): 328-338.

[44] DE LA CRUZ L, MOODY A M, TAPPYE E, et al. Overall survival, disease-free survival, local recurrence, and nipple-areolar recurrence in the setting of nipple-sparing mastectomy: a meta-analysis and systematic review[J]. Ann Surg Oncol, 2015, 22(10): 3241-3249.

[45] SALANI B, ATALLAH Á N, RIERA R, et al. Nipple-areola and skin-sparing mastectomy for the treatment of breast cancer[J]. Cohrane Database of Systematic Reviews, 2016.

[46] STOLIER A, SKINNER J, LEVINE E A. A prospective study of seeding of the skin after core biopsy of the breast[J]. Am J Surg, 2000, 180(2): 104-107.

[47] RUSBY J E, BRACHTEL E F, TAGIAN A, et al. George Peters Award. Microscopic anatomy within the nipple: implications for nipple-sparing mastectomy[J]. Am J Surg, 2007, 194(4): 433-437.

[48] PETIT J Y, VERONESI U, LOHSIRIWAT V, et al. Nipplesparing mastectomy--is it worth the risk?[J]. Nat Rev Clin Oncol, 2011, 8(12): 742-747.

[49] ENDARA M, CHEN D, VERMA K, et al. Breast reconstruction following nipple-sparing mastectomy: a systematic review of the literature with pooled analysis[J]. Plast Reconstr Surg, 2013, 132(5): 1043-1054.

[50] MORALES PIATO J R, AGUIAR F N, MOTA BS, et al. Improved frozen section examination of the retroareolar margin for prediction of nipple involvement in breast cancer[J]. Eur J Surg Oncol, 2015, 41(8): 986-990.

[51] EISENBERG R E, CHAN J S, SWISTEL A J, et al. Pathological evaluation of nipple-sparing mastectomies with emphasis on occult nipple involvement: the Weill-Cornell experience with 325 cases[J]. Breast J, 2014, 20(1): 15-21.

[52] PETIT J Y, VERONESI U, ORECCHIA R, et al. Nipplesparing mastectomy in association with intraoperative radiotherapy (ELIOT): a new type of mastectomy for breast cancer treatment[J]. Breast Cancer Res Treat, 2006, 96(1): 47-51.

[53] KNEUBIL M C, LOHSIRIWAT V, CURIGLIANO G, et al. Risk of locoregional recurrence in patients with falsenegative frozen section or close margins of retroareolar specimens in nipple-sparing mastectomy[J]. Ann Surg Oncol, 2012, 19(13): 4117-4123.

［54］ CAMP M S, COOPEY S B, TANG R, et al. Management of positive sub-areolar/nipple duct margins in nipple-sparing mastectomies[J]. Breast J, 2014, 20(4): 402-407.

［55］ STOLIER A, STONE J C, MOROZ K, et al. A comparison of clinical and pathologic assessments for the prediction of occult nipple involvement in nipple-sparing mastectomies[J]. Ann Surg Oncol, 2013, 20(1): 128-132.

［56］ MUNHOZ A M, ALDRIGHI C M, MONTAG E, et al. Clinical outcomes following nipple-areola-sparing mastectomy with immediate implant-based breast reconstruction: a 12-year experience with an analysis of patient and breast-related factors for complications[J]. Breast Cancer Res Treat, 2013, 140(3): 545-555.

［57］ DE ALCANTARA FILHO P, CAPKO D, BARRY J M, et al. Nipple-sparing mastectomy for breast cancer and riskreducing surgery: the Memorial Sloan-Kettering Cancer Center experience[J]. Ann Surg Oncol, 2011, 18(11): 3117-3122.

［58］ GERBER B, KRAUSE A, DIETERICH M, et al. The oncological safety of skin sparing mastectomy with conservation of the nipple-areola complex and autologous reconstruction: an extended follow-up study[J]. Ann Surg, 2009, 249(3): 461-468.

［59］ MAXWELL G P, STORM-DICKERSON T, WHITWORTH P, et al. Advances in nipple-sparing mastectomy: oncological safety and incision selection[J]. Aesthet Surg J, 2011, 31(3): 310-319.

［60］ ARACO A, ARACO F, SORGE R, et al. Sensitivity of the nipple-areola complex and areolar pain following aesthetic breast augmentation in a retrospective series of 1 200 patients: periareolar versus submammary incision[J]. Plast Reconstr Surg, 2011, 128(4): 984-989.

［61］ OZAKI S, OHARA M. Endoscopy-assisted breast-conserving surgery for breast cancer patients[J]. Gland Surg, 2014, 3(2): 94-108.

［62］ SHIN H. Current Trends in and Indications for Endoscopy-Assisted Breast Surgery for Breast Cancer[J]. Adv Exp Med Biol, 2021, 1187: 567-590.

［63］ MOK C W, LAI H W. Endoscopic-assisted surgery in the management of breast cancer: 20 years review of trend, techniques and outcomes[J]. Breast, 2019, 46: 144-156.

［64］ LAI H W, CHEN S T, LIN Y J, et al. Minimal Access (Endoscopic and Robotic) Breast Surgery in the Surgical Treatment of Early Breast Cancer-Trend and Clinical Outcome From a Single-Surgeon Experience Over 10 Years[J]. Front Oncol, 2021, 11: 739144.

第三章

保乳手术安全切缘的定义及病理学评估

第一节 保乳手术切缘病理学评估的重要性和意义

保乳手术是早期乳腺癌治疗的重要手段之一，保乳手术标本的病理取材、安全切缘的病理评估至关重要。保乳手术成功的前提和关键是保证完全切除肿瘤，癌阳性切缘将增加局部复发（local recurrence，LR），并且不能被后续的放疗等其他治疗所逆转，癌阴性切缘则可以有效降低 LR。切缘状况直接影响患者的预后，如何评估保乳手术的切缘、界定安全切缘一直是保乳手术的焦点。

如前所述，大样本的前瞻性随机对照研究显示，乳房切除术和保乳手术加术后全乳放疗之间的 20 年总生存率大致相当，保乳治疗已经成为早期乳腺癌的标准治疗路径之一。六项临床试验（表 1-5）结果为确立保乳治疗的地位奠定了基础，包括 Milan Ⅰ、NSABP B-06、NCI、EORTC 10801、IGR 和 DBCG-82TM 临床研究，结果显示接受保乳手术的早期乳腺癌患者和接受乳房全切手术的乳腺癌患者具有相同的术后生存率，并且在总生存和无病生存（无局部复发、无远处转移）方面无明显差异。

（杨壹羚 付丽）

第二节 保乳手术切缘病理诊断的由来

一、安全切缘的定义及演变

保乳手术安全切缘的标准问题一直存在着争议，表 1-5 总结了早期几项临床试验的阴性切缘标准。其中只有 NSABP B-06 临床研究明确地规定了显微镜下的阴性切缘标准，即"镜下诊断保乳组织的墨染切缘处无肿瘤"。这种由病理医生在显微镜下诊断的保乳切缘，最大限度地保障了保乳手术的成功。NCI 以及 DBCG-82TM 临床研究的阴性标准，为肉眼所见"保乳组织的表面无肿瘤残留"即可。肉眼评估方法在一定程度上仅能识别形成肿块的浸润性癌，但是很难判断非肿块型肿物、脉管内癌栓、散在分布的原位癌。此外，Milan Ⅰ临床研究采取的是乳房象限切除方法，不进行切缘的评估。

随着保乳手术的应用越来越广泛以及大样本循证医学数据的支持，保乳标本的病理取材和安全切缘的评估标准也在逐步规范，临床上对阴性切缘的宽度标准也趋于统一。对于安全切缘的界定，从更宽的切缘、≥ 2 mm、≥ 1 mm，逐步演进到"墨染切缘处无肿瘤"。2014 年侯萨米等 Meta 分析资料及相关临床试验结果（表 3-1）为确立"墨染面无肿瘤"（即安全切缘）的标准奠定了基础，这项工作回顾了 33 项保乳研究，发现随着癌阴性切缘距离的增加，局部复发（LR）率并不会显著降低，也不会获得额外的生存优势。

表 3-1　保乳手术后的局部复发率与阴性切缘标准相关研究的比较

作者	发表时间（年）	阴性切缘标准	中位随访时间（月）	局部复发率
卡森梁等	2004	"墨染切缘处无肿瘤"	80	5 年 4%
麦克班等	2003	"墨染切缘处无肿瘤"	77	5 年 4.9%
伯克等	1995	"墨染切缘处无肿瘤"	50	5 年 2%
克雷克等	2008	≥ 1 mm	160	10 年 6%
沃格德等	2001	≥ 1 mm	118	10 年 9%
奥贝迪安等	1999	≥ 2 mm	156	10 年 2%
圣詹姆斯等	2004	≥ 2 mm	121	5 年 6%
戈尔茨坦等	2003	≥ 2 mm	104	5 年 1%
弗里德曼等	1999	≥ 2 mm	76	5 年 4%
卢普等	2011	≥ 2 mm	62	5 年 1.3%
斯密特等	2003	≥ 2 mm	60	6 年 3%
唐泽等	2005	≥ 2 mm	59	5 年 4.8%
库诺斯等	2006	≥ 2 mm	56	5 年 2.1%
经沙斯等	2003	≥ 5 mm	121	12 年 0
天津市肿瘤医院	2021	"墨染切缘处无肿瘤"	81	5 年 2.1%

2014 年 SSO/ASTRO 专家小组发布了指南 / 共识，提出在多学科合作和综合治疗前提下，将"墨染切缘处无肿瘤"作为Ⅰ、Ⅱ期乳腺癌保乳手术的安全切缘标准。此后，多个协作组发布指南统一切缘评估标准，临床实践逐渐趋于规范化（表 3-2）。基于

上述情况以及大样本临床随机对照试验结果，2019 年《中国抗癌协会乳腺癌诊治指南与规范》将"墨染切缘处无肿瘤"作为早期乳腺癌保乳术的安全手术切缘标准。

表 3-2　各协作组指南的早期乳腺癌安全切缘的界定

出版日期（年）	指南 / 共识	安全切缘	国家
2014	SSO-ASTRO 指南	墨染切缘处无肿瘤	美国
2015	ESMO 指南	墨染切缘处无肿瘤	西欧
2015	St.Gallen 共识	墨染切缘处无肿瘤	西欧
2015	NCCN 指南	墨染切缘处无肿瘤	美国
2016	JBCS 指南	墨染切缘处无肿瘤	日本
2019	中国抗癌协会乳腺癌诊治指南与规范	墨染切缘处无肿瘤	中国

安全切缘定义的演进以及指南的规范对临床实践产生了影响，参照"墨染切缘处无肿瘤"界定为安全切缘，罗森伯格等比较了指南发布前、后的保乳手术重切率变化，发现重切率从 21.4% 下降到 15.1%（$P = 0.006$），同样钟等也发现再次手术率大大下降（$P = 0.03$）。指南的发布有效地减少了重切率，最大限度保留乳腺的美观，节省了医疗开支，但也存在一定的局限性。如Ⅲ期乳腺癌患者、新辅助治疗后患者、不具备接受放疗能力的患者等，尚需要循证医学的数据支持，细化安全切缘的定义。

有研究机构对 ASBS 的 3057 位外科医生进行了问卷调查，92% 的医生表示熟悉该指南，94.7% 认为在墨染切缘处出现肿瘤时进行再次手术即可，1.3% 认为肿瘤接近切缘（close margin）时需要追加手术。针对更复杂的情况，如广泛的导管内癌、年轻女性、病理学和影像学不符，外科医生的回答更倾向于综合利用临床病理信息确定是否需要扩切。尽管依据现有临床资料无论浸润性癌属于何种分子分型，"墨染切缘处无肿瘤"即可作为足够的安全切缘，但仍有 12.4% 的外科医生认为三阴性乳腺癌在肿瘤靠近切缘时需要重切。近期回顾性研究对 Medline（PubMed）、Embase 和 Proquest 在线数据库发表的 68 项研究以及研究者未发表资料进行 Meta 分析结果表明，早期乳腺癌保乳病理评估为接近切缘或受累（墨染面有肿瘤）与切缘阴性（> 2 mm）相比，远处复发及局部复发率均显著提高。建议根据大样本 Meta 分析证据修订现行国际指南，外科医生在决策保乳手术的最小切缘时应达到至少 1 mm。因此在临床实践工作中，临床医生尚需要综合考虑切缘状况以及其他影响局部复发的因素，尤其是当肿瘤靠近切缘时，综合评估下一步治疗方式。

二、导管内癌保乳手术的安全切缘

随着乳腺癌早期筛查计划的推广，导管内癌（ductal carcinoma in situ，DCIS）的诊断率逐步增加，占所有新诊乳腺癌的 20% 左右。DCIS 患者保乳手术后 10 年乳腺癌相关死亡率低于 1%，改善局部控制至关重要。DCIS 是一类异质性疾病，具有不同的生长方式，多种病理组织学亚型（粉刺型、筛状型、乳头状型、实性型、微乳头状型等），其生物学行为、预后亦截然不同。因此，DCIS 患者保乳需要影像学、外科学、病理学、放射学等多学科的协作。

由于 DCIS 病灶的跳跃性分布以及导管内扩散的生长方式，如果阴性切缘正好位于两个跳跃性病灶之间，将导致癌残留，大约 1/3 的 DCIS 患者会接受保乳手术后追加切除手术。DCIS 安全切缘的标准一直存在争议，对于安全切缘宽度界定的标准不一，如"墨染切缘处无肿瘤"、> 1 mm、> 2 mm ~ > 10 mm 等。外科医生对于 DCIS 的安全手术切缘标准的认识也有较大的差异。有研究机构对 418 位外科医生进行了问卷调查，对于 DCIS 保乳手术后辅以放疗的病例，不足 50% 的受访医生接受"墨染切缘处无肿瘤"的安全标准。而对于术后不加放疗的 DCIS 病例，外科医生更倾向于更大的切缘宽度（> 1 cm）。DCIS 病灶的生长模式以及术后辅助治疗的选择，都会影响临床医生对 DCIS 安全切缘宽度的判断。2009 年邓恩等研究了 4660 例 DCIS 保乳手术后辅以放疗的病例，发现 2 mm 的切缘足够保证较低的局部复发，提出 2 mm 可作为 DCIS 的安全切缘宽度。

NSABP B-17、NSABP B-24 以及 EORTC 10853 等的前瞻性临床研究发现，DCIS 保乳联合术后放疗可降低大约 50% 的局部复发，但放疗并不能因此而改善 DCIS 保乳手术后的生存率。2016 年一篇纳入 20 项文献的 Meta 分析，研究了 DCIS 保乳手术及术后放疗患者的切缘宽度和局部复发的关系，研究者使用了两种数据处理方法来消除异质性的影响，结果发现阴性切缘相对于阳性切缘可以减少局部复发率；但是大于 2 mm 的阴性切缘并不能降低复发率。基于上述循证医学资料，SSO-ASTRO-ASCO 共识小组发布了有关指南，提出"2 mm 的切缘可以有效减少局部复发，更大的切缘对预后无益，2 mm 可以作为 DCIS 的安全切缘标准"。尽管如此，2017 年 MD 安德森癌症中心的单中心研究显示，不辅以放疗的 DCIS 保乳患者，切缘宽度与复发风险密切相关，此时需要获得更宽的切缘；而对于术后进行放疗的患者来说，切缘宽度 < 2 mm 时，其预后并不比 ≥ 2 mm 差。范泽等的单中心研究也发现了相似的结果。

尽管 SSO-ASTRO-ASCO 共识小组颁布的"接受全乳放疗的 DCIS 保乳切缘指南"建议墨染切缘距肿瘤 2 mm 为安全距离；但是对于切缘小于 2 mm 的患者，临床治疗更要体现个体化，应基于其具体情况，如患者年龄、肿瘤大小、肿瘤的范围等来考虑是否追加手术。

尽管 DCIS 保乳手术后无法放疗的患者复发风险较高，但部分低 – 中等风险的 DCIS，在保证切缘癌阴性的前提下，术后即使不辅以放疗其复发率也不高。西尔弗斯坦等阐述了预测 DCIS 局部复发的 van Nuys 指数，该指数基于肿瘤大小、切缘宽度、病理组织学类型和患者的年龄等因素。因此，有研究提出通过充分评估患者的术后复发风险，部分低 – 中风险的 DCIS 患者保乳术后可豁免放疗。

笔者所在中心数据显示，基于立体定位全切片（stereoscopic location and whole series sections，SLWSS）的病理评估保障，5 年保乳术后同侧复发率仅为 2.1%，每年仅 0.4% 的复发率，可见"墨染切缘处无肿瘤"是安全可行的。尽管临床上对 DCIS 的安全切缘仍有顾虑，如上所述在接受放疗的情况下，切缘距离和复发率没有相关性。在临床实践中，我们通过病理、外科、影像、放疗组建强大的 MDT 团队，DCIS 似乎也不用特别强调 2 mm 的切缘距离。

（杨壹羚　付丽）

第三节　保乳手术切缘的病理评估方法

规范化的乳腺癌保乳标本取材有利于镜下更精确地观察切缘，这是精准病理诊断的基础，也是精准临床治疗的前提，所以保乳切缘的准确评估及诊断至关重要。《中国抗癌协会乳腺癌诊治指南与规范》（2021 年版）推荐的保乳标本切缘取材主要包括两种方法：垂直切缘放射状取材（radial sections perpendicular to the margin）和切缘离断取材（shave sections of the margin）。两种切缘取材方法各有优缺点。无论采取何种取材方法，标本病理学检查报告中需明确切缘状态（阳性或阴性）。"阳性切缘"是指墨染切缘处有 DCIS 或浸润性癌侵犯。"阴性切缘"的定义并不一致，但多数指南及共识将"墨染切缘处无肿瘤"定义为"阴性切缘"。

一、垂直切缘放射状取材

依据外科医生在保乳标本标记的方位，将肿瘤标本不同切缘涂上不同颜色的墨水再进行石蜡固定，并在最终的石蜡切片中通过判断肿瘤和墨汁染色切缘的距离来确定安全的切缘宽度，目前国际上大多采用该方法进行手术切缘的评估。如图 3-1 所示，首先在取材前将 6 处标本切缘涂上不同颜色的墨水，以便在镜下观察时能根据不同颜色对切缘作出准确的定位，并测量肿瘤和切缘的大体距离。垂直于基底将标本平行间隔 5 mm 切成薄片，观察每个切面的情况。描述肿瘤大小、所在位置及肿瘤距各切缘的距离，取材时将大体离肿瘤较近处的切缘与肿瘤一起全部取材，大体离肿瘤较远处的切缘抽样取材，镜下观察时准确测量切缘与肿瘤的距离。

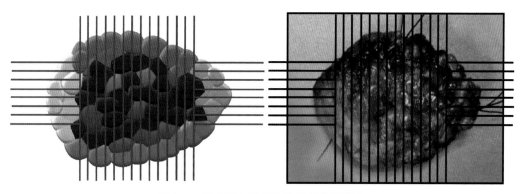

图 3-1　保乳标本垂直切缘放射状取材法

这种垂直切缘取材方式源于 MD 安德森癌症中心病理部，其中 X 线拍照评估是其最大优势。具体方法如下：①保乳标本首先由外科医生进行定位，放置两条垂直的缝线（如短缝线标记上侧，长缝线标记外侧）。②对整个保乳标本进行首次 X 线照相，在 X 线片上评估肿物与切缘的关系，确定切缘没有异常的影像学表现。③用不同颜色的染料标记切缘（前侧，黄色；基底侧，黑色；上侧，蓝色；下侧，绿色；内、外侧，红色）。④沿着标本的长轴垂直切开，厚度为 3 ~ 5 mm，将切好的标本按顺序放置在塑料板上，并使用金属夹指示方向。⑤再次进行 X 线拍照，通过影像学确定肿物位置、大小、判断与每个切缘的大体距离。⑥依据 X 线片的提示，进行肿物及切缘取材，记录组织块对应的位置。⑦将组织块固定、包埋后进行石蜡评估。

"垂直切缘放射状取材"的优点是能准确测量病变与切缘的距离，NSABP B-06 临床研究即采用该方法，提出将"墨染切缘处无肿瘤"作为癌阴性切缘的标准。其缺点是这一方法相当于抽样评估，例如一个 2 cm 大小的球形肿物，沿其最大径切开取材，观察到的切面仅仅占整个肿瘤表面积的 1%，要想完全评估该球体表面切缘需要制备大约 3000 张病理切片。尤其是对于影像检测到的非肿块性病变，垂直切缘取材方式每个切面厚度在 5 mm 左右，这种抽样评估方法可能遗漏癌向乳头侧导管内进展的成分。MD 安德森癌症中心通过引入二次影像定位取材的方法，在一定程度上减少这一问题，改进了垂直切缘的临床实践。目前，大部分国内病理科缺少离体 X 线摄像仪器，个别病理科可以进行 X 线照相，但可能没有专业人员解释此类图像。此外，由于这种方法有 15% ~ 25% 的患者在术后病理发现肿瘤残留而需要再次做手术。在实际操作过程中，墨汁会通过组织裂隙渗入切缘，对病理医生的判断产生影响。各机构可以结合自身情况，制订适合的临床实践策略。

二、切缘离断取材

如图 3-2 所示，将 6 处切缘组织离断，离断的切缘组织充分取材，镜下观察切缘累及情况。切缘离断取材的优点是取材量相对较少，能通过较少的切片对所有的切缘情况进行镜下观察，缺点是不能准确测量病变与切缘的距离，这种方法会使切缘的阳性率有所增加。

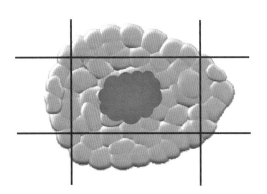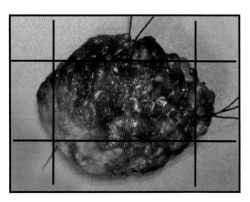

图 3-2　保乳标本切缘离断取材法

三、癌阳性切缘追加标本的取材

若保乳标本出现阳性切缘，则需要追加切除标本，并继续评估切缘。按照常规的保乳标本进行大体检查，特别注意检查前阳性切缘离断面是否存在残留肿物，并在新的离断面取材以评估追加切缘。可以采取以下步骤：①测量标本的大小。②根据外科医生提供的信息确定标本的方向。通常使用缝线或金属夹来指示新的切缘。如果未提供方向，则应联系外科医生进行确定。③按照垂直切缘的方向将标本切块并连续提交。④如果整个标本很小，则将其全部取材。

保乳手术不同取材方法各有优缺点，此外其他因素，如标本固定的时间、"烙饼现象""跑墨现象"、切片的数量问题以及标本压缩装置的使用等，可能会影响切缘的评估。格雷厄姆等研究了经典的"烙饼现象"：收集 100 例乳腺癌手术标本，分别对比外科医生与病理医生测量的体积和高度，发现标本的平均体积降低了 37%，平均高度减少了 50%。当标本高度下降时，肿瘤墨染边缘的距离也随之缩短，这种所谓的"烙饼现象"使原本的阴性切缘有可能变为临界切缘。

（杨壹羚　付丽）

第四节　天津市肿瘤医院乳腺病理科的保乳切缘评估方法

结合乳房的组织结构及我国乃至亚洲女性的乳房小且实质性成分多的特点，为了保障保留乳房内没有癌的残留，天津市肿瘤医院乳腺病理团队采用了立体定位全切片（stereoscopic location and whole series sections，SLWSS）的病理评估方法，对保乳手术切除组织进行了术中和术后的精准诊断。本中心自 2004 年始，通过术中快速冰冻切片诊断（直接切缘）和术后石蜡切片诊断（间接切缘）两步法评估，实现"保乳手术标本定位、定性、半定量"的精准病理取材和诊断。通过与影像科、外科、内科和放疗科等多学科协作，天津医科大学肿瘤医院的保乳手术 5 年复发率仅为 2.1%。

一、术中取材快速冰冻切片诊断

术中取材快速冰冻切片诊断即在术中完成保乳标本周切缘的定位、定性、半定量诊断，亦称为"直接切缘"评估。具体方法如下：①还原标本方位，外科医生在标本上放置缝合线（如通过标记不同数目的缝合线确定乳头端、外侧、基底）（图 3-3），病理医生应该首先检查标本的方位，并同时在申请单上画图说明来完成。如果对定位有任何疑问，病理医生将在进一步处理标本之前联系外科医生。②确定方位后，将保乳标本照相并打印照片，在图片上标注方位。③对保乳标本周切缘进行连续 2 mm 厚离断取材，取材应保持切面的完整，切忌选择性的取材检查，因为肉眼检查很难发现非肿块性病变，例如癌的导管内传播，只有严格的全周取材检查才能保证断端的准确诊断。④从乳头端开始依次编号，逐块进行快速制片，制成切片的面（即观察面）必须是标本外周面。本中心配置有专门的保乳冰冻切片机，设置温度是 –20℃，确保脂肪组织也能被完整切片。⑤显微镜下观察，如有肿瘤组织，将具体、详细的报告并在取材图上标注。包括肿瘤的位置、病灶大小、性质［浸润性癌（浸润灶的最大径）还是非浸润性癌（病灶范围，管腔最大径、亚型、核分级等）］。例如："12 号切缘见导管内癌，病变范围：2.0 mm × 1.7 mm，单个管腔最大径：1.7 mm，图 3-4"。⑥病

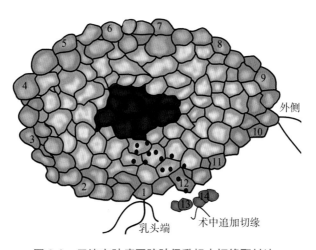

图 3-3　天津市肿瘤医院肿保乳标本切缘取材法

理报告及标注的取材图传真发给手术医生。手术医生将根据报告和标注的取材图，结合患者乳房局部的具体情况，决定是否进行定位追加切缘还是改为全乳切除术。⑦对于术中取材后的标本，置于 10% 中性福尔马林液中固定 12 ~ 24 h，再进行术后取材石蜡制片，进而完成石蜡切缘的评估。

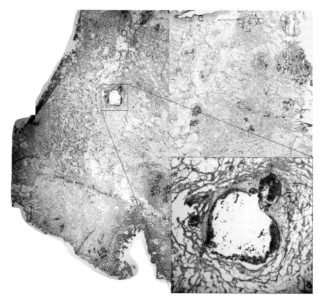

图 3-4　显微镜下观察报告示例：
12 号切缘见导管内癌，病变范围：2.0 mm × 1.7 mm，单个管腔最大径：1.7 mm

二、术后取材石蜡切片诊断

在术后石蜡诊断的切缘称为"间接切缘"（距直接切缘约 2 mm）的取材和诊断。具体方法如下：①将固定后的标本，按照肿瘤与乳头端连线的垂直方向连续切开，每隔 5 mm 做一个切面。②每个切面按顺序依次完整取材，同时在打印的照片上标明取材部位，基底侧、皮肤侧切缘分别标记不同的颜料，逐一编号，记录组织块对应方位。③将镜下观察到的病变定位到取材简图上报告给临床。这种方法可最大限度地将肿瘤的性质、进展等情况诊断和报告给临床，并可比较全面地掌握被切除标本的皮肤侧切缘及基底侧切缘情况。

天津市肿瘤医院所使用和推荐的 SLWSS 方法是在术中"直接切缘"评估的基础上，术后辅以"间接切缘"，通过两步法评估为成功的保乳疗法提供双重保障。其主要优势在于：首先，临床医生可以及时、准确地获知病理切缘情况，如阳性则在手术过程中直接进行扩大切除，避免了再次手术，有效降低再次手术率；其次，采用全周切缘的取材方法能够反映整个断端的情况，大大减少了抽样评估的局限性；最后，"间接切缘"取材方式可以比较全面地掌握被切除标本的皮肤侧切缘及基底侧切缘情况。SLWSS 不仅是一种适合中国乃至亚洲女性乳房小、腺体成分多的精准、高效和安全的保乳手术切缘病理诊断方法，也为临床选择保乳手术的适应患者提供了重要的参考依据。

（杨壹羚　付丽）

参考文献

［1］吕鉴可, 杨壹羚, 付丽. 乳腺癌保乳手术标本的病理取材与安全切缘评估 [J]. 中华肿瘤杂志, 2021, 43(8): 817-820.

［2］付丽, 唐小燕. 应重视乳腺癌的精准病理诊断 [J]. 中华医学杂志, 2022, 102(10): 687-689.

［3］HOUSSAMI N, MACASKILL P, MARINOVICH M L, et al. Meta-analysis of the impact of surgical margins on local recurrence in women with early-stage invasive breast cancer treated with breast-conserving therapy[J]. Eur J Cancer, 2010, 46(18): 3219-3232.

［4］MORROW M, STROM E A, BASSETT L W, et al. Standard for breast conservation therapy in the management of invasive breast carcinoma[J]. CA Cancer J Clin, 2002, 52(5): 277-300.

［5］JONES H A, ANTONINI N, HART A A, et al. Impact of pathological characteristics on local relapse after breast-conserving therapy: a subgroup analysis of the EORTC boost versus no boost trial[J]. J Clin Oncol, 2009, 27(30): 4939-4947.

［6］HOUSSAMI N, MACASKILL P, MARINOVICH M L, et al. The association of surgical margins and local recurrence in women with early-stage invasive breast cancer treated with breast-conserving therapy: a meta-analysis[J]. Ann Surg Oncol, 2014, 21(3): 717-730.

［7］MORAN MS, SCHNITT SJ, GIULIANO AE, et al. Society of Surgical Oncology-American Society for Radiation Oncology consensus guideline on margins for breast-conserving surgery with whole-breast irradiation in Stages Ⅰ and Ⅱ invasive breast cancer[J]. Ann Surg Oncol, 2014, 21(3): 704-716.

［8］ROSENBERGER L H, MAMTANI A, FUZESI S, et al. Early Adoption of the SSO-ASTRO Consensus Guidelines on Margins for Breast-Conserving Surgery with Whole-Breast Irradiation in Stage Ⅰ and Ⅱ Invasive Breast Cancer: Initial Experience from Memorial Sloan Kettering Cancer Center[J]. Ann Surg Oncol, 2016, 23(10): 3239-3246.

［9］BUNDRED J R, MICHAEL S, STUART B, et al. Margin status and survival outcomes after breast cancer conservation surgery: prospectively registered systematic review and meta-analysis[J]. BMJ, 2022, 378: e070346.

［10］CHUNG A, GANGI A, AMERSI F, et al. Impact of Consensus Guidelines by the Society of Surgical Oncology and the American Society for Radiation Oncology on Margins for Breast-Conserving Surgery in Stages Ⅰ and Ⅱ Invasive Breast Cancer[J]. Ann Surg Oncol, 2015, 22 Suppl 3: S422-427.

［11］DESNYDER S M, HUNT K K, SMITH B D, et al. Assessment of Practice Patterns Following Publication of the SSO-ASTRO Consensus Guideline on Margins for Breast-Conserving Therapy in

Stage Ⅰ and Ⅱ Invasive Breast Cancer[J]. Ann Surg Oncol, 2015, 22(10): 3250-3256.

［12］PILEWSKIE M, MORROW M. Margins in breast cancer: How much is enough?[J]. Cancer, 2018, 124(7): 1335-1341.

［13］付丽. 乳腺疾病病理彩色图谱 [M]. 北京：人民卫生出版社, 2013, 35-37.

［14］RUBIO I T, AHMED M, KOVACS T, et al. Margins in breast conserving surgery: A practice-changing process[J]. Eur J Surg Oncol, 2016, 42(5): 631-640.

［15］AZU M, ABRAHAMSE P, KATZ S J, et al. What is an adequate margin for breast-conserving surgery? Surgeon attitudes and correlates[J]. Ann Surg Oncol, 2010, 17(2): 558-563.

［16］DUNNE C, BURKE J P, MORROW M, et al. Effect of margin status on local recurrence after breast conservation and radiation therapy for ductal carcinoma in situ[J]. J Clin Oncol, 2009, 27(10): 1615-1620.

［17］JULIEN J P, BIJKER N, FENTIMAN I S, et al. Radiotherapy in breast-conserving treatment for ductal carcinoma in situ: first results of the EORTC randomised phase Ⅲ trial 10853. EORTC Breast Cancer Cooperative Group and EORTC Radiotherapy Group[J]. Lancet, 2000, 355(9203): 528-533.

［18］WAPNIR I L, DIGNAM J J, FISHER B, et al. Long-term outcomes of invasive ipsilateral breast tumor recurrences after lumpectomy in NSABP B-17 and B-24 randomized clinical trials for DCIS[J]. J Natl Cancer Inst, 2011, 103(6): 478-488.

［19］VAN ZEE K J, SUBHEDAR P, OLCESE C, et al. Relationship Between Margin Width and Recurrence of Ductal Carcinoma In Situ: Analysis of 2996 Women Treated With Breast-conserving Surgery for 30 Years[J]. Ann Surg, 2015, 262(4): 623-631.

［20］MCCORMICK B, WINTER K, HUDIS C, et al. RTOG 9804: a prospective randomized trial for good-risk ductal carcinoma in situ comparing radiotherapy with observation[J]. J Clin Oncol, 2015, 33(7): 709-715.

［21］SILVERSTEIN M J, LAGIOS M D, GROSHEN S, et al. The influence of margin width on local control of ductal carcinoma in situ of the breast[J]. N Engl J Med, 1999, 340(19): 1455-1461.

［22］HUGHES L L, WANG M, PAGE D L, et al. Local excision alone without irradiation for ductal carcinoma in situ of the breast: a trial of the Eastern Cooperative Oncology Group[J]. J Clin Oncol, 2009, 27(32): 5319-5324.

［23］CARTER D. Margins of "lumpectomy" for breast cancer[J]. Hum Pathol, 1986, 17(4): 330-332.

［24］WRIGHT M J, PARK J, FEY J V, et al. Perpendicular inked versus tangential shaved margins in breast-conserving surgery: does the method matter?[J]. J Am Coll Surg, 2007, 204(4): 541-549.

［25］GRAHAM R A, HOMER M J, KATZ J, et al. The pancake phenomenon contributes to the inaccuracy of margin assessment in patients with breast cancer[J]. Am J Surg, 2002, 184(2): 89-93.

［26］付丽. 从病理角度探讨乳腺癌的保乳疗法 [J]. 中华肿瘤学杂志, 2005, 27(6): 383-384.

第四章

特殊情况下保乳手术规划

第一节　病灶特征对保乳手术的影响

一、多中心病灶下的保乳手术

多中心（multicentric）、多灶性（multifocal）是乳腺癌多发性的表现，其确切的定义在国际上尚未达成共识。从解剖学上讲，多中心病灶一般指 1 个及以上的癌灶存在于 2 个或 2 个以上象限内；多灶性一般指 1 个及以上的癌灶存在于同一个象限内；亦有一些学者通过癌灶之间的距离进行分类，分布在 2 ~ 5 cm 半径范围内的为多灶性乳腺癌，超出这个范围为多中心性乳腺癌。从病理学上讲，多灶性被认为是单个肿瘤细胞在导管内扩散所致，不同病灶间组织学类型可能相同；多中心性需要两个独立的细胞组进行转化，与小叶癌有明显相关性，病灶间可能存在病理组织学及分子分型差异。

近年来，随着影像学技术的发展，尤其是 MRI 的应用，多中心、多灶性乳腺癌的检出率显著提高，但在不同的文献中其发病率中有很大差别，为 6% ~ 60%。其原因可能是由于没有统一的定义方式、医疗机构间影像技术水准差异以及乳腺标本病理取材方式不同等。

针对多中心、多灶性乳腺癌患者的临床病理特征、局部复发率、预后等，国内外学者进行了大量的研究。研究表明与单灶乳腺癌相比，多中心、多灶性乳腺癌患者更易出现淋巴结转移及脉管癌栓侵犯。有学者通过对 10 项研究、19 272 例患者进行 Meta 分析发现，多中心、多灶性乳腺癌患者保乳手术后局部复发风险为 5.6%，而单病灶保乳术后局部复发风险为 4.2%，多中心、多灶性乳腺癌患者全乳切除术后局部复发风险仅为 2.0%。Neri 等研究者分析多中心、多灶性乳腺癌患者手术方案对复发模式及乳腺癌特定生存期的影响，结果发现，多中心、多灶性乳腺癌患者的特定生存期仅为 154 个月，而单灶性乳腺癌患者为 204 个月；通过多因素分析发现，多中心、多灶性乳腺癌是独立预后因素，并伴有腋窝淋巴结转移、雌激素受体缺失、高增殖活性等特点，其无论是接受乳房切除术还是保乳手术局部和远处复发率均较高，乳腺癌特定生存期显著缩短。在一项对 1862 例多中心、多灶性乳腺癌患者的回顾性分析研究中发现，无论是采用保乳手术与放疗联合还是采用乳房切除术，多中心、多灶性患者的无复发时间和总生存时间无明显统计学差异。通过各项研究可侧面反映出，多中心、多灶性乳腺癌患者局部复发率较高和预后较差可能与癌灶本身侵袭性较强有关，与手术治疗方法无关。

然而详细参阅不同国家、协会、书籍中所制订的保乳手术指征，针对多中心、多灶性乳腺癌诊治意见仍存在很大差异。在大多书籍中认为多中心乳腺癌为保乳手术的绝对禁忌证，多灶性乳腺癌为相对禁忌证，且多中心病灶是保乳治疗后局部复发的高危因素。应用范围较为广泛的美国国立综合癌症网络（NCCN）指南中无明确保乳手术适应证的条目，并未涉及多中心、多灶性乳腺癌是否为禁忌证，仅提示"符合切缘阴性以及满意的外形即可保乳"。美国乳腺外科医师协会（American Society of Breast Surgeons，ASBS）制定的保乳指南（2020 版）将多中心（两个及以上象限受累）、炎性乳腺癌等情形列为保乳手术绝对禁忌证。德国妇科肿瘤小组（German Gynecological Oncology Group，AGO）更为强调"墨染切缘处无肿瘤累及"（no ink on tumour）的重要性，其认为当可以达到 R0 切除时，保乳手术也是多中心、多灶性乳腺癌患者的可选方案。结合中国实际国情，中国抗癌协会乳腺癌专业委员会起草的《保留乳房治疗专家共识（2020 版）》指出：保乳手术主要针对有保乳意愿，切缘阴性且术后能够达到良好乳房外形效果的患者，对于多灶性乳腺癌，也可尝试进行保乳手术。而对于多中心病灶（指在 2 个或 2 个以上象限存在 1 个及以上病灶，或病理学类型和分子分型完全不一样的两个乳腺病灶）应在患者充分知情复发风险高等情况的前提下，有选择地进行保乳手术。

随着肿瘤手术技术的发展，有回顾性研究报道多数多中心、多灶性乳腺癌患者可以成功完成保乳手术，且术后美容效果较好。前瞻性研究 ACOSOG Z11102 初步结果显示：有 66.7% 的患者在第一次手术时达到了切缘阴性，仅有 7.1% 因保乳失败而行乳房切除术。虽然局部复发率等安全性还需更长的随访时间来证明，但至少表明在技术及美容效果允许的前提下，对多中心、多灶性乳腺癌患者行保乳手术是可行性的。2017 年 St. Gallen 共识亦指出：当可以满足切缘阴性、美容效果较好、后续行放疗这些条件时，专家们强烈支持对多中心、多灶乳腺癌行保乳治疗。

目前常用的保乳手术技术包括局部扩大切除、容积移位、容积替代技术等。针对多中心、多灶性乳腺癌，局部扩大切除并不是外科医生的首要选择，因为切除过多的组织可能会造成术后双侧乳房的不对称，从而不能达到满意的美容效果。容积移位和容积替代是保乳整形手术的主要技术方法，依据切除组织量的不同，采用不同的技术来修复患侧乳房外形。当肿瘤位于特殊部位或肿瘤与乳房体积比值较大时，乳腺肿瘤整形保乳技术（OPS）体现了充分的优势。2019 年 ASBS 将 OPS 定义为一种保乳手术，包括切除肿瘤和部分腺体，使用容积移位和容积替代的技术修复同侧乳房缺损，并可能在适当的时候进行对侧乳房对称性的手术。其利用患处之外的组织修复缺损，与传统的保乳手术相比，腺体切除体积可提升约 4 倍，同时不影响术后美学效果。另外，极端肿瘤成形术（extreme oncoplastic surgery，EO）扩展了保乳手术的适应证，如肿瘤直径 > 5 cm；多中心、多灶性肿瘤；广泛的导管原位癌；广泛导管内成分 > 5 cm；在已接受放疗后的同侧乳房内出现的新发或再发病灶；新辅助化疗后部分缓解的局部进展期乳腺癌等。Silverstein 等的研究已证实 EO 技术可以提高多中心、多灶性乳腺癌或者肿瘤直径 ≥ 5 cm 患者的保乳成功率及其生活质量。并且在多灶性乳腺癌患者中，接受 EO 和传统保乳手术的局部复发率相当，并发症较轻微，使原本不适合保乳的多中心、多灶性乳腺癌患者获得更多的保乳机会。

　　针对于多中心、多灶性乳腺癌保乳手术中一些细节问题，如切口的设计、术中切缘的距离、瘤腔标记夹的放置等，目前尚无统一的规范。因此需要更多安全性及可行性数据才能有助于制订多中心、多灶性乳腺癌患者保乳治疗的最佳的手术策略。

　　在临床实践过程中，面对此类患者，严格把控手术指征，选择合适的病例并进行沟通，术前进行充分的肿瘤学和美容规划，术中达到 R0 切除和阴性切缘，术后辅助放疗，这几点至关重要。总之，针对多中心、多灶乳腺癌的保乳治疗存在较多争议，且目前的研究多为回顾性研究，本身具有局限性，使其存在难以避免的偏倚。所以仍需要大量的前瞻性数据为其提供强有力的证据，期待 MIAMI UK 试验、ACOSOG Z11102 试验可以为多中心、多灶乳腺癌患者接受保乳治疗提供可靠的依据。

（唐慧敏）

二、广泛导管内成分对保乳手术的影响

　　广泛导管内癌成分（extensive intraductal component，EIC）是一种针对于浸润性导管癌的病理学描述，指导管原位癌出现在浸润癌周围组织中或在正常组织中有散在灶性分布且导管原位癌成分在癌灶中的比例 > 25%。另导管原位癌伴微浸润也被定义为 EIC 阳性。通过对乳房切除术后的标本进行病理学检查，发现约 33% 的 EIC 阳性的癌灶边缘（2 cm 或者更远的范围内）存在明显的导管内癌成分，而 EIC 阴性的仅有 2%。

　　EIC 具有独特的影像学特征，术前应用不同影像学方法进行评估，可以更加精准

地指导手术方案。EIC 阳性在乳腺 X 线摄影中最常见的表现为肿块伴有钙化，其次为肿块影，再次为单独存在的钙化。与 EIC 阴性相比，钙化灶出现在 EIC 阳性中的比例更高（57.9% vs. 25.0%；$P < 0.001$），且可疑钙化常表现为细小的、多形性、段样分布。另一项研究表明，钙化灶范围超过 3 cm 时，EIC 存在的可能性更大。EIC 在超声下可表现为非肿块性病变、肿块无明显边界、主病灶 2 cm 以内出现的卫星灶、导管扩张、钙化等。在 MRI 中，EIC 阳性与阴性在形态特征和动态增强曲线方面没有明显差异，而在非肿块强化和肿块的非强化处应予以仔细辨别。

目前人们对于浸润性导管癌伴 EIC 发生的相关机制尚不明确。Gaki 等通过对 50 例乳腺癌患者的肿瘤组织、正常乳腺组织及外周血进行分析，发现在染色体 1q21-23 区域杂合子的丢失和 EIC 的出现有显著的关联。另外，赵海鹰等对 59 例乳腺癌患者的组织蛋白酶 D 表达进行了检测，发现 EIC 的发生与肿瘤上皮细胞中的组织蛋白酶 D 高表达有明显关联，提示组织蛋白酶 D 可能在 EIC 的发生、形成过程中起一定作用。还有许多学者针对 EIC 的病理特征进行了研究。Sahin 等发现 EIC 发生率随着 HER2 基因的扩增而增加，两者之间有显著的统计学差异。Jing 等的研究虽然没有发现 ER 与 EIC 发生有明确关系，但当 EIC 成分位于主癌灶外周或者散在分布于其中时，ER 的表达率明显升高。总之，针对 EIC 的发生机制及病理学特征，仍需进一步研究及探索，才能更好地制订诊治方案，延长无复发生存时间。

在 EIC 存在的情况下，保乳手术的局部复发风险是否会增加？针对这一问题，研究者们一直在不断的探索。在 20 世纪 70 年代哈佛医学院放疗中心观察到：在保乳手术中，切缘未进行常规评估的情况下，在浸润性导管癌内部（距边缘约 25%）或者边缘存在明显的导管内癌成分的患者，同侧乳房复发（ipsilateral breast tumor recurrence，IBTR）风险高。另外，该中心还发现 EIC 阳性的乳腺癌常见于年轻女性（年龄 ≤ 35 岁）。此外，在 EIC 阳性患者中，年轻患者的 IBTR 率明显高于老年患者。一项针对 1064 例浸润性导管癌患者的回顾性研究发现，经过 7 年的随访，EIC 阳性行乳房切除术患者对比保乳手术患者，有更长的无病生存期和总生存期。与 EIC 阴性的保乳患者相比，EIC 阳性保乳者似乎预后更差。近些年，有些研究表明，在切缘阴性的情况下，EIC 不一定会使 IBTR 率增加。在 EIC 阳性的患者中，切缘为阴性或者接近（1 mm），5 年的 IBTR 率为 0，而切缘有局灶者，IBTR 率为 50%。但是，目前多数回顾性研究得出的结论仍是"EIC 是保乳术后局部复发的高危因素"，可能与保乳手术中切缘的取材方法和检测标准有关，易遗漏部分灶性阳性切缘。基于此，美国外科肿瘤学会（SSO）、美国放射肿瘤学会（ASTRO）共同制定的指南提出：保乳术后 EIC 的存在可能表明大量导管内癌成分的残留，如果不能完全切除可显著增加 IBTR 率。但当切缘为阴性时，没有证据表明 EIC 会增加 IBTR 风险。且现有证据并不表明更宽的切缘会带来更多的受益。但是鉴于 EIC 阳性患者可能残留大量的导管原位癌成分，应考虑术后行乳腺 X 线成像，以确定是否需要再次扩大切除残余瘤床钙化。

总之，广泛导管内癌成分的存在是否会增加保乳患者 IBTR 率仍需要更多的数据进行证明，但 EIC 不是保乳的禁忌。术前应充分利用影像学进行评估，明确病灶有无 EIC 和其范围是确保切缘阴性的关键。临床医生必须充分讨论保乳手术与乳房切除术相比较的个体获益和风险，充分阐述不同手术方式对患者各方面的影响，包括疾病控制、美容效果、性生活、生理功能及总的生活质量等。结合术中切缘等多方面综合考虑，制订一个更加优化的个体化诊疗方案。

（唐慧敏）

三、乳腺佩吉特病的保乳治疗

乳腺佩吉特病（Paget's disease，PD）作为一种特殊类型乳腺癌，以乳头乳晕区的湿疹、红斑、脱屑、溃疡、出血、结痂及色素沉着、乳头内陷等为典型临床表现，可伴有乳头瘙痒或烧灼感等感觉异常，腺体内常可触及肿块，腋窝可伴有异常淋巴结。PD 的发病率占乳腺癌总体的 1% ~ 3%，单发的 PD 在临床上较为罕见，仅占所有病例的 8%，而 90% 以上的 PD 可同时伴有腺体实质内的浸润性导管癌（IDC）或导管原位癌（DCIS），其他病理类型如浸润性小叶癌等则较为罕见。当 PD 合并有腺体实质内的癌灶时，乳房多可触及肿块，但其位置不一定靠近乳头乳晕复合体（nipple-areola complex，NAC）。根据腺体内是否合并其他癌灶及合并癌的类型，一般将 PD 分为三类：①单纯乳腺佩吉特病（PD）；②乳腺 PD 合并导管内癌（PD-DCIS）；③乳腺 PD 合并浸润性导管癌（PD-IDC）。对于不同的病理类型，其外科治疗策略也存在差异。

（一）保乳治疗在 PD 中的安全性

长期以来，全乳切除术是 PD 外科治疗的标准术式，一则是因为既往的指南与共识一度将中央区乳腺癌作为保乳手术的禁忌证，再则与 PD 多合并有腺体内的多中心或多灶性病变有关；但随后大量研究证实了保乳手术联合放疗的安全性及有效性，无论是否合并有 IDC 或 DCIS，手术方式均不会影响 PD 患者的生存率。如 Chen 等利用 SEER 数据库对 1998—2002 年美国 9 家医疗机构纳入的 1642 例 PD 患者的预后进行了回顾性分析，结果证实对于 PD 或 PD-DCIS，保乳手术联合放疗与乳房全切术的两组患者，其 15 年肿瘤特异性生存（cancer-specific survival，CSS）率分别为 92% 及 94%，两者无统计学差异。Dalberg 则对瑞典 13 家医院 1976—2001 年纳入的 223 例 PD 患者进行了回顾性分析，保乳手术联合放疗与乳房全切术患者的 10 年总生存率分别为 94% 和 85%，而 10 年无病生存率分别为 80% 和 82%，两者均无统计学差异；

且保乳手术联合放疗并不会提高 PD 患者的局部复发率。虽然有报道称 32% ~ 41% 的 PD 患者合并腺体内的多灶性或多中心病灶，让术者对保乳手术的安全性产生顾虑，且切除 NAC 后会影响患者术后的乳房美观，但随着医学影像学的发展和医生及患者观念的转变，对于局限于乳头乳晕区域的单一病灶，保乳治疗变得越来越普遍。

（二）PD 保乳手术的切除范围

PD 保乳手术的切除范围尚存在一定争议。虽然 PD 患者多合并有腺体内的多灶性或多中心病变，但目前尚无指南或共识指出该术式对腺体实质内恶性病灶与乳头乳晕区的最大可接受距离。部分研究者对 PD 患者腺体内 DCIS 及 IDC 的肿瘤位置进行了定位研究：Kollmorgen 等对全乳切除术后 PD 患者的乳腺标本进行病理分析，发现腺体内约 61% 的病变位于距乳头乳晕区 2 cm 以内，29% 处于非中央区；Onoe 等对 59 例接受全乳切除术 PD 患者的手术标本进行病理分析，证实约 52% 的病变位于乳头乳晕区 2 cm 以内，74% 位于 3 cm 以内，85% 位于 4 cm 内；而 2010 年报道的一项针对 PD 患者保乳治疗的前瞻性研究（EORTC 10873）则是将入组标准提高至距离乳头乳晕区 5 cm 以内，经保乳治疗后，其 5 年的局部复发率仅为 5.2%。目前，针对 PD 患者的保乳手术术式多为中央锥形切除术（central cone excision），即切除乳头乳晕复合体及其下方深部的部分腺体；故而，对于计划接受保乳手术的 PD 患者，要综合评估患者的乳房体积与切除范围是否能保证切缘阴性以兼顾术后的乳房美观，随着肿瘤整形技术的发展，对于乳房体积较小且腺体内肿瘤距乳头乳晕区较远的患者，可考虑行保留皮肤的全乳切除术，并对乳房和乳头进行重建。

（三）总结

作为一种特殊类型的乳腺癌，PD 保乳治疗的适应证和禁忌证、病灶的评估手段及手术的切除范围尚缺乏共识，但既往的研究已证实了保乳治疗在 PD 中的安全性，临床医生应结合查体及影像学检查充分评估病灶的范围及位置，对患者进行谨慎筛选，对有条件实施保乳手术的患者，应进一步完善磁共振检查，并选择合适的活检技术明确病理诊断。

（牛蕾）

四、浸润性小叶癌的保乳手术

乳腺浸润性小叶癌（ILC）作为一种特殊类型乳腺癌，其发病率在浸润性乳腺癌中排第二位，占乳腺癌总体发病率的 5% ~ 15%。ILC 可见于各年龄段的女性患者，其发病率呈逐年上升趋势，尤其在 50 岁以上的女性中。相较于浸润性导管癌，浸润性小叶癌呈现出独有的生物学行为，如浸润性小叶癌更易呈多灶性、多中心病变，10% ~ 20% 累及双侧乳腺，导致其在临床初诊时，肿瘤分期相对较高。

（一）ILC 保乳手术的安全性

由于 ILC 肿瘤的临床分期往往更高，并多合并多中心、多灶性病变，且在主病灶周围 1 ~ 2 cm 内常伴有卫星灶，甚至常累及对侧乳腺，使其保乳术后的阳性切缘率更高，再手术率更高。尽管有多项研究证实了保乳治疗在 ILC 中的安全性，但对于 ILC 患者，外科医生通常会选择乳房全切术。有学者对接受保乳手术或乳房全切的 235 例 ILC 患者进行了随访分析，证实两种外科干预方式的 15 年总生存率和远处复发率均相似。Yu 等通过美国国家癌症研究所的监测流行病学最终结果（SEER）数据库筛选了 1998—2011 年被诊断为原发性浸润性小叶癌，肿瘤临床分期为 $T_{1~2}N_{0~1}M_0$，并接受保乳治疗或乳房切除术 ± 放疗的 3393 例年轻（年龄 ≤ 50 岁）女性，通过生存曲线和多因素比例风险回归模型，对生存比例和死亡风险比进行评定，主要终点为乳腺癌相关生存结局。结果显示接受保乳手术联合放疗的患者其 10 年生存率优于单纯乳房切除术组或乳房切除术后放疗组。Mary 等则针对体积更大（> 4 cm）的 ILC 人群进行了分析，通过多变量模型评对比了保乳手术联合放疗与乳房切除术治疗的患者之间无复发生存期（RFS）的差异，证实了对于 ILC ≥ 4 cm 的患者，只要实现阴性切缘，BCT 能实现与乳房切除术相似的肿瘤控制，故而，ILC 并非保乳治疗的禁忌证。

（二）ILC 保乳手术治疗的影像学评估

与 IDC 相同，ILC 患者的保乳治疗原则要求在患者有保乳意愿的前提下，肿瘤与乳房体积比例得当，保证术后乳房的良好外观且切缘无肿瘤残留，其术前对肿瘤分期评估的影像学方式包括超声、钼靶、磁共振等检查。

由于 ILC 在病理上的特殊性，其癌细胞散在分布于正常组织中，其在超声上多表现为边界不清，可有毛刺征、蟹足征、微小分叶、边缘成角等，形态不规则，部分周边见厚薄不均匀的高回声环，内部回声不均匀，伴有液化坏死时会形成无回声区，此外，它还可表现为后方回声衰减、周边组织扭曲、血流阻力高等，钙化少见是 ILC 的一个特点。

ILC 在钼靶上可见结构扭曲伴局灶性收缩，表现为局部结构排列紊乱，局灶性不对称致密影，部分不对称发育的乳房也可见局灶性不对称致密影，但在临床能扪及肿块而钼靶上仅出现局灶性不对称致密影，则应考虑 ILC 的存在；此外，ILC 可伴有不定性钙化，表现为肿块内伴有多形性粗棒状和小团状钙化。

MRI 在 ILC 的诊断和评估中要优于钼靶和超声，MRI 在乳腺癌诊断中能识别其他影像学手段无法检测到的隐匿性病灶，使患者能更早地接受综合治疗，从而降低乳腺癌残留病灶的发生率，并改善总体生存率。MRI 所提供的丰富信息能降低保乳手术患者的再切除率。虽然部分患者会出现假阳性导致临床医生与患者的最终决策发生改变进而手术方式发生更换，但 MRI 依然是 ILC 患者必不可少的影像学检查手段。ILC 在 MRI 上的表现可分为三类：①不规则实性肿块；②多个结节；③仅有隔样强化。单发浸润性小叶癌在 MRI 表现上和非特殊型浸润性导管癌类似，难以区分。在多灶性乳腺癌中，浸润性小叶癌更为常见，MRI 上可表现为邻近的多个相连的结节状强化灶，呈链状分布。

（三）ILC 的保乳手术原则

术者应结合查体及各项影像学结果，在术前对病灶位置、范围、大小、患者乳房体积、下垂度进行全面评估。对于适合行保乳手术的患者，应优化乳腺癌诊断流程，提倡术前通过空芯针活检明确诊断，术中应遵守无瘤原则，对切缘进行规范的病理学评估，通过对墨染切缘快速病理诊断，可有效降低再次扩切率，ILC 与 IDC 保乳标本对"阴性切缘"的定义一致，均是指显微镜下墨染切缘处无导管原位癌或浸润性癌侵犯，即墨染切缘处无肿瘤累犯。几项大型回顾性研究证实在获得阴性切缘前提下，浸润性小叶癌与浸润性导管癌的同侧乳房复发风险间并无显著差异、更大切缘阴性距离并不能降低同侧乳房复发率，无须对浸润性小叶癌保乳手术的阴性切缘标准进行调整。

（四）总结

ILC 作为一种特殊类型的乳腺癌，既往的研究虽然已证实了其保乳治疗的安全性，但由于其常呈现多中心或多灶性病变，且肿瘤分期往往较高，故而临床医生往往倾向于选择全乳切除术，其保乳治疗的适应证和禁忌证、病灶的评估手段及术式的选择尚缺乏共识，临床医生应结合查体及影像学检查对病灶范围进行充分评估，以确定手术方式，明确具体切除范围，降低手术的再次切除率。

（牛蕾）

五、中央区病灶的保乳问题

（一）中央区乳腺癌的定义及简介

目前学术界对中央区乳腺癌没有统一的定义，甚至有不同的英文术语，包括 centrally located breast cancer（CLBC）、subareolar breast cancer（SBC）、retroareolar breast cance（RBC）等。本书中统一采用 centrally located breast cancer（CLBC）作为

中央区乳腺癌的英文名词及缩写。目前主要的中央区乳腺癌的定义包括以下几种。宾夕法尼亚大学医学院福布尔和耶鲁大学医学院哈夫蒂将中央区乳腺癌定义为肿瘤距离乳头乳晕区（nipple-areola complex，NAC）2.0 cm 以内（包括 2.0 cm）的乳腺癌，包括直接位于乳头乳晕后方的乳腺癌。而哈根森则将此距离界定为 1.0 cm 以内。也有个别学者，比如康奈尔大学威尔医学院的西蒙斯，认为中央区乳腺癌指直接位于乳头乳晕后方的乳腺癌。目前国内大部分学者及临床医生，在临床实践及科学研究中采用第一种，即福布尔和哈夫蒂的定义。

有国外文献指出，中央区乳腺癌占所有乳腺癌的比例为 5% ~ 20%，但目前国内没有相关研究得出具体资料。长期以来，国内主流观点认为中央区乳腺癌不适合接受保乳手术治疗，主要的理论依据如下：①中央区乳腺癌容易侵犯乳头乳晕，术中保留乳头乳晕复合体较为困难，手术美容效果较差；②中央区乳腺癌可能已经累及整个导管系统，出现多中心、多病灶肿瘤的风险较高，进而导致术中切缘阳性率高；③有学者认为中央区乳腺癌出现内乳淋巴结转移的概率较高，保乳手术切除范围不足以覆盖病灶，进而导致术后复发率较高。因此，在既往保乳手术适应证中，中央区乳腺癌均被排除在外，甚至被列为禁忌证。然而，随着保乳手术技术及观念的日益发展，人们对中央区乳腺癌进行保乳手术的合理性观点正在发生变化。

（二）中央区乳腺癌接受保乳手术治疗的可行性

近 30 年来，随着乳腺癌整体诊疗水平的不断进步和多学科综合治疗理念的推广及运用，乳腺专科医生和患者的保乳意识也不断提高，相继有学者在 CLBC 的保乳治疗方面作出尝试与研究。1995 年哈夫蒂等对 98 例距离 NAC 2 cm 以内的早期乳腺癌进行保乳手术加放疗，术后平均随访 9 年 3 个月，仅发现 9 例局部复发。与距离 NAC 大于 2 cm 的乳腺癌相比，10 年实际生存率无统计学差异。2000 年盖多斯等对 95 例乳晕下乳腺癌进行研究，其中 33 例进行全乳切除术，62 例进行保乳手术。单变量分析结果提示，患者乳头乳晕区是否存在临床和病理学浸润，以及术后是否进行放疗，与术后局部复发率具有相关性。而多变量分析结果则证明，仅有乳头乳晕区是否存在临床浸润和术后是否放疗与术后局部复发有相关性。因此研究者认为，只要不存在临床浸润症状，并保证保乳术后进行常规放疗，乳晕下肿瘤亦可进行保乳手术。2008 年达尔贝里等对瑞典 13 家医院 223 例乳头湿疹样癌进行回顾性研究，平均随访 12 年（4 ~ 28 年），发现在排除肿瘤大小与淋巴结因素后，切除乳头乳晕复合体的保乳患者与接受乳腺全切除患者的生存率差异无统计学意义。

随着乳腺癌保乳手术在我国的逐渐普及，国内也有医生在中央区乳腺癌的保乳手术治疗方面进行探索。北京大学临床肿瘤学院北京肿瘤医院乳腺中心李金锋团队在

2000—2004 年对 157 例肿瘤位于乳房中央区的Ⅰ～Ⅱ期及新辅助化疗后的Ⅲ期原发性乳腺癌患者进行局部扩大切除并腋窝淋巴结清扫手术，其中 18 例切除乳头乳晕区。手术前，98 例患者接受 2～6 周期的新辅助化疗。手术后，全部患者接受放疗，随后随访 6～53 个月（中位随访 23 个月），仅 1 例局部复发。福建医科大学附属协和医院乳腺外科程宙等对 43 例Ⅰ～Ⅱ期原发性中央区乳腺癌行癌灶局部扩大切除并腋窝淋巴结清扫的保乳手术，同时切除乳头乳晕复合体，术后常规全乳放疗，并根据具体病理及免疫组织化学分析结果，接受化疗、内分泌治疗及靶向治疗。术后随访 7～96个月（中位时间 38 个月），均无局部复发和远处转移，且患侧乳房外形总体优良率86.0%（37/43）（优 23 例、良 14 例）。

以上国内外研究证明，结合准确的术前评估及筛选，以及规范化的乳腺癌综合治疗，中央区乳腺癌实行乳腺癌保乳术是安全可行的。

（三）中央区乳腺癌保乳手术治疗要点

中央区乳腺癌保乳手术成功的关键在于严格遵守以下三方面内容。

1. 术前严格把控手术适应证及禁忌证　中央区乳腺癌进行保乳手术的适应证可参考常规保乳手术适应证，主要为：①具有保乳意愿；②临床Ⅰ期、Ⅱ期，≤ T2；③术后可保留良好乳房外形。对于部分临床Ⅲ期（除去炎性乳腺癌），且有强烈保乳意愿的中央区乳腺癌患者，可在新辅助治疗达到保乳标准后慎重考虑。中央区乳腺癌进行保乳手术的禁忌证主要为：①不能接受全乳放疗；②无法达到切缘阴性；③弥漫性分布的恶性钙化灶；④炎性乳腺癌；⑤拒绝接受保乳手术。

2. 术中操作相关问题　中央区乳腺癌进行保乳手术术中操作相关问题主要包括切缘病理评估及手术方式选择等。

保乳手术必须进行切缘病理评估，包括了术中冰冻切片病理学切缘评估及术后石蜡病理学切缘评估。切缘评估方法：①肿瘤切缘法（垂直切除法）。②肿瘤切缘法（水平切除法）。③腔周切缘评估法。

随着患者对术后乳房外观要求的逐渐提高，越来越多的乳腺外科医生开始思考如何安全切除肿瘤并最大限度地保留乳房的美观。因此学术界将乳腺外科与整形外科相结合，提出了"整形保乳术"（Oncoplastic breast conserving surgery，OBCS）的概念，保证了完整切除肿瘤和安全切缘下，通过整形外科的技术重新塑造了腺体组织，保持乳房的对称性，提高美观效果。目前运用于中央区乳腺癌的整形保乳术方法主要包括荷包缝合技术、楔形切除术、蝙蝠翼技术和 Hall-Findlay 技术四种，这些技术在前面章节中均已详细介绍，故不在此赘述。

也有学者，如韩国大邱庆北大学医学院整形与重建外科杨荣均根据乳房大小和肿瘤切除体积的比例进行各种肿瘤整形手术，对于中小型乳房和小切除量（< 50 g，小缺损）的病例，进行荷包缝合或线性缝合等体积置换手术；在中等切除量（< 150 g，中度缺损）的情况下，使用脂肪筋膜、胸腹腔或肋间动脉穿支（ICAP）或胸背动脉穿支（TDAP）皮瓣进行体积置换手术；在大切除量（> 150 g，大缺损）的情况下，使用背阔肌（LD）皮瓣进行体积置换手术。此外，在乳房大、切除量小的情况下，进行了腺体整形；在大乳房和大切除量的情况下，进行缩小乳房成形术。

术后放疗和化疗结束后进行乳头再造，平均在术后 6 个月进行。可用 Hammond 皮瓣或 CV 皮瓣进行了乳头重建，2 个月后，为了乳晕色素沉着进行文身。乳房再造方法的因素有多种，包括乳房切除方式和切除量、健侧大小和形状、乳头与肿瘤之间的距离、乳房下沟的长度、供区状况、年龄和健康状况。应考虑患者、肥胖程度、术前及术后放疗或化疗的必要性以及医生和患者的偏好。

没有一种单一的肿瘤整形技术可以专门用于所有患者。应对于每位患者选择合适的整形保乳手术方法。因此，有必要通过术前访谈、术前拍照、检查等方式设计合适的手术方案。

3. 术后严格规范综合治疗

与常规保乳手术一致，中央区乳腺癌保乳手术后需接受规范的综合治疗，其中术后放疗为必须选项，并根据患者具体情况决定是否需行术后辅助化疗、内分泌治疗及靶向治疗。只有术后接受规范的综合治疗，才能保证接受中央区乳腺癌保乳手术后患者生存率及复发率与接受普通乳腺癌保乳手术患者无明显差异。

综上所述，随着保乳手术技术及观念的日益发展，中央区乳腺癌已不再是保乳手术禁忌证。只要术前严格把控适应证及禁忌证，筛选合适患者，术中与病理科医生密切配合，确保切缘阴性，同时根据根据患者需求选择合适的保乳手术方法，术后严格规范综合治疗等，中央区乳腺癌保乳术也能取得良好效果。

（方灿斌）

第二节　分子分型对保乳手术的影响

乳腺癌保乳手术（BCS）是目前公认的早期乳腺癌的标准术式。而局部复发（local recurrence，LR）是保乳手术后医生和患者最担心的问题，因此在保乳手术实践中必须保证切缘阴性。研究表明，保乳手术切缘阳性与肿瘤大小、年龄、淋巴结状态、脉管浸润（LVI）与否、是否存在广泛导管内癌成分（EIC）密切相关。乳腺癌是一种具有高度异质性的疾病，随着分子诊断技术的发展，分子分型在乳腺癌的临床诊疗及预后方面发挥着重要的作用，尤其在指导内分泌治疗和靶向治疗上目前已达成全球共识，是临床诊治必不可少的依据。但是，关于分子分型对乳腺癌保乳手术方式选择的影响及预后关系，目前国内外仍没有一个明确的定论。不少研究者已经在这方面作出研究探索，但未得出统一结论，部分学者认为分子分型不影响乳腺癌保乳手术方式的选择及预后效果，而另一部分学者认为不同分子分型对乳腺癌保乳术后的复发和进展有影响。以下对其中一些典型研究进行分类总结。

一、分子分型影响乳腺癌保乳手术预后的研究

哈佛大学尼尔斯·阿尔沃尔德的研究纳入了 1997 年 12 月至 2006 年 7 月接受乳腺癌保乳术的 1434 例浸润性乳腺癌患者，评价了 5 种乳腺癌分子分型（Luminal A、Luminal B1、Luminal B2、HER2 过表达和三阴性乳腺癌）术后局部复发率的差异，结果提示 Luminal A 型的 5 年累积局部复发率为 0.8%（$95\%CI$：0.4% ~ 1.8%）；Luminal B1 型为 2.3%（$95\%CI$：0.8% ~ 5.9%）；Luminal B2 型为 1.1%（$95\%CI$：0.2% ~ 7.4%）；HER2 过表达亚型为 10.8%（$95\%CI$：4.6% ~ 24.4%）；三阴性乳腺癌亚型为 6.7%（$95\%CI$：3.6% ~ 12.2%）。提示 HER2 过表达和三阴性乳腺癌亚型的 LR 率较高。

2021 年广州医科大学附属第二医院贾海霞等为探讨乳腺癌分子分型对保乳边缘状态以及预后的影响，对 1032 例接受乳腺癌保乳手术患者的临床病理数据进行回顾性分析，利用单变量及多变量分析分子分型、年龄及肿瘤大小等临床病理特征与阳性手术边缘及预后的相关性。结果提示，HER2 过表达乳腺癌是保乳阳性边缘的独立影响因素；Luminal B2 和 HER2 过表达型是保乳患者预后差的独立预后因素。

2015 年河北省秦皇岛市海港医院尤江立等为分析乳腺癌保乳手术患者的预后与分子分型的关系，探讨分子分型对保乳手术的意义，对 183 例行保乳手术的乳腺癌患者进行全身综合治疗及随访，比较乳腺癌保乳手术患者预后与分子分型的关系。结果提示：Luminal A 及 Luminal B 型患者的生存率显著高于 HER2 过表达型和三阴性乳腺癌（$P < 0.05$），局部复发率则低于后两个类型（$P < 0.05$）。保乳手术在不同分子亚型的乳腺癌患者之间疗效不同。对于 Luminal A 及 Luminal B 型患者疗效最为显著，适用性强。

2018 年郑州大学第一附属医院秦威等为探讨分子分型与乳腺癌新辅助化疗患者保乳手术（BCS）率和病理完全缓解（pCR）率的相关性。回顾性分析 180 例接受新辅助化疗（NCT）的局部晚期乳腺癌患者，分析 NCT 后分子分型与 BCS 及 pCR 的相关性并分析其影响因素。结果提示与 Luminal A 和 Luminal B 型患者相比，HER2 过表达和 Basal-like 型患者的 BCS 和 pCR 率更高。

二、分子分型不影响保乳手术安全性的研究

2011 年北卡罗来纳州达勒姆杜克大学医学中心为评估接受保乳治疗（BCT）的早期乳腺癌患者的治疗结果和预后因素，尤其是切缘状态和分子分型，回顾性分析了 1985—2005 年在该中心接受手术切除加放疗的 1058 例 I 期或 II 期乳腺癌患者的记录。结果显示，各分子分型的特定原因生存期（cause-specific survival，CSS）均无明显统计学差异。证明无论分子分型如何，乳腺癌保乳术仍然是早期乳腺癌患者的首选治疗方法。

西达赛奈医疗中心亚历山德拉·甘吉等为比较三阴性乳腺癌患者与 Luminal A、Luminal B 和 HER2 过表达型患者保乳手术治疗的效果的差异，纳入了 2000 年 1 月 1 日至 2012 年 5 月 30 日期间在单一机构接受保乳治疗的 1851 例 29 ~ 85 岁的 I ~ III 期浸润性乳腺癌患者。其中 Luminal A 型 1341 例（72.4%），Luminal B 型 212 例（11.5%），HER2 过表达型 64 例（3.5%），三阴性乳腺腺癌 234 例（12.6%）。多因素分析提示，三阴性乳腺癌术后局部区域复发率与其他分型相比均无明显统计学差异。

韩国一项研究为了分析早期乳腺癌三种分子亚型保乳治疗后的临床特征和复发模式，纳入 596 例接受 BCT 的 $T_{1 \sim 2}N_{0 \sim 1}$ 乳腺癌患者，并分成三组：Luminal、三阴性和 HER2 过表达型，三组的例数分别为 408 例（68.5%）、105 例（17.6%）和 83 例（13.9%）。随访期间，在 Luminal、三阴性和 HER2 过表达型中，分别有 26 例（6.4%）、11 例（10.5%）和 9 例（10.8%）患者检测到局部复发（$P = 0.1924$）；31 例（7.6%）、7 例（6.7%）和 7 例（8.4%）患者以远处转移作为复发的第一个迹象（$P = 0.8996$）。在 HER2 过表达型中，局部和远处复发的中位时间较短（$P = 0.0889$ 和 0.0780），HER2 过表达型与较差的总生存期显著相关（$P = 0.0009$）。结果提示：早期乳腺癌保乳手术后，分子亚型之间的复发模式没有差异。三阴性乳腺癌和 HER2 过表达型与患者年龄较小、核分级较高和组织学分级较差有关。

综上所述，乳腺癌分子分型对保乳手术安全性及预后的影响目前仍没有统一定论。中华医学会外科学分会乳腺外科学组发布的最新版 2022 年中国早期乳腺癌保乳手术临床实践指南中，在乳腺癌保乳手术适应证和禁忌证方面均未涉及分子分型，这与目前大多数外科医生的临床临实践是吻合的。随着分子病理技术的日益发展，相信这个问题在不久的将来会得到科学准确的答案。

（方灿斌）

第三节　新辅助治疗后的保乳手术

一、新辅助治疗后保乳的可行性

作为局部晚期乳腺癌（locally advanced breast cancer，LABC）的标准治疗方式，新辅助治疗具有降期和提高保乳率的重要作用。随着对乳腺癌生物学特性的进一步了解，以及保乳手术在早期乳腺癌中的成熟应用，新辅助治疗后缩瘤降期的 LABC 患者可否进行保乳手术也成为了临床的一个讨论热点。

辛格尔特里等于 1992 年最早探讨了保乳手术在 LABC 中的可行性。分析了 143 例已行全乳切除的患者，其中包含 17% ⅡB、36% ⅢA、41% ⅢB 和 6% 锁骨上淋巴结阳性的患者。患者手术前接受 3 个周期新辅助治疗，经治后完全缓解（complete remission，CR）率和部分缓解（partial remission，PR）率分别为 16% 和 84%。若将皮肤水肿持续存在、残存病灶 > 5 cm、活检证实内乳淋巴结受累以及乳腺钼靶显示多中心病灶等因素作为保乳手术的排除标准，则全组 143 例中有 33 例（23%）可行保乳手术。纽曼团队也做了新辅助化疗后保乳手术可行性的探讨研究，入组了 100 例患者，39% 的患者治疗前评估可行保乳手术。新辅助化疗后，59% 的患者可行保乳手术治疗，其中包含 34% 治疗前认为不可行保乳手术的患者。该项研究提示化疗可提高乳腺癌保乳手术的可能性，研究者对新辅助化疗后的乳腺病灶进行了改进方法的评估，从而提高预测新辅后保乳可行的预测，尤其是弥漫性钙化或多中心的患者。CALGB 40603 试验是第一项关于新辅助治疗后保乳手术的前瞻性研究，结果显示，185 例治疗前不可行保乳手术的患者在经过新辅助治疗后有 78 例（42%）转化为可行保乳手术治疗，可保乳手术患者数增加了 14%，共 93% 的患者成功施行保乳手术治疗。

2005 年莫里等的一项纳入了 9 项随机试验（$n = 3946$）Meta 分析显示，新辅助治疗组与辅助治疗组的死亡风险（总风险比 $RR = 1.00$，95%CI：0.90 ~ 1.12）、疾病进展风险（$RR = 0.99$，95%CI：0.91 ~ 1.07）和远处复发风险（$RR = 0.94$，95%CI：0.83 ~ 1.06）间差异无统计学意义。然而，与辅助治疗组相比，新辅助治疗组的 LRR 风险显著增加（$RR = 1.22$，95%CI：1.04 ~ 1.43，$P = 0.018$），特别是仅接受放疗而未行手术治疗者（$RR = 1.53$，95%CI：1.11 ~ 2.10）。同样地，2007 年米奥格等的一项包含 14 项随机试验（$n = 5500$）的 Meta 分析结果显示，相较辅助治疗组而言，新辅助治疗可显著降低全乳房切除率（$RR = 0.71$，95%CI：0.67 ~ 0.75），且显示出与辅助治疗组相接近的总生存率（$HR=0.98$，95%CI：0.87 ~ 1.09，$P = 0.67$），新辅助化疗提高保乳率的同时会增加局部复发率，但差异无统计学意义（$HR=1.12$，95%CI：$0.92 \sim 1.37$，$P=0.25$）。有学者对新辅助化疗后行保乳手术患者的同侧乳腺肿瘤复发（IBTR）率及其预后价值进行了探讨，257 例 T1 ~ 3 的浸润性乳腺癌患者接受了新辅助化疗、保乳手术和术后辅助放疗，中位随访时间为 93 个月，结果显示 5 年和 10 年的 IBTR 率分别为 16%（±2.4%）及 21.5%（±3.2%）。

当前，众多国内外专家共识和临床指南均认同，乳腺癌新辅助治疗可实现肿瘤降期、提高保乳率，且其远期生存效果与早期保乳治疗者相近，但仍需注意的是，经由新辅助治疗降期后行保乳手术的患者可能存在稍高的 IBTR 风险，术者在术前应做好严格的适应证把控，并且充分将治疗的潜在获益及风险分析与患者进行沟通。同时，在临床实践中，新辅助治疗后保乳手术的成功实施需要多学科紧密配合参与和保障。

二、新辅助治疗后保乳的技术要点

与未行新辅助治疗的保乳手术选择标准相似，新辅助治疗后保乳手术的标准亦为肿瘤充分切除且术后乳房美容效果良好。大量的临床研究对新辅助治疗后保乳手术肿瘤边界的确定，以及依据新辅助治疗后病灶范围予以保乳切除的安全性进行了论证。

（一）新辅助治疗后的保乳手术选择标准及手术适应证

一项研究纳入了 340 例新辅助化疗后接受保乳手术治疗的患者，总结出了可预测新辅助化疗后保乳手术的复发风险指数标准，即 M. D. Anderson 预后指数（MDAPI），其通过对 4 项可预测新辅助化疗后行保乳手术者 IBTR 风险和 LRR 的变量进行赋值：临床 cN2 或 N3 期乳腺癌、新辅助化疗后残留病理病灶直径 > 2 cm、残留病灶为多灶性以及合并脉管浸润。具有上述 1 项变量计为 1 分，0 ~ 1 分为低 IBTR 和 LR 风险、2 ~ 3 分为中风险、3 ~ 4 分则被认为高风险，低、中、高风险组 5 年无 IBTR 生存率分别为 97%、88%、82%（$P < 0.001$），无 LR 生存率则分别为 94%、83% 和 53%（$P < 0.001$）；此外，低、中复发风险组患者经治后行保乳手术治疗的 10 年 LR 风险与全乳切除相比，差异无统计学意义，而高危组的 LRR 率显著升高，应考虑行全乳切除。另一项研究则发现，MDAPI 在预测 IBTR 方面并非适用于该研究的患者。该研究发现，新辅助治疗后发生 IBTR 的患者总生存率降低，且雌激素受体的状态以及残余肿瘤呈多中心病灶是影响 IBTR 率的两大独立因素。此外，罗泽尔的一项纳入了 594 例患者的研究发现：肿瘤初始直径大于 5 cm、组织低分化、小叶癌、多中心病灶，是保乳不成功的独立预测因素，该类患者在新辅助治疗后不适合行保乳手术治疗。上述研究表明，严格把控保乳手术的选择标准和手术适应证是降低乳腺癌新辅助治疗后保乳手术后 IBTR 的关键。

　　《中国抗癌协会乳腺癌诊治指南与规范（2021 版）》指出，炎性乳腺癌除外的临床Ⅲ期患者，经新辅助治疗后若达到保乳手术标准，可慎重考虑保乳。但目前国际上对于新辅助治疗后可行保乳手术并无统一的针对性标准，该部分患者的执行标准参考的仍是早期乳腺癌保乳手术，原则是保证切缘阴性。St.Gallen 专家共识推荐新辅助治疗后保乳患者的阴性切缘和非新辅助治疗后的保乳切缘要求一致，即"no ink on tumor"。《中国乳腺癌新辅助治疗专家共识（2022 年版）》专家组特别指出对于初始不可保乳的患者在经过新辅助治疗降期后，多灶性残留和胚系 BRCA 基因突变是影响其保乳决策的两大因素。在临床诊疗中，需充分评估上述情况。

（二）新辅助治疗后局部肿瘤组织的退缩模式及病灶评估和定位方式的选择

　　1. 新辅助治疗后肿瘤退缩模式　随着新辅助治疗后保乳手术率的不断增高，关于术后 IBTR 影响因素的探讨日益深入。其中，乳腺癌新辅助治疗后肿瘤退缩模式是重要的影响因素之一，其与残留病灶准确判定、保乳手术切除范围及切缘的选择息息相关。目前较为公认的新辅助治疗后肿瘤退缩模式主要分为向心性退缩和巢状散在退缩。若新辅助治疗后肿瘤退缩表现为后者，即使术中切缘提示阴性，保乳手术后仍可能存在残余病灶，这是术后 IBTR 的重要原因之一。

　　鉴于新辅助治疗后原发肿瘤病理退缩模式的重要性，学者们对其进行了更深入的探究及划分。一项研究纳入了 90 例Ⅱ期或Ⅲ期浸润性导管癌患者，患者经新辅助治疗后原发肿瘤部分缓解达到保乳手术标准，其后均接受了改良根治手术，术后标本均进行了全乳病理学检查。研究结果表明，新辅助治疗后残留肿瘤按其微观形态可分为孤立性病变、多灶性斑片状病变、主残留病变伴卫星病灶 3 种类型，分别占 61%、33% 和 6%。多灶性斑片状病变和主残留病变伴卫星病灶通常与较大的原发肿瘤有关。且进一步分析发现，在主残留病变伴卫星病灶亚组中，若卫星病灶与主残留病灶相距较远，行主癌灶切除后即使切缘阴性也可能存在卫星灶残留的情况，这可能成为术后 IBTR 的一大原因。此外，有研究者对新辅助化疗和新辅助内分泌治疗后乳腺原发肿瘤退缩模式进行了进一步细分，其将模式分为弥散状、结节状、散在状、中央瘢痕状和完全缓解型，新辅助化疗组散在状和完全缓解型比例更高，而新辅助内分泌组更易出现中央瘢痕状退缩。陈等在一项纳入了 340 例经新辅助化疗患者的研究中，对经治后原发肿瘤退缩模式进行探讨，研究发现：182 例残留病灶病理表现为孤立性病灶，78 例表现为多灶性残留病灶，80 例表现为无残留灶。

　　目前，关于新辅助治疗后乳腺癌原发肿瘤病灶退缩模式尚未达成一致共识。为了降低新辅助治疗后保乳术后 IBTR 率，仍需进一步寻求更佳的包括影像学检查在内等方式对病理退缩模式及残余肿瘤范围进行预测和评估。

2. 新辅助治疗后病灶评估 对新辅助治疗后拟行保乳手术的患者，术前进行准确的肿瘤退缩模式评估、确定手术切除范围，可有效降低患者术后 IBTR。当前，临床上评估乳腺癌新辅助治疗疗效的影像学手段有乳腺超声、乳腺 X 线及乳腺 MRI 检查。

（1）乳腺超声及乳腺 X 线检查：乳腺超声具有价格低、无创、方便、相对客观、可重复等优势，被广泛应用于临床诊疗。而乳腺 X 线检查因其能敏感、可靠地判断乳腺肿瘤的钙化情况，同样被列为临床乳腺癌病灶评估的常规检查之一。尽管应用广泛，乳腺超声及 X 线在评估新辅助治疗后残留病灶情况中仍存在不足。研究发现，乳腺超声及 X 线检查难以分辨新辅助化疗后的肿瘤残留灶及治疗引起的纤维化改变。此外，乳腺超声检查可能低判所有乳腺癌，而乳腺 X 线检查则可能会低判肿瘤体积较大的乳腺肿块。有研究者分析了 30 例初诊为 LABC 的患者新辅助化疗前后乳腺超声及 X 线检查结果与术后病理检查拟合情况，以探讨两种检查方式对肿瘤评估的准确性。结果显示，治疗前经超声测量的病灶大小与治疗后病理学检查测量的病灶大小间的差异无统计学意义（$P = 0.792$），且有良好的相关性（$r = 0.799$，$P < 0.001$），但超声测量的治疗后病灶大小与病理学检查测量的病灶范围有明显差异（$P = 0.006$）；此外，13 例（13/24）浸润性导管癌伴有原位癌残留，其中 17 例患者新辅助化疗前的乳腺 X 线检查提示恶性钙化，两者有很好的一致性（$\kappa = 0.670$，$P < 0.01$）。该研究结果表明，化疗后部分肿瘤退缩并不明显，仅细胞密度降低，化疗后利用超声评估残余肿瘤退缩并不准确。乳腺 X 线检查提示恶性钙化者经新辅助化疗后多伴有导管原位癌残留，恶性钙化范围较广者不太适合在新辅助治疗后行保乳手术治疗。

（2）乳腺 MRI 检查：MRI 在乳腺癌新辅助治疗疗效评估中具有重要的临床应用价值，是目前公认的评估残留病灶的重要方法。帕克等发现 MRI 评估乳腺癌新辅助治疗后残余病灶大小与术后病理显示的病灶大小有较好的相关性（$ICC = 0.83$），明显优于乳腺 X 线检查、超声检查结果（ICC 分别为 0.56 和 0.55）。一项纳入了 51 例拟行新辅助化疗的乳腺癌患者的研究结果表明，利用乳腺 MRI 评估乳腺原发肿瘤新辅助化疗后 PCR 情况，其准确率可达 74%。MRI 可清楚分辨新辅助化疗后的肿瘤残留灶及化疗引起的纤维化改变。吉川等通过分析 25 例三阴性乳腺癌患者新辅助化疗后的 MRI 检查结果和组织病理学检查结果的相关性，结果发现 MRI 测得肿瘤大小与组织病理学退缩模式之间存在显著相关性，且该研究发现无任何周围病变的向心性退缩为最常见的退缩模式。同样地，研究发现，新辅助化疗后 MRI 显示的向心性退缩模式与三阴性乳腺癌患者的 PCR 相关，相较非 PCR 组或树突样退缩模式，MRI 与组织病理学残留灶大小在 PCR 组或向心性退缩模式中显示出更强的相关性。

3. 新辅助治疗保乳手术术前定位 由于新辅助治疗后，病灶达到完全或接近完全缓解的情况很常见，故建议在新辅助治疗前采用超声、钼靶、MRI 等引导对肿瘤病灶进行置入标记夹定位肿瘤或于肿瘤表面皮肤墨汁染色的方式标记肿瘤边界，这有助于为将来的手术治疗进行瘤床定位，寻求最初肿瘤的位置。埃德伊肯等报道了 49 例预期经新辅助治疗后可达到完全缓解的患者，在治疗前放置标记夹，治疗后 47%（23 例）的患者肿瘤达到完全缓解，原定位区仅见标记夹，且经病理证实，标记夹并未移位。该结果提示，术前标记夹定位病灶，有助于新辅助治疗后完全缓解或接近完全缓解肿瘤病灶的定位，避免漏切及误切。

4. 新辅助治疗保乳手术的切除范围及切缘问题　目前尚无大宗高质量的临床研究对新辅助治疗后保乳手术的切除范围及切缘问题作出科学合理的规定和共识，对此仍然存在着争议。《中国抗癌协会乳腺癌诊治指南与规范（2021 年版）》推荐新辅助治疗后保乳手术切除范围尽可能包括穿刺活检周围皮肤、针道及残腔在内的治疗后残留病灶。《中国乳腺癌新辅助治疗专家共识（2022 年版）》专家组特别指出多灶性残留是影响新辅助治疗后保乳决策的主要影响因素，而胚系 BRCA 基因突变亦是保乳决策的考虑因素之一。在临床实践中，新辅助治疗后的保乳实施需多学科参与，包括新辅助治疗前后原发病灶的定位、治疗后的疗效评估，以及规范化的切缘墨汁染色等病理学切缘评估。对于切缘阴性的定义，多数专家认可"no ink on tumor"，也有部分专家认为 2 mm 及以上才是相对安全的切缘。若石蜡包埋切片病理学检查提示切缘见不典型增生，可仅予以相应的切缘扩大切除或后续放疗，不需要进一步行全乳切除手术。

新辅助治疗后应充分利用乳腺超声、X 线、MRI 等检查手段准确评估治疗后原发肿瘤退缩情况，并于术后辅以有效的全身辅助治疗（如化疗、内分泌治疗），同时行足够剂量的术后辅助放疗，以减少术后 IBTR。

5. 新辅助治疗保乳手术的标本处理及评价　保乳标本切下后应立即予墨汁染色或缝线对上、下、内、外、表面及基底面进行准确标记。对于包含钙化灶的标本，术中还应行乳腺 X 线检查以明确病灶是否已被完整切除，以及病灶和各切缘的位置关系。新辅助治疗后的保乳手术应同样处理，以达到病理阴性切缘为主要前提。术中对肿瘤的切缘状况进行病理学检查，若肿瘤切缘提示阳性，则需行进一步手术治疗，在保证保乳效果的同时再次切除初次阳性的切缘，以达到切缘阴性，若再次切缘仍提示阳性，则应选择行全乳切除。

6. 新辅助治疗保乳手术瘤腔处理　为准确定位病灶区放射野，可采用瘤床内放置金属定位夹标记瘤腔的方式：于残腔内侧、外侧、上侧、下侧及基底面分别放置金属夹，继而缝合皮下组织及皮肤。若肿瘤切除后，乳房外形影响较大，则可采用邻近组织适当整形。一般情况下，保乳残腔无需放置引流，创面的少许渗出可自行吸收或机化以保持外形美观。但若创面较大，可予放置胶片引流，3 ~ 4 天后拔除。

（陈伟玲）

参考文献

［1］MASANNAT Y A, AGRAWAL A, MARAQA L, et al. Multifocal and multicentric breast cancer, is it time to think again?[J]. Ann R Coll Surg Engl, 2020, 102(1): 62-66.

［2］MILULESCU A, MARINO L DI, PERADZE N, et al. Management of Multifocal-Multicentric Breast Cancer: Current Perspective[J]. Chirurgia (Bucur), 2017, 112(1): 12-17.

［3］NIJENHUIS M V, RUTGERS E J. Conservative surgery for multifocal/multicentric breast cancer[J]. Breast, 2015, 24 Suppl 2: S96-99.

［4］SHAIKH T, TAM T Y, LI T, et al. Multifocal and multicentric breast cancer is associated with increased local recurrence regardless of surgery type[J]. Breast J, 2015, 21(2): 121-126.

［5］SILVERSTEIN M J, SAVALIA N, KHAN S, et al. Extreme oncoplasty: breast conservation for patients who need mastectomy[J]. Breast J, 2015, 21(1): 52-59.

［6］HOLLAND R, CONNOLLY J L, GELMAN R, et al. The presence of an extensive intraductal component following a limited excision correlates with prominent residual disease in the remainder of the breast[J]. J Clin Oncol, 1990, 8: 113-118.

［7］AA SM, CHA J A, SHIN A J, et al. Mammography, US, and MRI to Assess Outcomes of Invasive Breast Cancer with Extensive Intraductal Component: A Matched Cohort Study[J]. Radiology, 2019, 292(2): 182762.

［8］STOMPER P C, CONNOLLY J L. Mammographic features predicting an extensive intraductal component in early-stage infiltrating ductal carcinoma[J]. Am J Roentgenol, 1992, 158(2): 269-272.

［9］MEIJER M E, LOOK M P, GEEL A N, et al. 652 The relation of extensive intraductal carcinoma component (EIC) with prognosis and treatment results of patients (PTS) with primary breast cancer[J]. Eur J Cancer 1995, 31.

［10］SCHNITT S J, ABNER A, GELMAN R, et al. The relationship between microscopic margins of resection and the risk of local recurrence in patients with breast cancer treated with breast-conserving surgery and radiation therapy[J]. Cancer, 1995, 31.

［11］REID A. WALDMAN, JUSTIN FIRCH, JANE M. GRAN-KELS. et al. Skin Diseases of the Breast and Nipple Part I: Benign and Malignant Tumors[J]. J Am Acad Dermatol, 2019, 80(3): 1467-1481.

［12］MARKARIAN S, HOLMES D R. Mammary Paget's Disease: An Update[J]. Cancers, 14(10): 2422-2432.

［13］SISTI A, HUAYLLANI M T, RESTREPO D J, et al. Paget Disease of the Breast: A National Retrospective Analysis of the US Population[J]. Breast Disease, 2020, (7): 1-8.

［14］NORI J, BICCHIERAI G, AMATO F, et al. A New Technique for the Histological Diagnosis of Paget's Disease of the Breast Using a Semiautomated Core Needle Biopsy with a 14-Gauge Needle[J]. Radiologia Medica, 2021, 126(7): 936-945.

［15］YAO Y, SUN L, MENG Y, et al. Breast-Conserving Surgery in Patients With Mammary Paget's Disease[J]. Journal of Surgical Research, 2019, 241: 178-187.

［16］ȘANDRU F, DUMITRAȘCU M C, PETCA R, et al. Paget Disease of The Breast - Therapeutic Approach Depending on The Form of Presentation[J]. Journal of Surgical Sciences, 2020, 7(1): 175-

180.

[17] PAN B, ZHAO D, LIU Y, et al. Establishment and Characterization of Breast Cancer Organoids from a Patient with Mammary Paget's Disease[J]. Cancer Cell Int, 2020, 20(1): 1-10.

[18] WU Q, DING X, LI J, et al. Surgical Treatment in Paget's Disease with Invasive Ductal Carcinoma : An Observational Study Based on SEER[J]. Sci Rep, 2017(10): 1-9.

[19] CHEN C Y, SUN L M, ANDERSON BO. Paget Disease of the Breast: Changing Patterns of Incidence, Clinical Presentation, and Treatment in the U.S.[J]. Cancer, 2006, 107(7): 1448-1458.

[20] DALBERG K, AELLBORG H, WMBERG F. Paget's Disease of the Nipple in a Population Based Cohort.[J]. Breast Cancer Res Treat, 2008, 111(2): 313-319.

[21] WONG G, DROST L, YEE C, et al. Are We Properly Diagnosing and Treating Paget's Disease of the Breast? A Case Series[J]. J Pain Manag, 2019, 12(2): 169-172.

[22] HELME S, HARVEY K, AGRAWAL A. Breast-Conserving Surgery in Patients with Paget's Disease[J]. Br J Surg, 2015, 102(10): 1167-1174.

[23] KOLLMORGEN D R, VARANASI J S, EDGE S B, et al. Paget's Disease of the Breast: A 33-Year Experience[J]. J Am Coll Surg, 1998, 187(2): 171-177.

[24] CABIOGLU N, KRISHNAMURTHY S, KUERER H M, et al. Feasibility of Breast-Conserving Surgery for Patients with Breast Carcinoma Associated with Nipple Discharge[J]. Cancer, 2004, 101(3): 508-517.

[25] POLGÁR C, OROSZ Z, KOVÁCS T, et al. Breast-Conserving Therapy for Paget Disease of the Nipple: A Prospective European Organization for Research and Treatment of Cancer Study of 61 Patients[J]. Cancer, 2010, 94(6): 1904-1905.

[26] FAROUK O, ATTIA E, ROSHDY S, et al. The Outcome of Oncoplastic Techniques in Defect Reconstruction after Resection of Central Breast Tumors[J]. World J Surg Oncol, 2015, 13(1): 1-7.

[27] RUIBAL A, AGUIAR P. Clinicopathological characteristics of infiltrating lobular breast carcinoma in elderly women: Preliminary results[J]. Mol Clin Oncol, 2015(3): 1337-1340

[28] JOBSEN J J, RIEMERSMA S, PALEN J, et al. The Impact of Margin Status in Breast-Conserving Therapy for Lobular Carcinoma Is Age Related[J]. Eur J Surg Oncol, 2010, 36(2): 176-181.

[29] LAGIOS M D. Pathologic features related to local recurrence following lumpectomy and irradiation[J]. Semin Surg Oncol, 1992, 8(3): 122-128.

[30] STIVALET A, LUCIANI A, PIGNEUR F, et al. Invasive Lobular Carcinoma of the Breast: MRI Pathological Corrclation Following Bilateral Total Mastectomy[J]. Acta Radiologica, 2012, 53(4): 367-375.

[31] FODOR J, MAJOR T, TÓTH J, et al. Comparison of Mastectomy with Breast-Conserving Surgery in Invasive Lobular Carcinoma: 15-Year Results[J]. Rep Pract Oncol Radiother, 2011, 16(6): 227-231.

[32] YU T J, LIU Y Y, HU X, et al. Survival Following Breast-Conserving Therapy Is Equal to That Following Mastectomy in Young Women with Early-Stage Invasive Lobular Carcinoma[J]. Eur J Surg Oncol, 2018, 44(11): 1703-1707.

[33] LEPOMKI M, Karhunen-Enckell U, Tuominen J, et al. Tumor Margins That Lead to Reoperation in Breast Cancer: A Retrospective Register Study of 4,489 Patients[J]. J Surg Oncol, 2022, 125(4): 577-

588.

［34］NOVEMBER U K. British Society of Breast Radiology Virtual Annual Scientific Meeting 2021[J]. Breast Cancer Res, 2021, 23(Suppl 1): 98.

［35］BIGLIA N, MAGGIOROTTO F, LIBERALE V, et al. Clinical-Pathologic Features, Long Term-Outcome and Surgical Treatment in a Large Series of Patients with Invasive Lobular Carcinoma (ILC) and Invasive Ductal Carcinoma (IDC)[J]. Eur J Surg Oncol, 2013, 39(5): 455-460.

［36］WHITMAN G. Sonography of Invasive Lobular Carcinoma[J]. Ultrasound Med Biol, 2009, 35(8): S84.

［37］WHITMAN G J, HUYNH P T, PATEL P, et al. Sonography of Invasive Lobular Carcinoma[J]. Ultrasound Clinics, 2015, 1(4): 645-660.

［38］PORTER A J, EVANS E B, FOXCROFT L M, et al. Mammographic and Ultrasound Features of Invasive Lobular Carcinoma of the Breast[J]. J Med Imaging Radiat Oncol, 2014, 58(1): 1-10.

［39］UCHIYAMA N, MIYAKAWA K, MORIYAMA N, et al. Radiographic Features of Invasive Lobular Carcinoma of the Breast[J]. Radiat Med, 2001, 19(1): 19.

［40］MANN RITSE M. The Effectiveness of MR Imaging in the Assessment of Invasive Lobular Carcinoma of the Breast[J]. Magn Reson Imaging Clin N Am, 2010, 18(2): 259-276.

［41］WEINSTEIN S P, OREL S G, HELLER R, et al. MR Imaging of the Breast in Patients with Invasive Lobular Carcinoma[J]. Ajr Am J Roentgenol, 2001, 176(2): 399-406.

［42］VERMA H, PARIKH J. Magnetic Resonance Imaging Features of Invasive Lobular Carcinoma of the Breast[C].Radiological Society of North America 2011 Scientific Assembly and Annual Meeting.

［43］SAGARA Y, BARRY W T, MALLORY M A, et al. Surgical Options and Locoregional Recurrence in Patients Diagnosed with Invasive Lobular Carcinoma of the Breast[J]. Ann Surg Oncol, 2015, 22(13): 4280-4286.

［44］FOWBLE B, SOLIN L J, SCHULTZ D J, et al. Breast recurrence and survival related to primary tumor location in patients undergoing conservative surgery and radiation for early-stage breast cancer[J]. Int J Radiat Oncol Biol Phys, 1992, 23: 933-939.

［45］HAFFTY B G, WILSON L D, SMITH R, et al. Subareolar breast cancer: long-term results with conservative surgery and radiation therapy[J]. Int J Radiat Oncol Biol Phys, 1995, 33: 53-57.

［46］SIMMONS R M, BRENNAN M B, CHRISTOS P, et al. Recurrence rates in patients with central or retroareolar breast cancers treated with mastectomy or lumpectomy[J]. Am J Surg, 2001, 182: 325-329.

［47］MULTON O, BOURGEOIS D, VALIDIRE P, et al. Breast cancers with central localization: conservative treatment by tumorectomy with ablation of the areolar plaque[J]. Presse Med, 1997, 26: 988-994.

［48］NAGUIB S F. Oncoplastic resection of retroareolar breast cancer: central quadrantectomy and reconstruction by local skin-glandular flap[J]. J Egypt Natl Canc Inst, 2006, 18: 334-347.

［49］GAJDOS C, TARTTER P I, BLEIWEISS I J. Subareolar breast cancers[J]. Am J Surg, 2000, 180: 167-170.

［50］DALBERG K, HELLBORG H, WARNBERG F. Paget's disease of the nipple in a population based cohort[J]. Breast Cancer Res Treat, 2008, 111: 313-319.

［51］李金锋, 欧阳涛, 王天峰. 中央区乳腺癌的保乳治疗 [J]. 中华肿瘤杂志, 2006: 478-480.

［52］韩晖, 程林许. 中央区乳腺癌切除乳头乳晕复合体的保乳治疗及中长期随访 [J]. 中国微创外科杂志, 2013: 1109-1111.

［53］FITZAL F, MITTLBOECK M, TRISCHLER H, et al. Breast-conserving therapy for centrally located breast cancer[J]. Ann Surg, 2008, 247: 470-476.

［54］PARK H C, KIM H Y, KIM M C, et al. Partial breast reconstruction using various oncoplastic techniques for centrally located breast cancer[J]. Arch Plast Surg, 2014, 41: 520-528.

［55］FUNG F, CORNACCHI S D, VANNIYASINGAM T, et al. Predictors of 5-year local, regional, and distant recurrent events in a population-based cohort of breast cancer patients[J]. Am J Surg, 2017, 213: 418-425.

［56］ARVOLD N D, TAGHIAN A G, NIEMIERKO A, et al. Age, breast cancer subtype approximation, and local recurrence after breast-conserving therapy[J]. J Clin Oncol, 2011, 29: 3885-3891.

［57］DEMIRCI S, BROADWATER G, MARKS L B, et al. Breast conservation therapy: the influence of molecular subtype and margins[J]. Int J Radiat Oncol Biol Phys, 2012, 83: 814-820.

［58］GANGI A, CHUNG A, MIROCHA J, et al. Breast-conserving therapy for triple-negative breast cancer[J]. JAMA Surg, 2014, 149: 252-258.

［59］NOH J M, CHOI D H, HUH S J, et al. Patterns of recurrence after breast-conserving treatment for early stage breast cancer by molecular subtype[J]. J Breast Cancer, 2011, 14: 46-51.

［60］SINGLETARY S E, MCNEESE M D, HORTOBAGYI G N. Feasibility of breast-conservation surgery after induction chemotherapy for locally advanced breast carcinoma[J]. Cancer, 1992, 69(11): 2849-2852.

［61］NEWMAN L A, BUZDAR A U, SINGLETARY S E, et al. A prospective trial of preoperative chemotherapy in resectable breast cancer: predictors of breast-conservation therapy feasibility[J]. Ann Surg Oncol, 2002, 9(3): 228-234.

［62］GOLSHAN M, CIRRINCIONE C T, SIKOV W M, et al. Impact of neoadjuvant chemotherapy in Stage Ⅱ - Ⅲ triple negative breast cancer on eligibility for breast-conserving surgery and breast conservation rates: surgical results from CALGB 40603 (Alliance)[J]. Ann Surg, 2015, 262(3): 434-439; discussion 438-439.

［63］MAURI D, PAVLIDIS N, IOANNIDIS J P. Neoadjuvant versus adjuvant systemic treatment in breast cancer: a mcta-analysis[J]. J Natl Cancer Inst, 2005, 97(3): 188-194.

［64］MIEOG J S, VAN DER HAGE J A, VAN DE VELDE C J. Preoperative chemotherapy for women with operable breast cancer[J]. Cochrane Database Syst Rev, 2007, 2007(2) :Cd005002.

［65］ROUZIER R, EXTRA J M, CARTON M, et al. Primary chemotherapy for operable breast cancer: incidence and prognostic significance of ipsilateral breast tumor recurrence after breast-conserving surgery[J]. J Clin Oncol, 2001, 19(18): 3828-35.

［66］WANG S, ZHANG Y, YANG X, et al. Shrink pattern of breast cancer after neoadjuvant chemotherapy and its correlation with clinical pathological factors[J]. World J Surg Oncol, 2013, 11(1): 166.

［67］THOMAS J S, JULIAN H S, GREEN R V, et al. Histopathology of breast carcinoma following neoadjuvant systemic therapy: a common association between letrozole therapy and central scarring[J]. Histopathology, 2007, 51(2): 219-226.

［68］CHEN A M, MERIC-BERNSTAM F, HUNT K K, et al. Breast conservation after neoadjuvant chemotherapy: the MD Anderson cancer center experience[J]. J Clin Oncol, 2004, 22(12): 2303-2312.

［69］YANG T, ZHANG Z P, SUN X Y, et al.[Shrinkage mode of the primary breast tumor after neoadjuvant chemotherapy analyzed with part-mount sub-serial sectioning and three-dimensional reconstruction technique][J]. Zhonghua Zhong Liu Za Zhi, 2016, 38(4): 270-276.

［70］CHAGPAR A B, MCMASTERS K M. Trends in mammography and clinical breast examination: a population-based study[J]. J Surg Res, 2007, 140(2): 214-219.

［71］张朝蓬 . 乳腺癌新辅助化疗后肿瘤退缩模式的病理大切片研究 [D]. 济南：山东省医学科学院，2009.

［72］CHEN J H, FEIG B, AGRAWAL G, et al. MRI evaluation of pathologically complete response and residual tumors in breast cancer after neoadjuvant chemotherapy[J]. Cancer, 2008, 112(1): 17-26.

［73］YOSHIKAWA K, ISHIDA M, KAN N, et al. Direct comparison of magnetic resonance imaging and pathological shrinkage patterns of triple-negative breast cancer after neoadjuvant chemotherapy[J]. World J Surg Oncol, 2020, 18(1): 177.

［74］EOM H J, CHA J H, CHOI W J, et al. Predictive Clinicopathologic and Dynamic Contrast-Enhanced MRI Findings for Tumor Response to Neoadjuvant Chemotherapy in Triple-Negative Breast Cancer[J]. AJR Am J Roentgenol, 2017, 208(6) :W225-W230.

［75］中国抗癌协会乳腺癌专业委员会 . 中国抗癌协会乳腺癌诊治指南与规范（2021 年版）[J]. 中国癌症杂志 , 2021, 31(10): 954-1040.

［76］中国乳腺癌新辅助治疗专家组 . 中国乳腺癌新辅助治疗专家共识（2022 年版）[J]. 中国癌症杂志 , 2022, 32(1): 80-89.

［77］《乳腺癌新辅助治疗的病理诊断专家共识（2020 版）》编写组 . 乳腺癌新辅助治疗的病理诊断专家共识（2020 版）[J]. 中华病理学杂志 , 2020, 49(4): 296-304.

第五章

特殊人群保乳治疗

第一节　老年性乳腺癌的保乳问题

一、老年性乳腺癌的定义

2020 年乳腺癌取代肺癌成为全球发病率第一的癌症，乳腺癌的发病率随着年龄增长而增加，增长趋势直至 80 岁。在全球每年新诊断的乳腺癌病例中，35% ~ 50% 的患者是 65 岁以上的女性。随着人均预期寿命的增加以及社会整体老龄化，老年性乳腺癌已转化为一个重大的公共卫生问题。

自 20 世纪 90 年代以来，我国的乳腺癌发病率增长加快，已达到全球的两倍多。目前，乳腺癌已成为我国女性发病率最高的癌症，每年我国乳腺癌新发数量和死亡数量分别占全世界的 12.2% 和 9.6%。过去几十年中，由于西方国家人口中位年龄的急剧上升，对于乳腺癌患者"老年"的定义仍然存在疑问，有关老年性乳腺癌患者的研究分别采用了不同的范围来定义老年，包括年龄大于 50 岁、55 岁、65 岁或 70 岁，目前仍然没有统一的界定。由于大多数癌症中心的研究都将 70 岁以上的老年性乳腺癌排除在外，因此老年性乳腺癌治疗的临床研究资料极少。

二、老年性乳腺癌的发病特点

西方国家大约 50% 的乳腺癌发生在 65 岁以上的女性，30% 的乳腺癌发生在 70 岁以上的女性；我国的乳腺癌发病有两个高峰，第一个乳腺癌诊断的平均年龄出现在 45 ~ 55 岁，另一个出现在 70 ~ 74 岁。2008 年的数据显示，我国有 16.6% 的乳腺癌患者年龄在 65 岁以上，我国女性乳腺癌诊断的中位年龄也有逐渐增高的趋势，预计到 2030 年，我国老年女性乳腺癌的比例将提高到 27.0%。

在就诊时间方面，由于老年女性对自身健康的关注度下降，而且乳腺属于隐私部位，因此老年性乳腺癌患者就诊时间常常比较晚。与年轻乳腺癌患者相比，老年性乳腺癌患者相对生存率较低，在一定程度上反映出被诊断为晚期乳腺癌的可能性更大。在病理分子分型方面，老年性乳腺癌的生物学特征研究存在分歧，大部分研究认为老年性乳腺癌与年轻乳腺癌相比较，常常具有细胞分化比较好、激素受体阳性〔（雌激素受体（ER+）/孕激素受体（PR+）〕肿瘤的发生率较高；Luminal A 型乳腺癌患者在 65 岁以上患者组中比在年轻女性组中更常见，三阴性乳腺癌发生率较低；淋巴结转移较少，EGFR、HER2 和 Ki67 低表达增殖率较低，但原发性肿瘤的分期往往更晚期。

三、老年性乳腺癌保乳治疗

老年性乳腺癌患者的治疗在各类指南中并没有单独列出，在很大程度上是个体化的，目前老年性乳腺癌的治疗存在相当大的争议。年轻乳腺癌的研究结果，并不能推断到老年人身上，原因有很多，其中老年人的并发症为主要影响因素。大多数老年性乳腺癌都缺少精准评估，明确分期亦存在困难，临床上对于老年性乳腺癌的治疗通常比较保守。在治疗老年性乳腺癌患者时，往往更需要慎重考虑年龄、伴随疾病再行治疗决策，其中关注生活质量是一个关键的考虑因素。

1. 老年性乳腺癌的保乳手术治疗　针对接受乳腺癌手术的老年妇女生活质量问题的非随机研究发现，更广泛的手术是影响老年妇女身体功能差的风险因素，在对老年性乳腺癌患者生活质量的影响方面，充足的家庭照顾反而更优于外科手术方式的选择。许多研究表明，在选择老年性乳腺癌患者的外科手术方式时，需要分别对手术技术、社会文化和生活质量等方面进行权衡。

对于老年性乳腺癌患者而言，与疾病的复发，甚至死亡相比，她们更加看重对生活质量的需求。因此，老年性乳腺癌的保乳治疗首先要权衡利弊，是否有手术安全的问题。其次，许多老年人在参与治疗决策方面非常依赖家庭成员，她们的同意可能取决于子女的意见，也可能取决于潜在受试者的理解。而当老年性乳腺癌患者的身体、认知受损时，如存在听力或视觉问题、疼痛等都可能使问题进一步复杂化，老年性乳腺癌患者往往更容易依赖提供意见者，相比年轻乳腺癌患者，老年性乳腺癌患者提出问题更少。目前有关老年性乳腺癌患者治疗效果的研究资料非常有限，老年性乳腺癌患者对乳腺癌治疗有效性知之甚少。因此随着患者年龄的增加，老年性乳腺癌治疗的差异变得更大。同时家庭照顾者亦是老年性乳腺癌治疗的一个重要影响因素，老年性乳腺癌常常需要家庭其他人更多地参与护理，在家庭中督促医疗方案的实施。因此由家庭成员授权，或支配患者或两者结合作出决定是非常可能的。

2. 保乳术后是否进行放疗　目前尚没有资料一致的老年性乳腺癌的前瞻性研究，大量小型回顾性研究报告了不同的治疗方法和结果，反映了对于老年性乳腺癌在保留乳房管理方面依然缺乏共识。目前文献报道对于老年性乳腺癌的保乳放疗，仍然存在争议。一些研究表明，在老年性乳腺癌中，乳房全切除术后避免放疗并不影响临床结果，尤其对于 75 岁以上、肿瘤组织学分级为 I 级的患者，在行乳房全切术后有可能豁免放疗。而另外一些研究则显示，在老年性乳腺癌患者中，未接受放疗的患者局部复发率为 20% ~ 40%。辅助放疗降低了同侧乳腺癌复发（IBTR），但没有改善总生存（OS）。

在临床实践中，对老年性乳腺癌患者减少治疗的需求普遍存在。然而，这些避免过度治疗亦可能导致老年性乳腺癌患者治疗不足。虽然对老年性乳腺癌患者豁免放疗可能是一个合理的选择，但仍应综合考虑激素受体、肿瘤分级和肿瘤大小等风险情况，从而精准选择适合的患者群体。依据目前的指南，老年性乳腺癌患者保乳治疗后应常规接受辅助放疗。一些新型辅助放疗策略，如加速器部分乳房照射或术中照射，可能会成为极具有吸引力的选择。

综合近些年关于老年性乳腺癌的临床研究（表 5-1），可以看出有关老年性乳腺癌的研究样本量较小，年龄的界定不统一，治疗方式也存在很大的差异。

表 5-1　关于老年性乳腺癌的临床研究

研究者	发表时间（年）	例数（例）	年龄（岁）	$T_{1~2}$	ER(+)	HER2扩增	部分切除	放疗	腋窝淋巴结分期占比	淋巴结转移比率	复发率
Smith	2009	56 725	65+	—	—	—	59%	74%	—	—	—
Amy	2011	134	80+	70%	83%	10%	49%	47%	90%	25%	4%
Yood	2008	1837	65+	100%	74%	—		74%			
Litvak	2006	354	70+	70%	45%	—	47%	45%			
Laki	2010	538	70+	90%	84%	—	72%	100%	89%	31%	9%

四、老年性乳腺癌治疗的展望

尽管老年性乳腺癌患者的相对生存率低于年轻乳腺癌患者，但老年性乳腺癌患者，尤其是 85 ~ 94 岁之间者，比年轻乳腺癌患者更有可能死于其他原因。如果这些"其他"原因能够得到更有效的预防或治疗，老年性乳腺癌患者的有效治疗本身就会显得更加重要。与乳房切除术患者相比，老年性乳腺癌保乳手术 BCT 患者的监测（breast cancer surveillance，BCS）增加，对患有乳腺癌和其他疾病的老年妇女的护理变得复杂。未来对老年性乳腺癌患者治疗效果的研究，应重视放疗和腋窝淋巴结清扫术在保乳治疗后的作用，并应关注除肿瘤复发和死亡率外的生活质量。同时需要考虑在最虚弱的老年性乳腺癌患者中，选用较温和的治疗策略的价值。在老年性乳腺癌的早期诊断、适宜治疗、长期随访及护理方面，需要更多的循证医学证据去解决，如果可以将老年性乳腺癌的治疗规范纳入指南，将会为老年性乳腺癌的个性化治疗提供更可靠的依据。

（赵旭晔）

第二节　妊娠相关性乳腺癌的保乳治疗

一、妊娠相关性乳腺癌定义

妊娠相关性乳腺癌（pregnancy-associated breast cancer，PABC）是指在妊娠期、哺乳期或产后一年内发生的乳腺癌。目前对患有乳腺癌的孕妇的管理极具有挑战性，各大指南尚未有明确规范，同时重点关注的是药物对发育中的胎儿的影响，及其在子宫内接触抗癌药物后的长期并发症。

二、妊娠相关性乳腺癌特点

妊娠相关性乳腺癌（PABC）是一种发病率为 1 : 30 000 的罕见疾病，占所有乳腺癌的 0.2% ~ 0.4%。由于发病率低且缺乏前瞻性研究，人们对妊娠相关性乳腺癌的了解甚少。虽然有研究表明妊娠相关性乳腺癌与非妊娠相关性乳腺癌生存率无差异，但近期的研究表明，妊娠相关性乳腺癌具有体积大、分期较晚的特点，雌激素受体表达低，以及 HER2 过表达在 PABC 中较高。妊娠相关性乳腺癌的肿瘤生物学特征或妊娠所致的微环境可能与预后有关，而且妊娠期间胎儿安全治疗的局限性亦影响预后，妊娠相关性乳腺癌预后比非妊娠相关性乳腺癌更差。

随着妇女晚婚晚育，妊娠相关性乳腺癌的发生频率可能会增加。妊娠是一种免疫抑制的相对状态，同时妊娠是一种高雌激素、孕激素状态，这可能改变肿瘤生物学，并可能使其更具侵袭性。由于妊娠、哺乳期乳房本身的充盈和生理肥大导致诊断延迟，这使得体检困难。大多数妊娠相关性乳腺癌的女性患者在诊断时表现为更大的肿瘤和更高的淋巴结转移发生率，乳房超声检查是最常见的影像学检查方法。

三、妊娠相关性乳腺癌的保乳治疗

（一）妊娠相关性乳腺癌的保乳治疗

妊娠相关性乳腺癌是一个具有挑战性的临床情况，需要权衡最佳治疗与对胎儿的潜在危害的利弊。应该强调的是，在所有情况下，产科医生、妇科医生、外科肿瘤学家、放射肿瘤学家、内科肿瘤学家和血液学家之间的多学科治疗非常必要。疾病程度的准确定义、患者完成妊娠的愿望、胎儿的成熟度和完整性信息是计划妊娠期间治疗方案时需要充分考虑的因素。对于被诊断为乳腺癌的妊娠患者，最佳的治疗策略应该考虑到孕龄、乳腺癌的分期、治疗方案、患者的意愿，以及一系列心理、伦理、宗教甚至法律方面的考虑。

由于缺乏前瞻性临床研究及长期预后资料，妊娠相关性乳腺癌的临床决策尚缺乏明确指南，最佳的局部治疗策略亦没有明确规范，研究中关于妊娠相关性乳腺癌的保乳治疗研究亦非常有限。当患者希望继续妊娠时，妊娠相关性乳腺癌患者在妊娠前3个月，进行改良根治术仍然是标准的手术治疗方法，而保留乳房的手术（乳房肿瘤切除术伴淋巴结清扫）最好在妊娠中期和晚期进行。因为必要的放疗必须推迟到分娩。乳房保留或乳房切除的决定应根据每个患者的临床情况而定，在怀孕12周后，流产的风险是最小的。对于需要辅助化疗的妇女，可以在完成全身治疗后3～6周给予放疗，以便在中、晚期进行全身治疗，可以填补保乳术与产后放疗之间的时间。淋巴结转移在妊娠相关性乳腺癌患者中是比较常见的。一项大型系列研究显示，阳性淋巴结的发生率为53%～81%。

大量的病例研究表明，妊娠期间任何类型的手术都会增加胎儿自然流产、早产和宫内生长受限的风险。目前还没有可靠的研究支持局部麻醉比全身麻醉对孕妇更有益处。胸椎旁阻滞技术可能与更快的恢复率、更少的术后恶心有关，但胸椎旁阻滞技术并非常规应用。

终止妊娠不能提高乳腺癌患者的生存率，也不再是常规推荐。然而，如果妇女在妊娠的前3个月被诊断为乳腺癌，则需要考虑延迟治疗的风险，采取治疗性流产可能是最好的选择。同样，患有非常严重或侵袭性疾病的女性也需要了解她们的预后，以便对她们的妊娠作出知情选择。医生应该向每位妊娠相关性乳腺癌的女性提供遗传咨询，不仅需要讨论化疗的潜在副作用，还要根据家族史、年龄、评估女性是否有可能进行 BRCA-1、BRCA-2 筛查。目前尚不清楚 BRCA-1 突变妇女所生的孩子是否存在长期的不良后果。

（二）妊娠相关性乳腺癌的淋巴结处理

一般来说，妊娠期乳腺癌患者的手术治疗与非妊娠患者相似。但由于母体过敏反应，不推荐使用蓝色染料进行 SLNB，并且前哨淋巴结检出率低于既往研究。在放射性方面，锝（^{99m}Tc）- 硫胶体淋巴显像是安全的，因为它使用的剂量小，释放迅速，胎儿吸收的量小于 20 μGy。

（三）妊娠相关性乳腺癌的放疗

由于辐射对胎儿的致畸作用，人们普遍同意将放疗推迟到分娩后。在妊娠前 3 个月（器官发育完成之前），放疗可能与胎儿死亡、畸形、小头畸形、宫内生长迟缓、智力迟缓以及诱发儿童肿瘤和血液病有关。乳房辅助放疗从来都不是一个紧急的程序，考虑到对胎儿的潜在危害，推迟乳房辅助放疗可能会更好。对于脑转移的患者，在妊娠期间对大脑进行放疗是需要潜在的胎儿不良反应非常低。需要关注的是，妊娠前 3 个月的辐射暴露与智力发育迟缓和胎儿畸形的风险增加有关。放疗通常在化疗和手术完成后进行。内分泌治疗和放疗的推迟并不影响疗效。

（四）预后

在最近的研究中，妊娠相关性乳腺癌患者的 5 年总生存率在 40% ~ 73%。

四、妊娠相关性乳腺癌的展望

由于妊娠相关性乳腺癌相对患病率低，大规模的前瞻性研究是不可行的。需要多中心合作和一个收集跟踪大量妊娠相关性乳腺癌病例的中央注册中心，这将有助于更好地理解疾病的生物学特性，并有助于优化，包括局部替代治疗在内的管理策略。对妊娠相关性乳腺癌最大获益和对胎儿最小的伤害之间的平衡非常困难，应该尊重妊娠相关性乳腺癌患者的决定，不能做肤浅的评估。

（赵旭晔）

第三节　初发Ⅳ期乳腺癌的保乳治疗

一、初发Ⅳ期乳腺癌的定义

初发Ⅳ期乳腺癌是指不论原发肿瘤、淋巴结的情况如何，只要初次诊断乳腺癌时已经伴有远处转移即定义为初发Ⅳ期乳腺癌（de novo metastatic breast cancer，DnMBC）。初发Ⅳ期乳腺癌患者通常初诊时已失去根治手术机会，精神、心理和生活质量均受到严重影响。不同于早期乳腺癌，初发Ⅳ期乳腺癌的治疗旨在延长患者生存时间、提高生存质量。

二、初发Ⅳ期乳腺癌的特点

乳腺癌通常可以通过早期筛查实现早诊、早治，降低死亡率。在美国，60% 左右的乳腺癌患者是通过早期筛查发现的，乳腺癌 5 年生存率高达 89.4%，在新发乳腺癌患者中同步远处转移疾病的发生率在 3.5% ~ 10%。我国由于乳腺癌筛查起步较晚，人群缺乏对乳腺疾病早期诊查的认识，通过常规筛查发现的乳腺癌患者仅为 5.2%，初发Ⅳ期乳腺癌患者中位生存期为 2 ~ 3 年。

初发Ⅳ期乳腺癌常常具有特殊的临床病理学特征，研究发现初发Ⅳ期乳腺癌往往具有更高的侵袭性，即肿瘤体积偏大、多发器官及内脏转移比例偏高，初诊Ⅳ期乳腺癌患者激素受体阳性比例较高。因此对初发Ⅳ期乳腺癌进行内分泌治疗有可能奏效，与转移性乳腺癌相比，初发Ⅳ期乳腺癌患者的治疗处于初始状态，可能对全身治疗有更好的反应，可能具有较好的预后。目前初发Ⅳ期乳腺癌在晚期乳腺癌中的比例逐年增高，也越来越受到关注。

三、初发Ⅳ期乳腺癌的保乳治疗

（一）手术治疗存在争议

目前初发Ⅳ期乳腺癌以全身治疗为主，近年来随着治疗的不断进步，初发Ⅳ期乳腺癌患者的生存期逐渐延长。对于初发Ⅳ期乳腺癌，是否应该在初始就对完整的原发肿瘤进行局部治疗，从而避免患者遭受不受控制的胸壁疾病痛苦。就目前的研究看来，初发Ⅳ期乳腺癌原发灶手术能否带来生存获益尚有争议，并且缺乏基于分子分型、转移负荷的研究。各大指南尚缺乏有关手术价值在初发Ⅳ期乳腺癌患者中的推荐。

原发肿瘤手术治疗是否能使初诊Ⅳ期患者获益，各研究不尽相同。虽然多达 50% 的初发Ⅳ期乳腺癌患者存在可局部切除的原发性乳腺肿瘤，但仅有 1/3 的肿瘤局部进展到需要姑息性切除的程度，局部病灶切除主要用于控制局部并发症如出血、皮肤溃疡、疼痛和感染等的姑息性治疗。若对无症状原发肿瘤进行手术切除，无论保留乳房还是切除肿瘤，都需要与患者认真讨论。

目前支持对原发肿瘤进行局部病灶切除（local regional treatment，LRT）的研究认为，原发肿瘤可作为具有转移能力的细胞的持续来源，并诱导免疫抑制。此外，对原发肿瘤的早期治疗可以减少原发肿瘤中耐化疗克隆的发展，并减少药物。基于这些假设，通过局部病灶切除改善无局部复发生存（local regional recurrence free survival，LRFS），可能导致 OS 受益。过去 30 年的回顾性数据表明，Ⅳ期疾病患者切除原发肿瘤可能获得生存优势。土耳其的 MF07-10 前瞻性研究结果显示，对于那些激素受体阳性、HER2 阴性、单纯骨转移，并且年龄小于 55 岁的Ⅳ期乳腺癌患者，更能从局部手术以及之后的综合治疗中获益。保留乳房显然是危害最小的选择，通过术前有效的系统治疗可以最大限度地保留乳房。

一些研究认为原发肿瘤的手术切除与生存率的提高有关，但另一些则不然。原发性肿瘤中可能存在的抗血管生成因子、生长因子抑制剂的水平在前期 LRT 后可能会降低，并可能出现加速复发。此外，手术创伤后可能释放生长因子，或在手术和麻醉过程中诱导免疫抑制，促进肿瘤生长。在准备和实施局部病灶切除术（如手术）期间，存在系统性治疗可能被延迟的风险。早期乳腺癌，术后 12 周以上开始化疗的患者生存率下降，可能会延迟全身治疗，这对转移性疾病患者至关重要。这种系统治疗延迟可能对一些患者的远期疾病的控制产生不利影响。美国波士顿的 TBCRC013 前瞻性研究表明，在全身治疗受益的情况下，乳腺癌原发病灶的切除并不能提高晚期乳腺癌患者的预后。在三阴性乳腺癌患者中亦未观察到手术的获益。在 2013 年的一项前瞻性观察研究数据显示，对全身治疗有反应的患者可能从局部手术中获益，而对全身治疗无反应的患者则不能获益。说明对于初发Ⅳ期乳腺癌进行手术治疗，可能需要筛选适合的人群。

目前初发Ⅳ期乳腺癌的最佳治疗策略仍然是临床实践中的一大挑战。各个研究对于局部肿瘤切除的时机，也选择了治疗的不同阶段。在大多数研究中，初发Ⅳ期乳腺癌患者中 T1 ～ 2 肿瘤比例小于 1/2，大多数初发Ⅳ期乳腺癌患者，不适合并且采用保乳手术的比例占少数。研究发现，阴性切缘的手术切除可显著提高 5 年无病生存率，但阳性手术边缘的患者与未进行手术的患者相比生存率没有差异。

总的来说，首次使用全身治疗还可以根据远处病灶的反应来选择乳房肿瘤切除术或乳房切除术 - 腋下手术 / 放疗（PSLT）患者，这也是使用 PSLT 首要、关键的选择标准，因为当远处疾病对全身治疗无反应时，初发Ⅳ期乳腺癌从原发肿瘤切除术获益的可能性非常小。

（二）初发Ⅳ期乳腺癌患者的生活质量考虑

无论是否行 PSLT，都存在与原发肿瘤相关的生活质量（QOL）危险。如果原发肿瘤没有得到治疗并且病情进展，不受控制的胸壁疾病对生活质量的影响对于少数初发Ⅳ期乳腺癌来说可能是灾难性的。但若所有女性都行 PSLT，对于那些在余生中无不可控局部病灶的妇女而言就存在治疗不当。因此，对初发Ⅳ期乳腺癌患者生活质量影响的分析必须经过深思熟虑，权衡少数初发Ⅳ期乳腺癌局部疾病失控的可能性、所有妇女 PSLT 潜在的不必要成本，况且外科手术和放疗都有内在风险（如血肿、感染和手术部位愈合不良），特别对于合并腋窝手术者。接受前哨淋巴结活检的患者患淋巴水肿的风险为 5%，接受腋窝清扫的患者患淋巴水肿的风险为 16%，而腋窝清扫后增加放疗使风险增加到 38%。当有治愈的可能性时，潜在的发病率和风险是可以接受的。然而对于初发Ⅳ期乳腺癌患者，手术或放疗并发症可能只会增加患者在生命的最后几个月或几年的痛苦。

（三）初发Ⅳ期乳腺癌的放疗

一些回顾性研究分析初发Ⅳ期乳腺癌的原发部位以及乳房保留或切除后的放疗的影响，尽管有使用放疗的额外获益的建议，但尚不能在临床试验之外，推荐使用保留乳房的放疗。关于放疗的研究资料较少，对于 M1 型乳腺癌患者的放疗剂量尚无建议，亦无证据表明转移性乳腺癌患者的放疗剂量与非转移性乳腺癌患者的剂量存在差异。

目前对初发Ⅳ期乳腺癌中那些原发肿瘤完整的Ⅳ期患者推荐手术抑或放疗还为时过早。如果远处转移病灶还没有得到很好的控制，建议手术尚无依据；如果初发Ⅳ期乳腺癌局部、远处转移部位都得到了很好的控制，那么原发病灶很可能在患者的一生中都会得到很好的控制。对于远处疾病已得到控制但原发部位仍在进展的患者，手术仅提供了一个合理的方法，在手术后是否放疗受益尚未得到证实。

（四）初发Ⅳ期乳腺癌的展望

今后需要更多的大样本、前瞻性研究，进一步指导治疗，解答有关初发Ⅳ期乳腺癌的诸多治疗问题，局部治疗是否对初发Ⅳ期乳腺癌患者有益，如何选择那些手术获益的初发Ⅳ期乳腺癌患者人群，如何权衡局部手术、手术联合放疗的价值，选择乳房切除术还是肿瘤切除术，以及选择手术的最佳时机，从而为初发Ⅳ期乳腺癌患者的精准治疗提供依据。

（赵旭晔）

第四节　遗传性乳腺癌的保乳治疗

一、遗传性乳腺癌的定义

遗传性乳腺癌是指有明确的基因异常导致乳腺癌，且可遗传于后代。遗传性乳腺癌占乳腺癌总体的 5% ~ 10%，其中最多见的基因突变是 BRCA1，占遗传性乳腺癌的45% 左右，另外还有 BRCA2 基因、Li-fraumeni 综合征基因，以及 PTEN 和 PT53、ATM、STK11 和 CDH1 等基因。遗传性乳腺癌绝大部分是家族性乳腺癌，但是仍然有小部分是散发的，即使 BRCA 基因携带者也不例外。家族性遗传癌中，BRCA1 占20% ~ 30%，乳腺癌总体中为 3% 左右。

二、遗传性乳腺癌的特点

遗传性乳腺癌与普通乳腺癌人群相比，通常诊断年龄更小。携带 TP53 突变基因的女性通常在 20 岁或 30 岁时患乳腺癌，一般遗传性 TP53 突变比 BRCA1 和 BRCA2 突变要小得多。

不同的遗传基因突变导致乳腺癌"患病概率病理分子分型不同"，在 BRCA1 基因存在致病性突变的情况下，70 岁以下乳腺癌的累积风险估计为 87%。在 BRCA2 基因突变的情况下，70 岁以下乳腺癌的累积风险为 84%，携带 TP53 突变基因的患者，到 60 岁时患乳腺癌的绝对风险高达 85%。BRCA1 携带者中约 70% 的乳腺癌是三阴性乳腺癌（TNBC），而 BRCA2 携带者中约 75% 是 ER 阳性乳腺癌。与散发性 ER 阳性乳腺癌相比，在 BRCA 携带者中，ER 阳性乳腺癌多为 Luminal B 型，组织学分级和肿瘤复发评分较高。今后尚且需要更多的研究，从而更好地定义与中等外显率乳腺癌易感基因突变相关的乳腺癌表型，了解表型将有助于决定最佳治疗并降低风险。

三、遗传性乳腺癌的保乳治疗

（一）遗传性乳腺癌的保乳治疗

与乳房切除术一样，保乳手术是目前治疗散发性乳腺癌外科治疗的金标准。然而目前尚缺乏随机对照试验，直接比较 BRCA 突变携带者的保乳手术和乳房切除术。保乳手术在 BRCA 突变携带者中的肿瘤安全性仍存在争议。有些研究评估了 BRCA1/2 突变状态对保乳手术后的预后影响，BRCA1/2 突变的女性患乳腺癌相关事件的风险升高；与没有基因突变的女性相比，BRCA1/2 突变的女性远期 DFS 和乳腺癌特异性生存也更短。BRCA 突变患者与乳房切除术相比，保乳手术者的 15 年局部复发明显增高，在乳腺癌死亡、远处复发或总生存期（OS）方面没有显著差异。然而，在另一些研究中，BRCA 肿瘤与对照组的同侧乳腺癌复发没有显著差异。BRCA1/2 突变组与非携带者对照组接受保乳手术的的预后无差异。此外，Pierce 等报道 BRCA 突变患者保乳手术组的 10 年生存率为 92.1%，而乳房切除术组为 91.8%，说明的预后没有差异。

在具有保乳手术适应证的乳腺癌患者中，BRCA1/2 突变的患者比无突变的患者更倾向于选择乳房切除术。保乳手术应作为 BRCA 突变携带者的一种选择，并提供适当的术前咨询。对于 BRCA1/2 基因突变或中外显基因突变的符合乳腺切除术条件的女性，保留乳头乳房切除术是一种合理的方法。对于胚系 TP53 突变的患者，建议行乳房切除术。

（二）遗传性乳腺癌的同侧乳腺癌

在 BRCA 突变携带者中，保乳手术组与乳房切除术组相比较，其同侧乳腺癌 5、10 和 15 年的合并复发率较高，但与不良的短期和长期生存结果无关。一项 12 年的随访研究比较了散发乳腺癌患者和 BRCA1/2 突变患者同侧和对侧乳腺癌的风险，BRCA 突变组的同侧乳腺癌发生率、对侧乳腺癌发生率均显著高于对照组。但是仅研究 BRCA1/2 携带者的结果，在最初诊断后的 10 ~ 15 年，同侧和对侧乳腺癌的发生率相似。Garcia-Etienne 等报道，BCS 和 RT 后，BRCA1/2 突变携带者与对照的散发性乳腺癌患者相比，同侧乳腺癌复发事件的 10 年累积发生率和 10 年对侧乳腺癌发生率均增加。

耶鲁大学的一项研究评估了接受保乳治疗并出现乳腺内复发的患者，并将她们与没有复发的对照组患者的 BRCA1/2 突变率进行了比较，发现乳腺内复发的患者中 15% 的患者有 BRCA1/2 突变，而没有乳腺复发的患者中 7% 的患者有 BRCA1/2 突变。

（三）遗传性乳腺癌的对侧乳腺癌累积风险

一些关于 BRCA1 携带者对侧乳腺癌累积风险与首次乳腺癌诊断年龄之间关系的研究发现，BRCA1 突变携带者患对侧乳腺癌的风险取决于初次诊断的年龄，50 岁之前诊断为乳腺癌者对侧乳腺癌的风险明显高于首次诊断年龄大于 50 岁的 BRCA1 相关乳腺癌患者。在另一些研究中，BRCA1 突变携带者的对侧乳腺癌风险随着年龄的增长而降低。但是在 BRCA2 携带者中没有发现明显的显著差异。

研究确实表明，与非携带者相比，BRCA1/2 携带者的第二原发癌发病率更高。突变携带者的异时性同侧肿瘤更有可能位于乳腺的不同象限，且诊断较晚。发生对侧乳腺癌（CBC）的风险显著增高，尤其是年轻女性"其"对侧乳腺新发癌症风险更高，值得讨论双侧乳腺切除术。

（四）遗传性乳腺癌的放疗

BRCA 突变携带者在放疗中出现急性或慢性不良反应的风险似乎并不大。对于遗传性乳腺癌患者行肿瘤切除术后放疗时，需要考虑其肿瘤细胞是否与散发性乳腺癌肿瘤细胞具有相同的放疗敏感性，同时对 DNA 修复有缺陷的非癌症细胞的照射是否会增加致癌的可能性。对于 TP53 突变的 Li-Fraumeni 综合征患者，应避免放疗，因为非癌症部位的癌症发生率很高，而 BRCA1/2 突变相关的乳腺癌细胞对辐射具有较高的敏感性。因为没有证据表明与辐射相关的第二原发癌的风险。对于携带 ATM 突变的乳腺癌女性，乳房切除术后放疗只能在有明显局部复发风险的患者中考虑。辅助放疗并不能消除遗传易感性，除非采取预防措施（如卵巢切除术），否则携带者患同侧第二原发肿瘤的风险仍会增加。

四、遗传性乳腺癌的展望

为了更好地诊断和治疗遗传性乳腺癌，需要努力提高患者、卫生保健提供者和社会的意识，发展促进最佳诊断和治疗的医疗系统。近年来，多基因诊断已经成为可能，虽然易于使用是优点，但难以解释结果依然是难题。因此，最为重要的是对基因检测结果作出准确的解释，以便遗传性乳腺癌患者能够得到最佳的治疗。

（赵旭晔）

参考文献

[1] RAO V, JAMEEL J, MAHAPATRA T, et al. Surgery is associated with lower morbidity and longer survival in elderly breast cancer patients over 80[J]. The breast journal, 2007, 13(4): 368-373.

[2] ZHOU H, LAO Y, QIWEN Y U. Tumor characteristics and management of elderly women with breast cancer[J]. Modern Hospital, 2010, 10(5): 37-38.

[3] SMITH G, XU Y, SHIH Y, et al. Breast-conserving surgery in older patients with invasive breast cancer: current patterns of treatment across the United States[J]. J Am Coll Surg, 2009, 209(4): 425-433.

[4] CYR A, GILLANDERS W, AFT R, et al. Breast cancer in elderly women (≥ 80 years): variation in standard of care?[J]. J Surg Oncol, 2011, 103(3): 201-206.

[5] YOOD M, OWUSU C, BUIST D, et al. Mortality impact of less-than-standard therapy in older breast cancer patients[J]. J Am Coll Surg, 2008, 206(1): 66-75.

[6] LANE K. Treatment of Elderly Breast Cancer Patients in a Community Hospital Setting—Invited Critique[J]. Arch Surg, 2006, 141(10): 990.

[7] LAKI F, KIROVA Y, SAVIGNONI A, et al. Management of operable invasive breast cancer in women over the age of 70: long-term results of a large-scale single-institution experience[J]. Ann Surg Oncol, 2010, 17(6): 1530-1538.

[8] KIM Y G, JEON Y W, KO B K, et al. Clinicopathologic Characteristics of Pregnancy-Associated Breast Cancer: Results of Analysis of a Nationwide Breast Cancer Registry Database[J]. J Breast Cancer, 2017, 20(3): 264-269.

[9] BANNISTER-TYRRELL M, ROBERTS C, HASOVITS C, et al. Incidence and outcomes of pregnancy-associated melanoma in New South Wales 1994-2008[J]. Aust N Z J Obstet Gynaecol, 2015, 55(2): 116-122.

[10] JOHANSSON A, ANDERSSON T, HSIEH C, et al. Tumor characteristics and prognosis in women with pregnancy-associated breast cancer[J]. Int J Cancer, 2018, 142(7): 1343-1354.

[11] HARTMAN E K, ESLICK G D. The prognosis of women diagnosed with breast cancer before,

during and after pregnancy: a meta-analysis[J]. Breast Cancer Res Treat, 2016, 160: 347-360.

[12] GRADISHAR W, ANDERSON B, BALASSANIAN R, et al. NCCN Clinical Practice Guidelines in Oncology: Breast Cancer Version 2.2015[J]. J Natl Compr Canc Netw, 2015, 13: 448-475.

[13] MALMGREN J A, MAYER M, ATWOOD M K, et al. Differential presentation and survival of de novo and recurrent metastatic breast cancer over time: 1990-2010[J]. Breast Cancer Res Treat, 2017, 167: 579-590.

[14] RASHID O M, TAKABE K. Does removal of the primary tumor in metastatic breast cancer improve survival?[J]. J Womens Health (Larchmt), 2014, 23(2): 184-188.

[15] FERREIRA A R, DI MEGLIO A, PISTILLI B, et al. Differential impact of endocrine therapy and chemotherapy on quality of life of breast cancer survivors: a prospective patient-reported outcomes analysis[J]. Ann Oncol, 2019, 30(11): 1784-1795.

第六章

保乳手术后的切缘阳性与复发

第一节　保乳手术后切缘阳性的高危因素与切缘阳性的后续处理

保乳手术只切除了恶变组织及其周围腺体，因保留了健康乳房组织，其切口小、创伤更小，患者术后恢复快。但手术后局部复发率仍较高，相关研究显示切缘阳性率可高达 20% ~ 40%。影响乳腺癌切缘阳性的因素众多，确定相关影响因素对有效控制切缘阳性率从而减少复发有重要意义。

保乳手术的切缘是指切除原发肿瘤时切缘距瘤缘之间的距离。切缘状况表明的是镜下病理切缘有无癌细胞浸润，它与保乳术后局部复发密切相关。切缘阴性是保乳手术的前提，是降低局部复发率的首要条件，是保乳治疗能否成功的关键步骤。在切除病灶的同时最大限度地保持乳房美观，是实施保乳手术的基本要求。理论上，切除组织量越多，局部复发机会越小，但对乳房外观的影响也会越大。

有研究显示乳腺癌保乳手术切缘阳性与年龄、病理类型、钙化范围、多灶病变等因素具有相关性，而多因素分析显示病理类型、钙化范围、术前磁共振提示多病灶是保乳根治术切缘阳性的独立影响因素。年轻是局部复发重要的独立危险因素。罹患早期乳腺癌的中青年患者对比老年患者，不仅局部复发率更高，而且生存更差，正因为如此，辅助治疗最大的绝对获益常见于年轻患者。而病理类型影响切缘阳性率最典型的例子即导管原位癌，因其癌细胞及组织可沿导管扩散，进而影响切缘阳性率。淋巴结有无转移也可影响切缘阳性，因淋巴结转移患者其肿瘤细胞可经淋巴管而转移到淋巴结，进行保乳术时患者脉管受到侵犯则可能出现切缘阳性。此外，钙化范围也与切缘阳性密切相关，因组织钙化程度与导管内癌存在相关性，如术前检查结果显示钙化范围大于 3 cm 且有泥沙样则应注意广泛导管内癌，一般可通过乳房钼靶 X 线检查确定钙化程度，从而预见切缘阳性可能性。有研究中也提到可通过钙化程度评估肿瘤以确定切除范围。

切缘阳性的危险因素包括肿瘤较大、淋巴结转移、脉管浸润、广泛导管原位癌成分（extensive intraductal component，EIC）、小叶原位癌、导管原位癌等。一些临床试验报道保乳手术切缘阳性率在 20% ~ 40%，显示切缘情况与局部复发有关。EORTC 10853 临床研究中距切缘 ≤ 1 mm 或切缘阳性的保乳术患者的局部复发率高达 24%。而且，切缘阳性的患者施行术后放疗也不能改善和降低保乳手术后的局部复发率。美国放射治疗联合中心（JCRT）的数据显示，外周切缘阴性、切缘局灶阳性以及切缘阳性的患者 8 年局部复发率分别为 7%、14%、27%。多数研究表明，切缘阳性增加复发危险，而且切缘阳性者随访时间越长，局部复发风险越大。

一些研究认为手术近切缘（手术切缘距离肿瘤边缘 < 2 mm）明显增加局部复发率，因为残留的癌细胞几乎都聚集于手术切缘附近。Zavagno 等报道保乳手术阳性切缘和近切缘的术后局部复发率分别为 51.8% 和 34.1%（$P = 0.001$）。但手术近切缘究竟多少距离才会增加局部复发率，目前尚无定论。NSABP 和 JCRT 研究结果均显示，保乳手术切缘距瘤缘镜下切缘阴性者 5 年局部复发率为 3%，切缘距瘤缘 1 mm 者 5 年局部复发率为 2%，两者无统计学差异。Marinovich 等的大型 Meta 分析证实，导管原位癌的安全切缘是大于 2 mm。而部分数据显示，切缘接近瘤缘的病例 10 年局部复发率较高，因此 NSABP B-06 要求局部广泛切除并达到切缘阴性。无论何种范围的局部切除（在切缘阴性前提下）都不影响远处转移率与 OS，因此现在更流行更小范围的局部切除术加术后 45 ~ 50 Gy 的全乳放疗。边缘切除多少正常组织是合理的尚无定论，对于浸润性乳腺癌，目前普遍认可的为墨染切缘无肿瘤即可，尚无循证医学证据支持增加切缘距离可减少同侧乳房复发，导管原位癌切缘距离要求为 ≥ 2 mm。目前各大指南和专家共识中保乳切缘标准见表 6-1。

表 6-1　全球主要国家 / 地区保乳手术阴性切缘的指南与专家共识

指南	时间（年）	浸润性导管癌阴性切缘	导管原位癌	国家 / 地区阴性切缘
NICE	2009	—	≥ 2 mm	英国
NZGG	2009	≥ 2mm	≥ 2 mm	新西兰
S3-Leitlinie DKG and DGGG	2012	≥ 1mm	≥ 2 mm	—
NABON	2012	< 4 mm 表面墨染切缘无肿瘤	墨染切缘无肿瘤	荷兰
SIGN	2013	≥ 1 mm	≥ 1 mm	苏格兰
SSO-ASTRO	2014	墨染切缘无肿瘤	—	美国
ESMO	2015	墨染切缘无肿瘤	>2mm	欧洲

续表

指南	时间（年）	浸润性导管癌阴性切缘	导管原位癌	国家/地区阴性切缘
St Gallen	2015	墨染切缘无肿瘤	—	奥地利/德国
ABS	2015	≥1 mm	≥1 mm	英国
Institute National du cancer	2015	—	≥2mm	法国
SSO-ASTRO-ASCO	2016	—	≥2mm	美国
NCCN	2016	墨染切缘无肿瘤	—	美国
JBCS	2016	墨染切缘无肿瘤	—	日本
St Gallen	2017	—	≥2mm	奥地利/德国
AGO	2017	—	≥2mm	德国
CACA	2019	墨染切缘无肿瘤	≥2mm	中国
NCCN	2017	墨染切缘无肿瘤	≥2mm	美国

NCCN（2022 年版）乳腺癌临床实践指南对保乳术中切缘阳性者要求进一步手术治疗，以求达到切缘阴性。若多次切缘阳性，则建议接受全乳切除手术。保证镜下切缘阴性，首先要求外科医生在手术中对肿瘤切缘的精确判断，同时结合术中冰冻切片检查（FSA）、印片细胞学检查（IOTPC）、手术切缘的影像学检查等手段，确定保乳手术的切除范围，才能取得满意的阴性切缘。

（张永渠）

第二节　保乳手术后复发及相关因素

保乳手术后的第二乳腺癌包括 IBTR 和异时性对侧乳腺癌（metachronous contralateral breast cancer，CBC）。每种 IBTR 又可进一步分为真正复发（true recurrence，TR）或组织学类型或肿瘤部位不同于第一原发癌的新原发灶（new primary，NP），亦称第二原发癌。两种局部复发均会增加乳腺癌患者的远处转移发生率和死亡率。目前数据表明，两种形式的局部复发与以下因素有关。

一、年龄

年龄是乳腺癌保乳治疗后局部复发的相关因素，年轻是其主要危险因素。在欧美国家≤40 岁的患者多定义为年轻患者，中国女性因乳腺癌发病年龄较西方国家平均提前 10 年左右，故年轻定义为年龄≤35 岁。有研究提示，年轻女性乳腺癌患者保乳治疗后每增加 1 年生存时间，乳腺癌局部复发的风险累计增加 1%。因此，术后生存时间越长，局部复发的风险可能性就越大。年轻患者保乳手术后局部复发率增高与其肿瘤生物学行为和病理组织学特征有关，如更高的 TNM 分期、更低的 ER/PR 阳性率、更高的组织学分级及更高的 BRCA1/2 基因突变率等。单因素分析显示，年轻患者伴随更多的不良因素，如肿瘤较大、脉管浸润、广泛导管原位癌成分、高核分级、切缘阳性等。多因素分析显示，年龄和瘤床加量照射是年轻患者同侧乳房复发的独立预后指标。在 NSABP B-13、B-14、B-19、B-20、B-23 的 5 项前瞻性研究中，9.0% 的患者发生了 IBTR，且在保乳治疗后，年龄 ≤ 50 岁的患者同侧乳房事件（ipsilateral breast event，IBE）发生率明显高于年龄 > 50 岁的患者。荷兰的一项大型 Meta 研究，分析了欧洲癌症研究与治疗组织（EORTC）的 10 801、10 854 或 10 902 项试验，接受保乳手术（55%）和乳房切除术（45%）的多因素分析结果显示年轻和保乳是独立的局部复发危险因素：35 岁以下乳腺癌与 50 岁以上乳腺癌相比，危险比 2.80（95%CI：1.41 ~ 5.60）；35 ~ 50 岁乳腺癌与 50 岁以上乳腺癌相比，危险比 1.72（95%CI：1.17 ~ 2.54）。尽管年轻患者会伴随更多不良因素，但是年轻本身并不是保乳术的一个相对禁忌证，应与患者沟通其存在的风险。

二、家族史

基因易感性被认为是导致保乳治疗失败的因素之一，乳腺癌遗传易感性与 BRCA1 和 BRCA2 等基因的突变有关。有家族史患者中，BRCA1 基因突变携带者多为乳腺浸润性癌，分化相对差，组织学分级相对高。来自欧洲的研究报道显示，BRCA1 相关性乳腺癌与散发性乳腺癌预后相似，甚至更差，对侧患乳腺癌的危险性显著增高。这是由完全不同的病理组织学特点所致，BRCA1 基因突变相关性乳腺癌具有髓样癌比例高、肿瘤细胞低分化比例高、三阴性乳腺癌比例高等特点。BRCA2 相关肿瘤的表型更具多样性，目前对其特征的了解较 BRCA1 少。有明显家族史的遗传性乳腺癌并不比散发性乳腺癌保乳治疗后有更高的局部、区域复发或远处转移等治疗失败率，但遗传基因的表达异常可以提示某些乳腺癌在保乳术后是否更容易复发。一项研究证实在 95 例乳腺癌中 BRCA1 突变率为 71.6%、BRCA2 突变率为 28.4%，均接受了保乳手术治疗，其异时同侧乳腺癌的 5 年和 10 年发生率分别为 11.2% 和 13.6%；异时对侧乳腺癌的 5 年和 10 年发生率分别为 11.9% 和 37.6%，接受保乳手术的 BRCA 突变乳腺癌患者的异时同侧（对侧）乳腺癌风险较高。JCRT 研究了 201 例年龄 < 36 岁的乳腺癌患者，发现有家族史的年轻乳腺癌者 BRCA1 或 BRCA2 突变率高，保乳手术后 5 年局部复发率为 3%，对侧乳腺癌发生率为 14%；而无家族史者局部复发率为 14%，对侧乳腺癌发生率为 3%。多因素分析表明，有家族史的患者局部复发的相对危险度为 0.2，发生对侧乳腺癌的相对危险度为 5.7，因此年轻并有家族史的乳

腺癌患者具有乳腺癌遗传易感性，接受保乳治疗后对侧乳腺癌发生率较高，保乳质量评估时应予充分考虑。

在 BRCA1/2 突变非携带者（$N = 5820$）以及 BRCA1（$N = 191$）和 BRCA2（$N = 70$）突变携带者中，大约一半的患者接受了保乳治疗。接受乳房切除术后放疗的患者预后较差，较多接受全身治疗。在调整了潜在的混杂因素后，接受保乳治疗的患者与接受乳房切除术的患者总生存期相似，无论是在非携带者［风险比（HR）$= 0.95$，CI：$0.85 \sim 1.07$，$P = 0.41$］，还是 BRCA1 突变携带者（$HR = 0.80$，CI：$0.42 \sim 1.51$，$P = 0.50$）。BRCA2 突变患者的数量不足以得出结论。BRCA1 突变携带者（10 年风险为 7.3%）和非携带者（10 年风险为 7.9%）保乳治疗后局部复发率没有差异。

我国一项研究同样证实保乳手术可能是 BRCA1/2 突变携带者的合理选择，在 1947 例原发浸润性乳腺癌患者中，103 例患者被确定为 BRCA1/2 突变携带者，1844 例为非携带者。BRCA1/2 突变携带者较非携带者年轻（$P < 0.001$），HER2 表达阴性（$P = 0.01$），肿瘤大于 2 cm（$P = 0.04$）。所有患者的平均随访时间为 80 个月，突变携带者和非携带者的 IBTR 发生率分别为 3.9% 和 2.0%（$P = 0.16$）。在同侧乳腺癌复发病例中，新原发癌的发生率在携带者组为 3.9%、在非携带者组为 0.6%（$P < 0.01$）。调整所有临床病理因素后，BRCA1/2 突变是新原发癌发病的唯一统计危险因素（$HR = 6.29$，$P = 0.002$）。因此，在我国 BRCA1/2 突变携带者中的高发病率值得关注。中国抗癌协会乳腺癌诊治指南与规范（2022 年版）特别指出如对乳腺癌遗传易感性强（如 BRCA1/2 突变），则应谨慎保乳，并在保乳术前告知患者有相对高的同侧乳房复发和对侧乳腺癌再发风险。

三、肿瘤状况

（一）肿瘤部位

乳腺癌保乳治疗后的局部复发与肿瘤的不同部位及残留有关。许多学者根据复发病灶与原发肿瘤的位置关系，对复发进行分类。真性复发（TR）主要集中在原发病灶及其周围乳腺组织内，乳腺其他部位的复发较少，即使未行放疗也是如此。放疗后复发往往位于乳腺瘤床加量照射区域内；近邻瘤床加量照射区域的复发称为边缘遗漏（marginal miss），两者占局部复发的 75%；而病理类型不同或远离原发肿瘤部位的新原发癌包括对侧乳腺的复发称为第二原发癌。

一项研究纳入 1989—1999 年 6020 例新诊断为 $pT_{1 \sim 2}N_{0 \sim 1}M_0$ 浸润性乳腺癌的女性，均接受保乳手术治疗，其中 289 例经病理证实为 IBTR，并根据组织学、分级、激素受体状态和肿瘤位置的变化将病例分为 TR 或 NP。289 例患者中，129 例（45%）被归类为 TR，139 例（48%）被归类为 NP，21 例（7%）未分类。在 TR 和 NP 队列中，诊断年龄、复发年龄和组织病理学因素的分布相似（$P > 0.05$）。TR 患者的平均复发时间短于 NP 患者（4.8 年 *vs.* 6.3 年，$P = 0.001$）。两组对 IBTR 的治疗无差异。在 TR 和 NP 队列中，乳腺癌特异性生存率分别为 55.7% 和 61.3%（$P = 0.93$），总生存率分别为 43.7% 和 54.8%（$P = 0.53$）。

（二）肿瘤大小

目前的研究结果均显示，随着肿瘤体积增大，乳腺癌保乳治疗的局部复发率呈上升趋势。当原发肿瘤体积占乳房容积的比例（肿瘤/乳房比值）过大时，外科技术难以保证满意的乳房外观。乳房较大且肿瘤位置较深时，临床触诊难以发现，应结合影像学检查早期诊断。有时尽管肿瘤较大，但当肿瘤/乳房比值较小时仍可保证进行足够的肿瘤周围组织切除。因此，中国抗癌协会乳腺癌诊治指南与规范（2022 年版）提出的保乳术适应证包括：肿瘤大小属于 T1 和 T2 分期，且乳房有适当体积，肿瘤与乳房比例适当，术后能够保持良好的乳房外形的早期乳腺癌患者。经术前治疗降期后达到保乳术标准时也可以慎重考虑（临床Ⅲ期，炎性患者除外）。

（三）新辅助化疗后

关于新辅助化疗（neoadjuvant therapy，NAT）是否会降低保乳手术后的局部复发率，各个团队做了相应研究。NSABP B-18 临床研究将 1523 例患者随机分为先手术再 AC 方案辅助化疗组和 AC 方案新辅助化疗后再接受手术组。新辅助化疗组保乳术比例显著高于辅助化疗组（67.8% *vs.* 59.8%），提示新辅助化疗可使乳腺癌缩小、降期进而增加保乳手术的机会。两组肿瘤切除术后 IBTR 相似（分别为 7.9% 和 5.8%，$P = 0.23$）。针对新辅助化疗后保乳手术切缘宽度多少合适？有研究入组了 382 例新辅助化疗后行保乳手术的Ⅰ~Ⅲ期乳腺癌患者，采用多因素 Cox 回归分析确定切缘宽度与局部无复发生存期（LRFS）、DFS 和 OS 之间的关系，结果表明切缘宽度与 LRFS、DFS 和 OS 之间没有相关性。新辅助化疗后行保乳手术即使是近切缘（≤ 2 mm）的患者仍有良好的长期生存，因此在适当选择的患者中，"肿瘤无墨迹"的切缘可能是可以接受的。但也有研究提示新辅助化疗后保乳治疗并不能降低局部复发率。这是因为新辅助化疗可以改变肿瘤的大小，却不能改变肿瘤的生物学行为。实际上，在规范化治疗的前提下，保乳手术后的局部复发更多与乳腺癌本身的生物学特性相关。

四、放疗与否

NSABP B-21 为一项多中心、三臂、随机对照试验，入组 1009 例乳腺癌肿瘤小于 1 cm、淋巴结阴性的患者，接受保乳手术后随机分为单独放疗、放疗联合他莫昔芬或单独他莫西芬三组，中位随访时间为 7.2 年，接受他莫昔芬治疗的患者有 16.5% 出现了同侧乳房内复发，单独接受放疗的患者有 9.3% 出现同侧乳房内复发，放疗联合他莫昔芬的患者有 2.8% 出现同侧乳房内复发（$P < 0.0001$）。但是，三组间的总生存没有区别。可见，保乳手术加术后放疗联合应用使局部肿瘤得到高效控制，并保持乳房的美观，主要原因在于局部手术切除了完整的乳腺癌变病灶，联合放疗可消灭全乳残存的亚临床病灶。

五、肿瘤病理学类型

（一）浸润性小叶癌

小叶原位癌（LCIS）的定义是癌细胞局限于乳腺小叶末梢导管及腺泡基膜内的非浸润性乳腺癌，约 30% 的小叶原位癌累及双侧乳腺。浸润性小叶癌（ILC）具有显著多中心性特点，占 50% ~ 60%，ILC 是第二常见的乳腺癌类型，因影像学往往低估了肿瘤的大小，ILC 患者的保乳阳性切缘率较高、保乳率较低。一项回顾性分析入组了 9 项研究，实验组 990 例和对照组 12 870 例，中位随访时间为 104 个月。在保乳手术后，LCIS 患者乳腺癌整体局部复发风险显著增加［综合优势比（pOR）=1.73，95%CI：1.10 ~ 2.71，$P = 0.018$］；5 年（pOR = 1.00，95%CI：0.49 ~ 2.04，$P = 0.995$）和 10 年后局部复发风险未明显增加（pOR = 1.52，95%CI：0.72 ~ 3.23；$P = 0.275$）。有研究认为，ILC 在分子和表型上都具有独特的特征，未来需要更为有效、有针对性的方法。

（二）导管原位癌

导管原位癌（DCIS）多发生于中小乳腺导管内，基底膜相对完整，纯 DCIS 无间质浸润，预后明显好于浸润癌，多数适合保乳治疗。但因具有明显的异质性和组织病理学的多中心性，DCIS 既可侵犯局部乳腺导管，也可累及各级分支的导管，其组织学核分化差、粉刺样坏死形成、肿瘤的大小、保乳切缘状态、病理类型和年轻等是影响保乳手术后局部复发的主要因素。目前关于 DCIS 的阴性切缘定义，多数专家共识或指南均支持 > 2 mm 无肿瘤为安全切缘。根据 NSABP B-17 综合随访的结果，明确 DCIS 在美国 NCCN 指南规范治疗的基础上，对于阴性切缘患者联合全乳放疗对比单纯外科手术，可降低约 50% 的复发率，并且对患者的总生存、无远处转移生存率没有影响。总之，对于 DCIS，1 类建议是保乳手术 + 术后放疗，2A 类建议是全乳切除术 ± 乳房重建。对于激素受体阳性的 DCIS，应予辅助内分泌治疗，可以减少对侧乳腺癌、第二原发乳腺癌发生的风险，同时降低保乳术后同侧局部复发的风险。

DCIS 是一种浸润性乳腺癌的癌前阶段，其预后极好，DCIS 的发生率随着筛查的引入而增加，乳房 X 线检查约占筛查发现的乳腺癌总数的 20%。DCIS 的局部治疗选择包括保乳手术、联合或不联合辅助乳房放疗或乳房切除术。一般而言，对于 > 4 cm 的 DCIS 患者考虑乳腺全切术，因为保乳手术和辅助乳房放疗的局部复发风险可能会更高。被广泛引用的 Van Nuys Prognostic Index 研究报告了 65% 的 3 年局部无复发生存患者 DCIS 大于 4 cm，但是该亚组只有 19 例患者，随访时间仅约 6.5 年。

（三）广泛导管原位癌成分

在浸润性乳腺癌中，超过 25% 的肿瘤成分为 DCIS，且 DCIS 延伸至正常乳腺基质即为广泛导管原位癌（extensive intraductal carcinoma，EIC）。EIC 往往从原发灶延伸至周围看似正常的乳腺实质，从而威胁到整个切缘，被认为是导致术后真性复发的重要因素。目前认为只要切缘阴性，EIC 仍可施行保乳手术，不影响治疗的安全性和生存率。

（四）分子分型

保乳手术后的局部复发方式和复发原因与肿瘤生物学特性以及乳腺癌的分子分型关系密切。研究认为，HER2 阳性及 ER、PR 阴性患者局部复发率高于 HER2 阳性及 ER、PR 阳性患者。而且，ER 状态与同侧乳房复发相关，ER 阳性患者的复发呈现一个较早的高峰，而 ER 阴性患者则呈现缓慢持续的复发时间分布，说明激素受体状态不同，乳腺癌细胞增殖活力也不相同。HER2 过表达与肿瘤细胞低分化、激素受体表达阴性密切相关，提示 HER2 阳性肿瘤细胞具有更高的侵袭性行为。随着分子分型研究的不断进步，人们对乳腺癌异质性的认识也逐渐深入。

对这种肿瘤生物学行为异质性的研究表明，不同的分子亚型对保乳手术后局部复发的影响也不同。苏逢锡团队研究证实 5 年局部区域复发存活率（locoregional relapse-free survival，LRRFS）、无远处复发率（distant metastasis-free survival，DMFS）和无疾病复发率（DFS）分别为 90.5%、88.2% 和 81.5%。多因素分析显示，年轻、淋巴结阳性疾病和 HER2 富集是 LRRFS 患者的独立预后因素。在 DMFS 和 DFS 患者中，淋巴结阳性疾病也具有独立的预后作用。Luminal A 亚型患者预后最好，5 年的 LRRFS、DMFS 和 DFS 分别为 93.2%、91.5% 和 87.5%。相反，HER2 过表达亚型肿瘤的复发率最高（27.5%），局部复发率最高（11.4%）。

（张永渠）

第三节　保乳手术后局部复发的处理与应对

保乳手术联合术后放疗后局部复发率为 8% ~ 20%，局部复发包括 TR 和 NP 两种类型中，其中 TR 较为常见。其特点是复发病灶多位于原发病灶附近，复发病灶手术后的病理类型、影像学改变也基本与原发病灶相同。NP 是在保留的乳房内又出现了新发的病灶，这种新发的病灶多发生在原瘤床以外的其他象限或对侧乳房。研究显示，保乳手术后 5 年内出现的复发大多是 TR，其发生率随治疗后时间的延长逐年降低，8 年后原发瘤床附近很少再出现复发灶。而 NP 的发生率随着保乳治疗后时间的延长逐年增加，并且对侧乳腺癌的发生风险在 5 ~ 10 年后也同步增加。

一、诊断

保乳手术术后局部复发的诊断，应该在确诊复发病灶的同时明确远处有无转移。局部病灶诊断方面，约 1/3 单纯由乳腺 X 线钼靶检查发现，1/3 单纯由体检发现，另外 1/3 由体检和影像学检查联合发现。保乳手术后患者定期的双侧乳房钼靶复查对局部复发的诊断率较高。由于手术和放疗的影响，保乳手术后复发病灶在体检和影像学上的表现可能比初诊患者更为复杂，如保乳手术后局部组织的纤维化、瘤床的纤维瘢痕样改变等，在影像学检查上可以与乳腺癌不规则毛刺样肿块影等表现类似，临床上要注意仔细鉴别。也有些局部复发没有明显异常的临床表现，如浸润性小叶癌的局部复发。因此，保乳手术后随访复查时应结合体检、实验室检查和影像学结果，才能作出正确诊断。

二、治疗原则

保乳手术后局部复发的治疗原则是获得满意的局部控制率，尽可能地减少或延迟再次复发或远处转移的发生。具体的原则应在局部区域治疗后，根据分子分型制订辅助治疗方案。早期乳腺癌保乳手术后 10 年同侧乳房复发率约为 10%，其中约 75% 的复发部位在原发肿瘤床附近。因此，保乳手术后局部复发如果具备和符合外科手术适应证，首先应考虑局部区域性治疗。

目前的研究认为，补救性乳房切除术（salvage mastectomy）是保乳手术后局部复发和同侧乳房复发的标准治疗方法，在施行补救性全乳切除＋腋窝淋巴结分期手术后仍可获得较好的局部控制率，辅以规范综合治疗后，可取得良好预后。补救性乳房切除术可以是全乳切除；如果乳房皮肤和乳头乳晕没有受侵，推荐施行保留皮肤的乳房切除术（skin-sparing mastectomy，SSM）或保留乳头乳晕的乳房切除术（nipple-areola-skin sparing mastectomy，NSM）加一期乳房重建成形，以期获得满意的乳房外形。2022年版 NCCN 指南要求对初始治疗为肿块切除 + 放疗的局部复发者，施行全乳切除 + 腋窝淋巴结分期，然后根据其分子分型及复发风险等级制订全身治疗方案。

目前，有学者认为乳腺局部复发者仍可行二次保乳手术联合术后放疗，因为复发后的二次保乳手术并不影响生存率。一项研究证实，在 IBTR 的 146 例患者中，有 116 例行 SM，30 例患者行补救性保乳手术（salvage breast-conserving surgery，SBCS），IBTR 后的中位随访时间为 13.8 年，SM 组和 SBCS 组之间没有显著差异。在 SM 队列中，65.5% 被认为适合 SBCS，多中心疾病与 BRCA1/2 突变、雌激素受体阴性、复发时淋巴结阳性、体检发现复发相关。IBTR 术后 10 年生存率为 64.5%，SM（65.7%）与 SBCS（58.0%）无显著差异，因此在特定的 IBTR 患者中可以考虑二次保乳手术。另外，随着影像学技术的进步也使复发的早期诊断成为可能，加上更为有效的全身辅助治疗和放疗，为再次保乳提供了可能。临床实践发现，无论是乳腺癌传统手术治疗还是保乳手术治疗，乳腺癌治疗失败的最终原因是远处转移，而不是局部复发。

三、局部区域治疗

（一）局部处理

保乳术后复发的时间及模式与全乳切除术后存在差异，保乳术可能会出现局部、区域复发及远处转移，其中术后的局部复发，包括在同侧被保留的乳房内再次出现病灶和（或）区域复发，保乳术术后局部复发的首选治疗方式是全乳切除。保乳术术后同侧乳房复发患者，施行补救性乳房切除后可获得 60% ~ 70% 的 5 年局部控制率和约 85% 的总生存率。SSM 及 NSM 适用于保乳术术后局部复发的患者，其优势是方便应用假体置入或自体肌皮瓣行即刻乳房再造，且术后能获得较好的美容外观。

（二）区域淋巴结的处理

若以往曾经行腋窝淋巴结清扫，经临床检查或影像学检查发现淋巴结侵犯证据时可行腋窝手术探查或补充淋巴结清扫。补救性乳房切除术后一般不考虑胸壁放疗，但如腋窝淋巴结有转移而既往未行区域淋巴结照射的患者需补充锁骨上、下淋巴结的照射。如果首次手术时未行腋窝淋巴结清扫，或初始保乳仅行前哨淋巴结活检者，在补救性乳房切除术的同时可行Ⅰ、Ⅱ组腋窝淋巴结清扫。如果保乳术术后局部复发腋窝的处理方式是前哨淋巴结活检，若活检阴性者无需腋窝淋巴结清扫。

四、术后放疗

放疗方法与保乳手术后局部复发的关系多来自回顾性分析。有学者探讨了保乳手术后复发二次保乳手术后放疗的有效性，回顾性分析了10项研究，纳入310例经过二次保乳手术且按以下标准严格入选的患者：①所有患者在初次治疗后出现$T_{0\sim2}$复发病灶；②发病较第一次保乳手术较晚（平均70个月）；③无全身转移，治疗策略包括部分乳腺放疗外束放疗（EBRT），间质近距离治疗（BT）低、高和脉冲剂量率技术，联合EBRT/BT和术中放疗（IORT）。最后该研究证实不同方法的肿瘤控制结局相似，局部控制率在76%～100%，无病生存率和总生存率与全乳房切除组相当。急性毒性发生率在所有队列中都很低。主要的晚期影响是再照射软组织的纤维化（与剂量和体积有关）、不对称性（主要是因为两次手术）和乳房疼痛。可见在严格选定的IBTR患者中，在不损害肿瘤安全性的情况下能够提高保乳率，第二次保乳手术后的部分乳房照射是保乳手术后局部复发的可行选择。当前，局部区域治疗策略正走向精细治疗，对于保乳手术后局部复发的患者，目前更主张对适合的患者进行更加精确的放疗，包括部分乳腺加速照射、大分割全乳照射、瘤床剂量追加等。

五、全身辅助治疗

保乳手术后局部复发在局部区域治疗后，可考虑序贯全身治疗，其治疗策略为：激素受体阳性患者接受内分泌治疗，具有可持续治疗和降低再次复发率的价值；复发灶广泛乃至放疗难以覆盖完整的靶区，同期放化疗可以提高局部控制率；HER2阳性患者可以联合靶向治疗。与其他复发转移患者的治疗原则一致，推荐局部区域复发患者参加前瞻性临床研究。包括NSABP B-13、B-14、B-19、B-20、B-23临床研究，随访至2006年3月，3799例患者中有342例（9.0%）发生同侧乳房复发。结果显示，辅助治疗影响同侧乳房复发而非其他部位复发，没有接受辅助全身治疗患者的12年局部复发率为12.3%，按受过一种以上辅助全身治疗患者的12年局部复发率为6.4%～6.8%。目前多数观点认为，在进行局部治疗的同时，应当予以全身治疗。

（一）化疗

目前已明确保乳手术后局部复发的乳腺癌患者远处转移、肿瘤扩散的可能性增加，但哪些患者应再次化疗尚有待前瞻性研究的结果。在NSABP B-13临床研究中，腋窝淋巴结阴性、ER阴性的患者随机接受化疗或随访，在235例保乳治疗患者中，未化疗组 8 年同侧乳房复发率为 13.4%，化疗组为 2.6%。他莫昔芬也有相似的效果，在 NSABP B-14 临床研究中，未用他莫昔芬的患者 10 年同侧乳房复发率为 14.7%，用他莫昔芬患者为 4.3%。化疗药物选用原则：保乳手术后局部复发的乳腺癌可参照初始乳腺癌的辅助化疗原则进行方案选择，辅助治疗仅用内分泌治疗而未用化疗的患者可以选择含蒽环类方案；辅助治疗未用过蒽环类和紫杉类化疗的患者首选蒽环类和（或）紫杉类化疗；蒽环类辅助治疗失败的患者，推荐联合紫杉类化疗方案；紫杉类治疗失败的患者，目前尚无标准方案推荐，可以考虑采取单药或联合化疗。

（二）靶向治疗

乳腺癌细胞的代谢主要为无氧代谢，因此癌细胞代谢途径中的各关键点都可能成为新的治疗靶点。HER2 不仅是一个重要的预后指标，也是一个重要的治疗靶点。抗 HER2 治疗可分为 4 类：抗 HER2 分子胞外区的抗体（曲妥珠单抗和帕妥珠单抗）、小分子酪氨酸激酶抑制剂（拉帕替尼）、抗体 – 细胞毒药物耦合剂（T-DM1，TDXd）等。目前观点认为，靶向治疗用于保乳手术后局部复发患者依然有效。化疗联合曲妥珠单抗与单独化疗相比，前者能使保乳治疗失败的风险下降 50%，有效的靶向治疗是改善局部控制的手段之一，也是保乳手术后局部复发的有效治疗方法。

（三）内分泌治疗

ER 和（或）PR 阳性的保乳手术后局部复发患者应综合考虑，并根据复发情况来选择相应内分泌治疗。其中有两个概念很重要：①原发性内分泌治疗耐药：指早期乳腺癌术后辅助内分泌治疗 2 年内出现术后局部复发或转移；②继发性内分泌治疗耐药：指早期乳腺癌术后辅助内分泌治疗 2 年后至治疗结束后 1 年内出现术后局部复发或转移。

局部复发患者内分泌治疗推荐药物：

（1）绝经后：芳香化酶抑制剂包括非甾体类（阿那曲唑和来曲唑）、甾体类（依西美坦）、ER 调变剂（他莫昔芬和托瑞米芬）、ER 下调剂（氟维司群）、孕酮类药物（甲地孕酮和甲羟孕酮）、雄激素（氟甲睾酮）及大量雌激素（乙炔基雌二醇）。

（2）绝经前：在卵巢功能抑制（OFS）基础上（主要是使用 LHRHa 和手术去势），未行 OFS 的，可考虑 ER 调变剂（他莫昔芬和托瑞米芬）、孕酮类药物（甲地孕酮和甲羟孕酮）、雄激素（氟甲睾酮）及大量雌激素（乙炔基雌二醇）。

（3）绝经前和绝经后患者均可考虑在内分泌治疗的基础上联合靶向治疗（CDK4/6 抑制剂、mTOR 抑制剂、HDAC 抑制剂等）。

内分泌治疗药物选用原则：尽量不重复使用辅助治疗或一线治疗用过的药物；一

线内分泌治疗失败后仍然可以选择二线内分泌治疗联合或不联合靶向治疗，不推荐重复使用辅助治疗或一线治疗已被证明耐药的内分泌治疗药物。

（张永渠）

参考文献

[1] BARTELINK H, HORIOT J C, POORTMANS P M, et al. Impact of a higher radiation dose on local control and survival in breast-conserving therapy of early breast cancer: 10-year results of the randomized boost versus no boost EORTC 22881-10882 trial[J]. J Clin Oncol, 2007, 25(22): 3259-3265.

[2] MILES R C, GULLERUD R E, LOHSE C M, et al. Local recurrence after breast-conserving surgery: multivariable analysis of risk factors and the impact of young age[J]. Ann Surg Oncol, 2012, 19(4): 1153-1159.

[3] Early Breast Cancer Trialists' Collaborative G. Effects of chemotherapy and hormonal therapy for early breast cancer on recurrence and 15-year survival: an overview of the randomised trials[J]. Lancet, 2005, 365(9472): 1687-1717.

[4] BRUENDERMAN E H, BHUTIANI N, MERCER M K, et al. Evaluating the relationship between ductal carcinoma in situ, calcifications, and margin status in patients undergoing breast conserving surgery[J]. J Surg Oncol, 2019, 119(6): 694-699.

[5] GROUP EBCC, GROUP E R, BIJKER N, et al. Breast-conserving treatment with or without radiotherapy in ductal carcinoma-in-situ: ten-year results of European Organisation for Research and Treatment of Cancer randomized phase III trial 10853--a study by the EORTC Breast Cancer Cooperative Group and EORTC Radiotherapy Group[J]. J Clin Oncol, 2006, 24(21): 3381-3387.

[6] MARINOVICH M L, AZIZI L, MACASKILL P, et al. The Association of Surgical Margins and Local Recurrence in Women with Ductal Carcinoma In Situ Treated with Breast-Conserving Therapy: A Meta-Analysis[J]. Ann Surg Oncol, 2016, 23(12): 3811-3821.

[7] SENKUS E, KYRIAKIDES S, OHNO S, et al. Primary breast cancer: ESMO Clinical Practice Guidelines for diagnosis, treatment and follow-up[J]. Ann Oncol, 2015, 26 Suppl 5: v8-30.

[8] COATES A S, WINER E P, GOLDHIRSCH A, et al. Tailoring therapies--improving the management of early breast cancer: St Gallen International Expert Consensus on the Primary Therapy of Early Breast Cancer 2015[J]. Ann Oncol, 2015, 26(8): 1533-1546.

[9] MORROW M, VAN ZEE K J, SOLIN L J, et al. Society of Surgical Oncology-American Society for Radiation Oncology-American Society of Clinical Oncology Consensus Guideline on Margins for Breast-Conserving Surgery with Whole-Breast Irradiation in Ductal Carcinoma In Situ[J]. Ann Surg Oncol, 2016, 23(12): 3801-3810.

[10] GRADISHAR W J, ANDERSON B O, BALASSANIAN R, et al. NCCN Guidelines Insights Breast Cancer, Version 1.2016[J]. J Natl Compr Canc Netw, 2015, 13(12): 1475-1485.

[11] CURIGLIANO G, BURSTEIN H J, WINER E P, et al. De-escalating and escalating treatments for

early-stage breast cancer: the St. Gallen International Expert Consensus Conference on the Primary Therapy of Early Breast Cancer 2017[J]. Ann Oncol, 2017, 28(8): 1700-1712.

[12] GRADISHAR W J, ANDERSON B O, BALASSANIAN R, et al. NCCN Guidelines Insights: Breast Cancer, Version 1.2017[J]. J Natl Compr Canc Netw, 2017, 15(4): 433-451.

[13] DE BOCK G H, VAN DER HAGE J A, PUTTER H, et al. Isolated loco-regional recurrence of breast cancer is more common in young patients and following breast conserving therapy: long-term results of European Organisation for Research and Treatment of Cancer studies[J]. Eur J Cancer, 2006, 42(3): 351-356.

[14] VAN DEN BROEK A J, SCHMIDT M K, van't Veer L J, et al. Prognostic Impact of Breast-Conserving Therapy Versus Mastectomy of BRCA1/2 Mutation Carriers Compared With Noncarriers in a Consecutive Series of Young Breast Cancer Patients[J]. Ann Surg, 2019, 270(2): 364-372.

[15] CAO W, XIE Y, HE Y, ET AL. Risk of ipsilateral breast tumor recurrence in primary invasive breast cancer following breast-conserving surgery with BRCA1 and BRCA2 mutation in China[J]. Breast Cancer Res Treat, 2019, 175(3): 749-754.

[16] CHOI J, LAWS A, HU J, et al. Margins in Breast-Conserving Surgery After Neoadjuvant Therapy[J]. Ann Surg Oncol, 2018, 25(12): 3541-3547.

[17] FISHER B, BRYANT J, DIGNAM J J, et al. Tamoxifen, radiation therapy, or both for prevention of ipsilateral breast tumor recurrence after lumpectomy in women with invasive breast cancers of one centimeter or less[J]. J Clin Oncol, 2002, 20(20): 4141-4149.

[18] NAROD S A, IQBAL J, GIANNAKEAS V, et al. Breast Cancer Mortality After a Diagnosis of Ductal Carcinoma in Situ[J]. JAMA Oncol, 2015, 1(7): 888-896.

第七章

术中辅助切缘评估新技术

第一节　传统影像技术辅助评估切缘

一、术中超声引导在保乳手术中的应用

（一）发展背景

现代医学影像（包括超声、CT、MRI、核医学）在临床实践中发挥着非常重要的作用。在超声发展的初期，这项技术便开始在外科手术中应用。随着超声仪器的发展，超声诊断在外科手术中的应用越来越广泛。术中超声（intraoperative ultrasonography，IOUS）是在超声显像基础上为进一步满足临床外科诊断和治疗的需要发展起来的一门新技术，已成为超声医学的一个重要分支。术中超声主要应用在手术中作出疾病的诊断和鉴别诊断，并可引导多种介入性操作步骤。术中超声与术前经皮超声显像相比，诊断病变的敏感性、特异性和准确性都有明显的提高，可以减少手术时间，从而避免了不必要的组织损伤，与其他术中成像方法相比，超声更安全、方便、无放射性。术中超声以二维成像技术为基础，彩色多普勒及能量多普勒可以增加病变的诊断信息。超声对于一些微小病变能更早地发现及诊断。现已广泛应用于腹部、心脏及浅表器官，如乳腺、甲状腺等。

乳腺超声诊断最早于始于 20 世纪 50 年代初期，20 世纪 80 年代起国内张缙熙教授率先开展乳腺等浅表器官的超声检查，20 世纪 90 年代初期随着彩色多普勒超声及高频探头的应用迅速得到普及。术中超声特点是探头直接置于脏器上，可以提高图像分辨力，检查出微小病变。目前，术中超声的应用包括：①诊断术前包括常规超声检查在内的各种影像学手段未能发现的病变；②排除术前各种影像学检查曾经怀疑的病变；③检查出术中视诊、触诊所不能发现的深在病变；④明确病变部位、范围；⑤手术

结束时，确认手术效果，有无残留的病变等。随着现代影像学诊断技术及放疗技术的发展，以 Fisher 等为代表的学者提出乳腺癌保乳手术的理念。然而在手术中如何尽可能保持乳腺外形、精准切除肿瘤，避免过度切除无病变腺体，超声引导的作用非常重要。

（二）仪器设备与扫查方法

1.术前准备　超声医生在手术前应该熟悉患者病史，必须熟练操作超声仪器，迅速识别断层解剖、超声伪像和各种病变特性。在手术床边进行检查，这样术中医生可实时看到图像。

2.超声设备　美国放射学会（ACR）和美国超声医学协会（AIUM）等权威组织出版了乳腺超声检查实践指南，并提出最低的设备要求。恰当的探头选择、设备的设置、患者的体位及扫查技术是高质量图像的必要条件。配备频率 ≥ 7.5 MHz 的线阵高频探头的超声诊断仪，在进入手术室之前，应该清洁探头、擦净仪器。操作者必须严格遵守仪器厂家推荐的方法进行消毒，较常用的方法是将术中探头放在消毒液中浸泡 20 ~ 30 min 进行消毒处理。但操作过程中仍需套上带有无菌耦合剂的一次性无菌探头套，以便探头和导线可以在无菌手术区工作。通常探头与脏器之间以无菌盐水作为耦合剂。

3.扫查基本技巧　由于术中扫查的方式不同于经皮扫查，正确认识局部解剖关系和掌握检查技巧十分重要。

4.常用扫查方法

（1）接触扫查法：探头直接置于乳腺表面是最常用方法，探头移动灵活，操作容易，也可探测到脏器的深部。

（2）游离扫查法：用生理盐水灌注术野，盐水浸出脏器表面数厘米，探头置于水中，与脏器间隔一定距离扫查。或在探头与脏器间置一水囊透声垫扫查，游离法可克服接触法的缺点。

（3）压迫扫查法：采用接触扫查法或使用水囊的游离扫查法扫查时，探头对脏器施加一定的压力，在鉴别动脉和静脉或排除组织间的气体时可用此法。偶尔轻度加压探头可更好地显示等回声病变。但压迫扫查时脏器组织可发生变形，回声强度也会发生变化。

在术中超声的实际操作中，常须结合运用上述三种扫查方法，以发挥各自的优点和弥补相互的不足。

（三）术中超声的局限性

使用术中超声时，必须要考虑这项技术的局限性。因近场的假像容易引起漏诊。术前的病历会诊和制订手术计划非常必要，只有多学科协作才可以使超声显像在术中达到充分的利用。

临床应用：乳腺肿块的术前和术中定位。

长期以来，对于触诊摸不到的乳腺病变，术前定位采用 X 线引导下，在病灶邻近插入标记物或注射染料的方法。随着高分辨率超声的应用，大多数触诊不清的肿块，可在超声声像图上显示出来，因此，许多医生倾向在实时超声引导下对非触及性乳腺肿块进行定位，有些情况乳腺肿块在 X 线下不能显示（如乳腺腺体致密），超声却能清晰显示，在超声引导下定位。应该强调的是，超声尚不能显示孤立的微小钙化灶，因此，不能将超声作为寻找微小钙化灶的常规方法。

（四）操作方法

在考虑超声定位时，必须仔细阅读近期的 X 线检查图片，以确定超声显示肿物与乳腺 X 线显像的肿块相吻合。超声显像常常用于手术中引导各种乳腺肿块定位。根据病灶的位置、深度、乳腺的大小及外科医生的习惯决定定位方法。为避免对病灶深度测量的误差，尤其是含脂肪较多的乳腺，应尽量减轻探头的压力以探头刚好接触皮肤为佳。对于较大乳腺的深部病灶仍需超声引导放置定位针。

为验证乳腺肿物手术的成功与否，可使用超声扫查手术切除的新鲜标本。将标本放在装有生理盐水的容器内，使用与术前检查同样的超声仪器，探头放在标本上，从多角度扫查病灶。离体标本扫查的主要目的是证实肿物被完整切除。有关标本中病灶的声像图表现和切除边缘等信息，应及时与外科医生交流。在超声引导下将定位针插入标本内的病灶，有利于病理医生找到标本中的病灶。

如果在新鲜切除标本上未发现肿物，应使用超声扫查切口区，寻找到隐藏在乳腺内的肿物，以再次引导手术。当扫查切口时，如果较大的线阵探头与较小的含气的切口底腔接触困难，可在手术切口内注入生理盐水，也可将探头放在切口侧方，使声束轴向切口底腔，适当加压扫查可提高声像图质量。

（五）超声定位与乳腺 X 线引导定位相比的优点

1. 较短的进针路径。

2. 检查体位与手术体位一致，为仰卧位或侧卧位。

3. 患者更为舒适。

4. 取样和定位实时监测。

5. 可在类似扇面的范围内取样，易取到更多病变组织。

6. 超声仪器更便于使用，时间短。

7. 对淋巴结的取样不受其位置限制。

8. 没有辐射。

9. 可在术中进行定位。

（六）超声定位与乳腺 X 线定位相比的缺点

1. 孤立微小钙化灶难以显示和辨别。

2. 位于脂肪组织多的较大乳房深部的小钙化灶不易显示。

综上所述，超声在乳腺疾病的诊断与治疗中作用非常大，在乳腺术中也起到了重要的作用，其优势是其他影像学无法比拟的。联合使用时，可以弥补不足，增强诊断信心。

（王冬梅）

二、术中钢丝定位在保乳手术中的应用

随着保乳手术的开展，对较小的乳腺癌组织进行准确定位的技术应运而生，很多学者提出了各种技术来识别临床触诊阴性的乳腺微小肿瘤，该技术包括超声辅助导丝定位（wire-guided localization，WGL）、乳腺 X 线摄影辅助手术、MRI 辅助的 WGL 等，但最常用的方法是 WGL 技术，该技术被广泛接受为术前图像引导病灶定位的标准技术。

超声引导下导丝定位技术能对乳腺癌患者的病灶进行有效的定位，为临床医生提供便利。手术时组织切除的多少也是决定手术后恢复速度的关键因素之一，使用超声引导下导丝定位的方式对病灶进行定位，可以显著减少切除的正常乳腺组织的量，不仅对患者的康复起到重要作用，而且对患者的美容需求也是非常有利的。一项来自俄亥俄州立大学的研究入组了 118 例行保乳手术的浸润性乳腺癌患者，比较了不同术前图像引导下肿瘤定位方法下保乳切缘阳性率，一组为术前穿刺针 - 金属导线定位（preoperative needle-wire localization，PNWL）（图 7-1、图 7-2），另一组为术中超声引导下肿瘤定位及组织固定（intraoperative ultrasonography-guided localization and tissue fixation，IUGLTF）（图 7-3）。结果证实在 54 例 PNWL 中有 6 例（11.1%）、在 64 例 IUGLTF 中有 1 例（1.6%）确定为阳性切缘（$P = 0.046$）；而在 54 例 PNWL 中有 9 例（16.7%）、在 64 例 IUGLTF 中有 3 例（4.7%）为接近阳性切缘（$P = 0.032$），该研究认为在保乳手术中使用 IUGLTF 装置有利于浸润性乳腺癌的保乳术的开展。

然而，WGL 手术可能会出现并发症，因此术中很难识别病变。通常的问题是导线导管的接入点。它往往远离手术切口的理想位置，迫使外科医生在皮肤下穿洞以到达病变部位。这可能会导致钢丝错位或不自主地断开。此外，它还导致手术时间增加。有学者对该方法进行了优化，在采用优化技术治疗组中，仅有 2 例（2/20）发生钢丝脱位，而在采用常规 WGL 技术治疗组中，有 9 例（9/20）发生钢丝脱位（$P = 0.03$）。5 例（5/20）采用常规 WGL 技术病例钢丝意外被外科医生切断，而在采用优化技术组中，

未观察到类似的情况（$P = 0.047$）。6 例（6/20）采用常规技术病例需要再次切除手术边缘，而采用优化技术的病例均无须再次切除（$P = 0.02$）。尽管人们对 WGL 技术采用了多项改进措施以降低其并发症发生率，但是目前仍然需要开展多中心的前瞻性研究，以进一步评估 WGL 技术在保乳手术中应用的安全性和有效性。

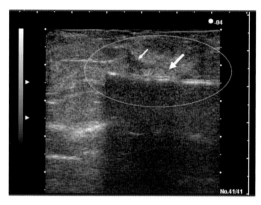

图 7-1　术中超声引导定位和组织固定装置（白色粗箭头），
直接穿刺进入乳腺浸润性癌灶下缘（白色细箭头）

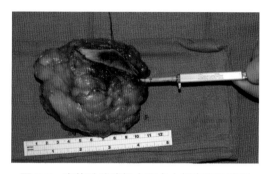

图 7-2　离体乳腺癌标本和术中超声定位装置

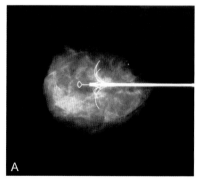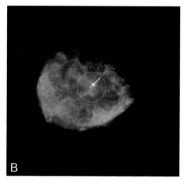

图 7-3　A. 乳房 x 线照片显示在一例 BCS 标本使用术中超声定位及组织固定（IUSLTF）设备；B. 移除 IUSLTF 装置后，显示原始装置的位置（白色箭头）在浸润性乳腺癌的范围内（由白色虚线圈勾画）

（张永渠）

三、术中钼靶 X 线检查在保乳手术中的应用

乳腺钼靶 X 线检查被公认为乳腺癌影像学检查的首选方法，对乳腺癌的早期诊断具有重要价值，钼靶 X 线所见也是选择保乳手术的重要依据之一。因为乳腺钼靶 X 线检查可早期检测乳腺癌。一般情况下，乳腺恶性肿块在钼靶 X 线下多呈致密分叶形及不规则形，病灶边界模糊，可见毛刺样结构深入周围正常腺体组织内；另外乳腺钼靶 X 线下肿块可见恶性钙化灶，其形态不规则，大小不一，成簇出现，点状、小分支状，或两者都有的泥沙样钙化。乳腺钼靶检查常可显示微小钙化灶，其诊断敏感性可达 85% ~ 90%，钙化可出现在瘤体内，也可在肿块周围。浸润性癌有时也表现为腺体结构紊乱，但常伴有簇状钙化灶。

保乳手术对乳腺癌肿块及钙化切除的正确与否及精确程度，取决于术前影像学的定性定位；与此同时，为保证肿块边缘足够，可行乳房组织钼靶 X 线评估，并与前期钼靶 X 线片对照观察是否切除完全，并通过快速冷冻病理切片确定切缘无肿瘤残留。该技术已被推荐用于术中切缘判定，以降低二次手术率，提高美容效果。目前大多数机构的做法是使用常规标本 X 线摄影（conventional specimen radiography，CSR），手术标本需要从手术室运送到影像科对其进行检查。具体操作过程为：外科医生切除乳腺标本，在切除乳腺组织上放置金属夹；在侧切缘放置三个夹子，两个夹在上切缘，一个夹在表面切缘。然后，标本被放置在一个明确的生物危害标志的袋子中由外科医生随身携带到影像科，随后通过乳腺钼靶机器，放大视图获得两个视野的 X 线摄影（图 7-4）。来自德国海德堡大学的一项研究，选取 470 例乳腺癌患者进行术中标本摄影（specimen radiography，SR），共评估了 2820 个切缘，其中阴性 2510 个（89.0%）、阳性 310 个（11.0%）。SR 正确识别出 2179 个（77.3%）阴性切缘，而 331 个（11.7%）切缘被误判为阳性。在 310 个浸润边界中，SR 正确识别了 114 个（4.0%），而遗漏了 196 个（7.0%）。结果提示敏感性为 36.8%，特异性为 86.8%，阳性预测值（positive predictive value，PPV）为 25.6%，阴性预测值（negative predictive value，NPV）为 91.8%。通过定向重切，阳性切缘可降低 31.0%，二次手术率可降低至 37.0%。但是，以上过程需要大量的时间来运输、多部门和多人处理。

术中数字化标本乳房 X 线摄影（intraoperative digital specimen mammography，IDSM）可立即对标本进行 X 线摄影，具有许多潜在的优势。便携式 IDSM 装置可放置于手术室内，手术医生可以将标本以适当的方向放置在手术单元中。图像可以立即获得，并可以获得多个视图，与医院网络的连接可以使放射科医生立即进行术中评估，并在需要时与外科医生进行沟通，通过这种实时回馈，外科医生可以评估切除的充分性。由于不需要将标本运送到诊断影像科，IDSM 具有手术时间较短的优势。一项研

究为对比 CSR 和 IDSM 两种术中切缘评估方法在乳腺不可触及肿块患者行保乳手术中的差异，选取了两组患者，一组 105 例患者行 CSR，另一组 96 例患者行 IDSM，用单变量分析显示 CSR 组有更多的阳性切缘（19% *vs.* 6.2%，*P* = 0.012），CSR 和 IDSM 组的二次手术率和手术时间相似；多变量分析中显示阳性切缘的独立预测因素为 CSR、乳房 X 线片上的微钙化等（*P* < 0.01）。因此，为减少保乳手术切缘阳性率可考虑使用 IDSM 技术。

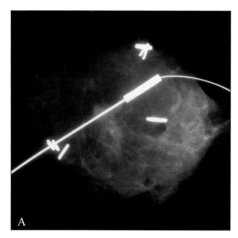
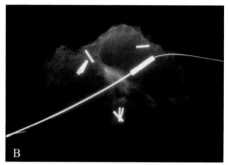

图 7-4　双视图标本：乳房 X 线片显示乳房 X 线影像异常位于切除范围内

（张永渠）

四、术前磁共振成像对保乳手术切缘评估的影响

基于对乳腺癌生物学特性的全新认识以及大量循证医学证据，早期乳腺癌的保乳手术作为一种安全可靠的术式，得到了乳腺肿瘤学界一致认可。在保证肿瘤安全切除前提下，为保留更多的乳腺组织，需所有外科医生更精准地进行保乳手术。保乳手术能否成功实施，关键因素就是如何确保切缘阴性。术前肿瘤位置及形态学的准确评估是保乳手术成功的关键，因此，术前影像学评估至关重要。中国抗癌协会乳腺癌专业委员会制定的保留乳房治疗专家共识（2020 年版）推荐联合多种影像学检查方法进行保乳手术的术前影像学评估，主要包括乳腺 X 线、乳腺超声与乳腺磁共振成像（magnetic resonance imaging，MRI），评估内容包括双侧乳房、区域淋巴结，主要目的在于协助临床医生纳入符合保乳条件的患者、排除保乳禁忌证及明确病灶范围。考虑到乳腺 X 线与乳腺超声检查对乳腺多中心、多灶性病变检出率较低的局限性，推荐术前行 MRI 检查，尤其针对腺体致密型患者。动态增强 MRI 因其更高的检测敏感性、对多中心病变较高的检出率及对乳腺癌更为准确的术前分期，在保乳手术前可用于确定病灶位置、范围，在使切缘达阴性方面发挥重要作用，因此在乳腺癌保乳手术的术前评价和预后

评估中具有相当大的临床应用价值。2017 年中华医学会放射学分会乳腺专业委员会专家组制定的乳腺 MRI 检查及诊断规范专家共识中提出并推荐乳腺 MRI 扫描技术条件，进一步使乳腺 MRI 检查规范化，有助于提高保乳手术的术前 MRI 评估的精准度。

（一）乳腺癌保乳手术 MRI 评估

MRI 能够从横轴位、矢状位、冠状位等不同角度对病灶形态学表现、血流动力学表现进行观察，充分显示其全貌、多中心病灶、多灶性病变情况，尤其对浸润性乳腺癌的准确性更高，从而更精准地确定肿瘤的范围，可为后续制订科学合理的手术方案提供可靠的影像学诊断基础，有利于降低保乳手术患者的病灶手术切缘阳性率，在乳腺癌术前评价中具有明显的应用价值。

乳腺肿瘤的大小，对保乳手术的成功率、手术切缘状态有显著影响，术前准确地评估肿瘤大小是十分必要的。有研究表明在不同大小的肿瘤测量上，乳腺 MRI、乳腺超声、乳腺 X 线与病理测量结果间的一致性存在差异。对于病理测量 ≤ 2 cm 的乳腺癌，超声的测量值与病理测量值之间差异无统计学意义，而 MRI、乳腺 X 线的测量值与病理测量值之间存在统计学差异。但对于病理测量 > 2 cm 的乳腺癌，MRI 的测量值与病理测量值之间的差异无统计学意义，而超声、乳腺 X 线的测量值与病理测量值之间存在统计学差异。这表明在较大的乳腺肿瘤的评估上，相对于超声及 X 线，MRI 的测量可能更加准确，超声、X 线检查均低估了肿瘤的大小；在较小的肿瘤评估上，MRI 可能会高估肿瘤大小，这可能与测量时包含了肿瘤周围的血管影像有关。

MRI 表现为肿块周围存在其他病灶（图 7-5）或非肿块强化病灶（图 7-6）较单发肿块的手术切缘阳性率更高。因此，表现为单发肿块的乳腺癌更适合进行保乳手术，并且术前 MRI 检查能更准确地对病灶范围加以评估，可有效降低保乳手术患者切缘阳性率及再次手术率。但对于非肿块型乳腺癌切缘范围的判断要难于肿块型乳腺癌。因此，提高非肿块型乳腺癌保乳手术切缘评价的准确性是降低手术切缘阳性率及减少再次手术率的关键。非肿块型乳腺癌的检出和诊断是乳腺超声和乳腺 X 线检查的难点，更容易出现漏诊和误诊，而 MRI 动态增强扫描对非肿块型乳腺癌的评价更有优势。

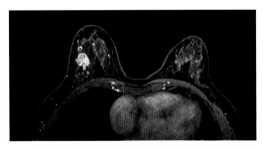

图 7-5　T_1 增强 MRI 示右侧乳腺外象限中部肿块周围伴子灶

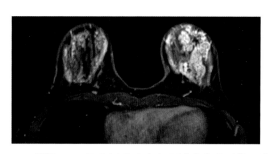

图 7-6　T₁ 增强 MRI 示左侧乳腺内多区域分布非肿块强化病灶

　　研究结果表明，病理类型为浸润性导管癌的早期非肿块型乳腺癌，术前 MRI 动态增强扫描可以大幅度降低保乳手术切缘阳性率，与乳腺超声和乳腺 X 线检查相比，手术切缘阳性率从 40.0% 降到 23.3%。部分导管原位癌（DCIS）并不形成明确肿块，MRI 仅表现为非肿块强化或仅在乳腺 X 线表现为恶性钙化，导致外科医生在处理 DCIS 的手术过程中难以确定肿瘤的边界。Kropcho 等研究显示，在 DCIS 患者中，术前行 MRI 检查组和术前未行 MRI 检查组患者的保乳手术切缘阳性率分别为 24.7% 和 30.7%，差异无统计学意义（$P > 0.05$）。李相生等研究结果表明，在 DCIS 的患者中，术前行 MRI 检查组患者的保乳手术切缘阳性率（21.4%）与行乳腺 X 线联合超声检查组（26.9%）比较，差异无统计学意义（$P > 0.05$）。尽管对于 DCIS，MRI 测量大小与组织病理学测量大小之间存在一定相关性，但 MRI 会高估或低估肿瘤大小，反应了 MRI 对 DCIS 病灶大小估计的真实准确度水平相对较低，并不能充分帮助外科医生获得更为清晰的病灶切缘，因此 DCIS 患者术前行 MRI 检查优势并不突出。新近一项 Meta 分析结果也表明，DCIS 术前 MRI 检查对手术结果或局部复发风险评估的影响无统计学差异，但此项研究中纳入的随机对照试验（randomized controlled trial，RCT）也存在一定局限性，一方面临床试验中患有 DCIS 的女性仅占其中的一小部分，比例较小，可信度不高；另一方面这些 RCT 研究中应用的 MRI 图像大部分为 1.5T 及以下场强的 MRI 设备所得，并且较早的研究没有统一认证的标准化程序。美国放射学会（American College of Radiology，ACR）乳腺 MRI 认证计划于 2010 年开始认证设施，明确指出需要足够的磁场强度（1.0T 或更高）和梯度，双侧乳腺线圈能够实现俯卧位和良好的脂肪抑制。随着 3.0T 场强的 MRI 设备使用的增加，已有一些研究表明与 1.5T MRI 设备相比，3.0T MRI 设备可以获得更高的图像质量，对 DCIS 病变的 MRI 测量大小与病理大小具有更高的相关性。因此，高场强 MRI 对 DCIS 大小评估的准确度还需要进一步深入研究。

　　常规乳腺超声及乳腺 X 线检查对多灶性或多中心乳腺癌诊断的准确性较低，依据其进行的保乳手术切缘阳性率及保乳失败率也较高。MRI 对乳腺恶性病变具有高敏感性，术前乳腺 MRI 检查可以检测到其他未预料的多灶性或多中心病变，还可以细致观察病灶的形态、强化特点、血供情况以及观察整个乳腺内部其他部位的情况，在病灶周围组织是否受到肿瘤侵犯的评估上，乳腺 MRI 可以提供重要的参考价值。但因 MRI 能够检测到其他未预料的多灶性或多中心病变，同时也会增加乳腺癌手术前活检数量，将使临床原有部分开展保乳手术患者改为根治术。总的来说，术前开展 MRI 检查降低乳腺癌保乳手术切缘阳性率的实际应用价值是值得推广的。

（二）新辅助治疗后的保乳手术 MRI 评估

中国抗癌协会乳腺癌专业委员会在保留乳房治疗专家共识（2020 年版）中指出，新辅助治疗后行保乳手术应关注和做好以下 3 个关键点的评估，即新辅助治疗前肿瘤范围、新辅助治疗效果（残留肿瘤范围及肿瘤退缩模式）和术中切缘评价。对于计划在新辅助治疗后实施保乳手术的患者，建议在新辅助治疗前进行完整的影像学评估，包括乳腺超声、乳腺 X 线、乳腺 MRI，以评估乳腺和腋窝病灶的大小和范围，并每 2 个周期进行 1 次乳腺超声和 MRI 检查，判定病灶的缓解情况。

由于肿瘤细胞坏死后常被纤维增生所代替，乳腺 X 线和超声很难区分肿瘤病灶及化疗后增生的纤维结缔组织，因而难以准确评估化疗后肿瘤的实际大小。而动态增强 MRI 通过组织强化特点可鉴别残留组织及新辅助化疗（neoadjuvant chemotherapy，NAC）后引起的纤维增生或坏死组织，增强后 MRI 可以更明确地区分出残余的肿瘤组织，从而较准确地评估残余肿瘤病灶的大小。

为了成功施行 BCT，必须考虑原发肿瘤的范围和肿瘤的退缩模式，并谨慎检测切缘状况。目前，MRI 已成为 NAC 后评估化疗反应和残余肿瘤的最佳方法。MRI 通过对比增强的病灶信号改变判断 NAC 反应，较乳腺 X 线和超声能更精确地评估 NAC 反应，对残余肿瘤范围的评估与病理具有较好的一致性。

新辅助治疗导致的原发肿瘤退缩模式多种多样，但目前尚无统一的分类标准，大多数研究将其分为向心性退缩和非向心性退缩两类，向心性退缩是指肿瘤细胞以病灶中央为圆心整体向内收缩，周围没有散在癌灶残留。非向心性退缩是指肿瘤整体的不均匀性收缩，表现为原发病灶分裂成多个不连续的子灶或原发病灶范围大致不变但密度不均匀减低，非向心性退缩提示可能仍有肿瘤病灶残留于退缩的组织中，因此会降低 MRI 对 NAC 后残余肿瘤范围测量的精确性，并且将给手术中判断切除范围带来困难。

美国国立癌症研究院制定的新辅助化疗后降期保乳标准为：在残余肿瘤的最大直径 < 3 cm 的基础上，单灶病变并且呈向心性退缩是保乳手术的适应证；而残留肿瘤的多灶模式，即蜂窝状散在性退缩可能增加局部复发风险。原发肿瘤呈多灶肿块样强化时，通常表现为一个较大的肿块伴周边相对较小的子灶，病灶相互分隔，或有线样

强化的淋巴管浸润相连；原发肿瘤呈非肿块强化时，通常表现为沿导管、段样或区域性分布。在上述两种强化方式的病灶中，肿瘤组织通常与正常腺体组织或脂肪组织相间存在；同时，肿瘤内部对细胞毒性药物的敏感性存在差异，这就使得多灶肿块强化和非肿块强化的病灶在新辅助化疗后更容易表现为蜂窝状散在性退缩。在这种情况下残余肿瘤的体积可能已经明显缩小，但其分布范围却仍然较大，如果选择保乳手术，很难在兼顾术后乳房美容效果的情况下保证切缘阴性。此外，在新辅助化疗后，肿瘤细胞萎缩并纤维化，微血管密度同时减少，病灶在 MRI 增强扫描后强化减弱，使得部分残留微小病灶无法分辨。因此，即使手术切缘阴性，远离肿瘤中心的区域仍可能有残余病灶存在，从而导致复发，这可能就是新辅助化疗后降期保乳患者的局部复发率高于初始即适合行保乳手术患者的潜在原因。原发肿瘤呈单一肿块样强化，且化疗后呈向心性退缩，而残余病灶仍呈单一肿块时，符合保乳手术标准，MRI 指导的保乳治疗的局部复发率通常尚可以接受。

因此，2017 年 St. Gallen 共识指出，对于 NAC 后肿瘤降期的患者，建议按照残余肿瘤大小和退缩模式来共同确定手术切除范围；对于向心性退缩的患者，可根据参与肿瘤范围适度缩小手术范围；对于非向心性退缩的患者，则应按照 NAC 前标记的肿瘤范围进行切除。准确评估肿瘤退缩模式和 NAC 后的残余肿瘤范围，有助于选择适当的手术方式和切除范围，尤其对切缘阳性率和手术再切除率的降低至关重要。

（三）乳腺癌患者淋巴结的 MRI 评估

MRI 是乳腺癌术前局部分期的重要检查方法，它在明确病变范围、发现隐匿病灶等方面有很大优势。同时，乳腺 MRI 用于评估腋窝淋巴结转移也有很好的表现，转移性腋窝淋巴结形态学特征表现包括淋巴结短径 > 10 mm、边缘不规则、脂肪门结构消失、周围脂肪间隙模糊、内部强化不均匀、边缘环形强化等特点。转移过程会导致淋巴结形态及边缘发生变化，癌组织向周围浸润时周围脂肪间隙发生间质反应会导致影像中脂肪间隙模糊，强化特点的改变可能与转移性淋巴结肿瘤细胞的浸润、异常血管增生和通透性增加以及肿瘤细胞的不均匀分布和坏死有关。但对 < 10 mm 的腋窝淋巴结是否发生转移的鉴别诊断仍然存在较大困难。

原发肿瘤的大小、位置均与腋窝淋巴结状态密切相关。肿瘤位于外上象限者较内象限者更易发生转移，可能与乳腺癌的淋巴引流途径有关，乳腺大部分淋巴液经过外侧部的淋巴管至腋窝淋巴结，乳房内侧的淋巴液多通过肋间淋巴管流向胸骨旁淋巴结。肿瘤长径越大、肿瘤越呈多灶性，越易发生腋窝淋巴结转移，这可能是因为肿瘤瘤体越大、病灶越多，病灶生长越旺盛，活动性越高，越容易发生转移。

MRI 对乳腺癌腋窝淋巴结状态的术前评估需要多个指标综合判断。乳腺原发肿瘤位置、长径、表观弥散系数（apparent diffusion coefficient，ADC）值以及病灶数目是重要的参考指标，联合 MRI 腋窝淋巴结形态学改变能提高 MRI 诊断腋窝淋巴结状态的准确性，为临床判断腋窝淋巴结性质、制订合适治疗方案提供参考。吉原等研究表明，原发肿瘤大小和淋巴管浸润是腋窝淋巴结转移最有力的独立预测因子，其次是乳腺肿瘤的位置和多个病灶的存在。多项研究结果表明，较低的肿瘤 ADC 值以及肿瘤大小与乳腺癌腋窝淋巴结转移密切相关，且肿瘤 ADC 值是腋窝淋巴结转移的最强预测因子。

但是由于受线圈有效范围、患者扫描体位以及扫描时间较长等因素的影响，MRI 在显示腋窝淋巴结方面存在局限性，还需要不断完善检查技术，尽可能最大化发挥 MRI 在乳腺癌淋巴结评估方面的优势。

（四）MRI 对保乳手术影响因素的预测

研究表明，与乳腺癌保乳手术切缘阳性相关的危险因素包括年龄较小（小于 45 岁）、致密型乳腺腺体、肿瘤较大、淋巴结阳性、肿瘤多灶性、广泛导管内成分的存在和淋巴管血管侵犯等。术前行 MRI 检查预测相关的危险因素，对于是否可行保乳手术，能够给临床医生提供更多的有力证据从而支撑临床决策。

Seho Park 等比较了早期乳腺癌患者术前行 MRI 和未行 MRI 对照组的再切除率，发现术前 MRI 组保乳手术后的再切除率显著降低。在接受保乳手术的浸润性导管癌患者中，多灶性病变、非肿块样强化病变、更重的背景实质强化（background parenchymal enhancement，BPE）和更大的病变尺寸等 MRI 特征与切缘阳性或接近切缘的相关性更高，同时穿刺活检中 DCIS 的存在也与切缘阳性密切相关。

韩国学者研究发现术前 MRI 上肿瘤大小超过 5 cm、非肿块强化和多灶性病变与再次切除呈正相关。非肿块强化的节段性分布与阳性切缘密切相关。非肿块强化与切缘阳性之间的关联可能是因为存在表现为非肿块强化的 DCIS 成分，许多 DCIS 病变表现出节段性或导管分布以及簇环状或丛状内部增强。因此，临床医生应该意识到术前乳腺 MRI 上的非肿块强化增加了随后阳性切缘状态的可能性。

强 BPE 是保乳手术切缘阳性的重要独立因素，中度或显著的 BPE 可能产生假阳性或假阴性结果，尤其是存在局灶性、区域性或不对称的 BPE，癌灶周围的子灶或非肿块强化可能被邻近的增强乳腺组织 BPE 所掩盖，导致假阴性结果，从而影响手术决策。因此，对于 MRI 上有强 BPE 的患者，应尽量在 BPE 强化最低的时期（一般为月经周期的第 7 ~ 14 天）进行 MRI 检查，更有助于临床决策。

总的来说，术前联合乳腺 MRI 检查，可以有助于发现微小病灶，准确评估病灶侵犯范围，为制订更为合理的手术切除范围或手术方案提供了一定的参考价值，进而降低术中切缘阳性率、保乳失败率、二次手术等风险，在降低术后局部复发率方面起到有益作用。

（郭秋　任克）

五、术中标本 microCT 扫描在保乳切缘评估中的应用

保乳手术是早期乳腺癌的标准手术治疗方式，获得阴性的手术切缘，对于保乳手术来说至关重要，因为阳性手术切缘患者的同侧肿瘤局部复发率是阴性切缘患者的 2 倍。因此，阳性手术切缘患者需要接受二次手术治疗，以降低肿瘤的局部复发风险。然而，二次手术可能损害乳房的美容效果，增加了患者的心理和经济负担。

目前，保乳手术切缘评估的金标准是术后石蜡包埋标本病理检查。该方法耗时较长（数天至 1 周），无法实现术中切缘快速评估。传统的术中切缘评估方法包括术中快速冰冻切片病理检查和术中组织印片细胞学检查。术中快速冰冻切片只能对部分标本进行取材，因此容易造成取样误差。上述两种方法在诊断阳性手术切缘的敏感性和特异性在不同文献的报道中差异很大。另外，由于上述两种方法对病理医生的经验依赖性很高，需要具有丰富经验的病理医生才能胜任，这极大地限制了其在基层医院的应用。由此可见，开发使用方便且准确性高的新技术用于术中切缘评估是目前临床上未被满足的需求。

microCT 成像技术的原理类似于临床上广泛使用的诊断 CT 成像的原理，也就是利用组织的密度差实现组织的识别。同时，其具有体积小、成像速度快、分辨率高及可实现图像三维重建等优点。因此，microCT 被广泛用于肿瘤及骨科等领域的前临床动物研究。约翰逊等学者利用 microCT 对三阴性乳腺癌骨转移瘤进行观察，结果显示，microCT 可以定量分析骨质破坏的程度，并且可以用于双膦酸盐治疗疗效的评估。埃林格等学者利用 microCT 结合造影剂成功对不同移植瘤模型的血管形成情况进行了定量观察。然而，动物研究中鲜有利用 microCT 进行移植瘤切除手术切缘评估相关的报道。

由于 microCT 体积小，且具有放射性自我防护的能力，因此该设备可放置于手术室或者病理科，使用简便。临床学家充分利用其快速、高分辨率成像，尤其是对于钙化灶的高敏感性成像等特点，探索利用 microCT 进行保乳手术标本肿瘤成像及切缘评估的可行性。2011 年，来自德国的格弗勒等学者探讨了利用 microCT 评估乳腺活检标本内部细微结构的可行性。该研究共纳入了 15 例患者，均接受乳腺 X 线摄影检查，BI-RADS 分类Ⅲ～Ⅴ类。所有患者均接受真空辅助旋切活检术（11G 活检针头），每个患者获得 24 ～ 36 个活检标本，长度为 0.5 ～ 1.3 cm，直径为 0.8 ～ 1.2 mm。所有活检标本均接受 X 线放大摄像；然后接受 microCT 成像，获得标本三维重建的图像；最后对标本进行石蜡包埋，组织切片用于苏木素 – 伊红（hematoxylin-eosin，HE）染

色。上述获得的microCT图像与HE染色的显微镜下表现进行对比，并对脂肪组织、乳腺组织、纤维组织、钙化灶和肿瘤组织的灰度衰减值进行了定量比较。研究结果显示，15例患者中，7例患者病理诊断为导管原位癌伴局灶性微浸润，3例为浸润性导管癌，5例为良性纤维囊性病变。在X线放大摄像中，仅有钙化灶可被检测到，软组织则表现为均一密度影；而在microCT成像中，对软组织结构的观察可以达到近似低倍显微镜观察的效果（图7-7），脂肪组织可以清楚地与乳腺实质及肿瘤组织区分开来，钙化灶在组织中的分布情况也可以清楚地显示出来。基于上述的结果，该团队在另一项研究中利用microCT成像比较了良恶性钙化在内部结构上的差别。结果显示，基于microCT成像的钙化在内部结构上可以分成小梁型、薄片型、颗粒型和无定形型四种类型。良性钙化多表现为前两种类型，而恶性钙化多为后两种类型。并且，良性钙化灶显著大于恶性钙化灶。

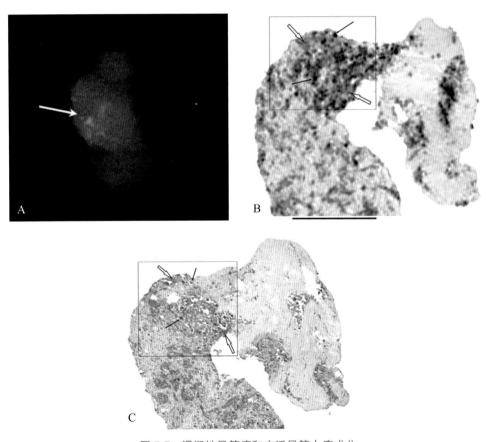

图 7-7　浸润性导管癌和广泛导管内癌成分

　　A. 钼靶摄像放大图像，箭头所示为钙化灶，但是细节无法清晰显示；B. 采用软组织重建算法得出的microCT冠状面重建图像，黑色箭头所指部位为钙化灶；C. HE染色组织病理图像，不同组织成分的分布与microCT图像高度吻合

麻省总医院的团队最先利用 microCT 对保乳手术切除标本进行评估。在一项对 72 例患者进行的研究中，研究者利用 microCT 对保乳手术标本进行扫描并测量肿块大小。随后标本进行常规病理检查并获得病理肿块大小，研究者将 microCT 测量的肿块大小（mT）及肿瘤 T 分期（mT stage）与病理肿块大小（pT）及病理 T 分期（pT stage）进行了比较，结果发现，与 pT 相比，microCT 在 11 例患者中准确估计了肿瘤大小，而在 24 例患者中低估了肿块大小，在 37 例患者中高估了肿块大小。但是，microCT 在多数患者中可以准确对肿块进行 T 分期，仅在 11 例患者中出现了 mT stage 与 pT stage 不一致的情况；其中，6 例患者 mT stage 高于 pT stage，而另外 5 例患者，mT stage 低于 pT stage。在上述研究的基础上，该团队进一步评价了 microCT 用于切缘评估的可行性。在一项时 6 例患者的研究中，研究者利用 microCT 对 25 处术腔切缘进行扫描，以评估该技术用于术中阳性手术切缘检测的可行性。结果发现，在总共 25 处切缘中，microCT 评估的切缘状态与病理结果的符合率高达 92%（23 处切缘）。MicroCT 分别检出 1 例假阳性和 1 例假阴性，切缘评估的阳性预测值（PPV）、阴性预测值（NPV）、敏感性和特异性分别为 83.3%、94.7%、83.3% 和 94.7%。由该小样本研究结果可见，microCT 在对腔切缘评估的准确性高，有望成为术中切缘评估的有效工具。因此，该团队开展了样本量更大的另一项研究，这项研究对 71 例保乳标本、25 处术腔切缘标本及 4 例全乳切除标本进行 microCT 成像。保乳标本成像结果显示，利用 microCT 三维成像且图像可以自由旋转的优点，可发现一些常规取材可能漏掉的阳性切缘。而在全乳标本成像中，microCT 成像可以有效鉴别良恶性肿块。

2016 年，笔者团队与荷兰格罗宁根大学的研究团队开展合作，在一项对 30 例保乳手术患者的研究中评估基于 microCT 成像的保乳切缘评估的准确性。在该研究中，microCT 成像设备放置在病理科，当保乳手术标本送达病理科后，研究者即刻进行标本成像并三维重建，每例标本平均耗时约 8.5 min（7 min 用于成像，1.5 min 用于三维重建）。随后，病理医生对标本进行常规病理检查及处理，以评估病理手术切缘状态。microCT 成像结果由一位影像科医生和一位手术医生共同进行判读，以评估基于 microCT 影像的手术切缘状态，每例平均耗时约 5 min。两位医生在图像判读前均未获知患者的病例切缘状态。研究结果显示，在所有 26 例含有实性肿瘤的标本中，microCT 成像可检测到 23 例（88%）；3 例无法检测到实性肿瘤的患者的年龄均小于 50 岁，且术前钼靶检查均表现为致密型乳房，肿块隐藏于致密的乳腺实质中而无法被检测到。microCT 成像可检测到所有 14 例在术前钼靶发现存在钙化患者的钙化灶，显示出其在诊断钙化灶方面的巨大优势，而钙化灶由于肉眼或手触均难以发现，在标本取材过程中往往容易被遗漏。在切缘评估方面，29 例患者的数据可以用于分析，其中 9 例为病理阳性切缘，另外 20 例为病理阴性切缘。基于 microCT 成像的切缘评估可发现其中的 5 例（56%）阳性切缘（图 7-8）；而 microCT 均能准确评估 20 例阴性切缘患者的切缘状态；在另外 4 例患者中，microCT 出现了假阴性的切缘评估。因此，在该研究中，基于 microCT 成像的保乳手术评估切缘 PPV、NPV、敏感性和特异性分别为 100%（5/5）、83%（20/24）、86%（25/29）和 56%（5/9）。假如 microCT 成像技术被用于指导该研究的肿瘤切除，切缘阳性率有望从 31%（9/29）降低至 14%（4/29）。来自麻省总医院的研究团队在更大样本中验证了利用 microCT 成像进行切缘评估的准确性。该研究入组 173 例接受部分乳房切除的患者，microCT 评估切缘的 PPV、NPV、敏感性和特异性分别为 79%（106/134）、79%（31/39）、93%（106/114）和 53%（31/59）。上述两个研究结果充分展示了 microCT 技术用于术中切缘评估的有效性。

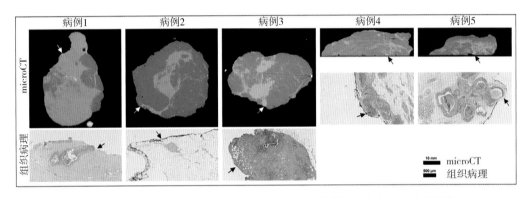

图 7-8　5 例阳性手术切缘的 microCT 图像及对应的 HE 染色组织病理图像

microCT 横断面（病例 1 ～ 3）和冠状面（病例 4 和 5）展示了阳性切缘（箭头所指处）。病例 1、2、4 和 5 表现为簇状钙化，病例 3 表现为不规则肿块影。对应 HE 染色组织病理图像展示了阳性手术切缘（箭头所指处）。病例 1、2、4 和 5 阳性切缘为导管内癌，病例 3 阳性切缘为浸润性癌

　　总的来讲，基于 microCT 成像技术的术中保乳手术切缘评估耗时短、可操作性强，可在术中将切缘评估情况快速回馈给手术医生。该技术的应用有望降低切缘阳性率，从而降低二次手术的发生率，避免医疗资源的浪费。但是，该技术的应用能否降低肿瘤局部复发率则有待于进一步研究证实。

（邱斯奇）

第二节 光学分子影像切缘评估技术

一、术中荧光成像技术在保乳切缘评估中的应用

恶性肿瘤切除的两大要点是最大限度的肿瘤切除和最大限度的周围正常组织保留，从而达到降低肿瘤复发率和保留周围组织功能的目的。要实现上述两大要点目标，术中快速、准确地切缘评估是关键。荧光成像技术具有成像速度快、敏感性高等特点，因此有望实现在体、实时、精准的肿瘤识别，成为术中切缘评估的有效工具。此外，术中荧光成像技术可对整个手术标本或术腔进行全面成像，从而避免取样误差，提高诊断的准确性。本节将介绍荧光成像技术的基本知识及其在恶性肿瘤切除手术导航中的应用，尤其是在保乳术中切缘评估中的应用。

（一）荧光成像的基本原理

20世纪90年代，组织光学特性的发现及其用于区分组织成分的探索为光学成像用于鉴定组织结构的改变和功能的异常打开了一扇窗口。在外源性激发光的作用下，内源性或外源性的发光基团吸收光子的能量，吸收能量后发光基团分子的外层电子由低能量级的稳态跃迁到高能量级的激发态，由于激发态的电子极不稳定，需要释放能量回归到稳态。当电子从高能量级向低能量级跃迁时，能量的释放过程主要表现为两种形式，一是以波长更长的荧光形式；二是以热辐射的形式，释放的热量使得周围组织局部温度升高，温度升高后导致组织发生膨胀而产生压力波，从而可以被超声换能器检测到。前者即为荧光成像（图7-9），后者为光声成像。目前用于指导恶性肿瘤手术切缘评估的主要是基于外源性探针的荧光成像技术。

荧光成像的质量受多方面因素的影响，其中最重要的两个因素是光子在组织中的散射和吸收，前者主要影响荧光成像的清晰度，后者则主要影响成像的深度。组织中多种成分可以影响光的吸收，其中最主要的是血红蛋白、水以及脂肪。血红蛋白在可见光区域具有较强的光吸收能力，水和脂肪在红外光区域的吸光能力较强，而三者在近红外荧光区域的吸光系数是较低的。因此，近红外荧光成像可获得更低的自发荧光信号和更佳的成像分辨率。另外，也可获得更好的成像敏感性和成像深度。所以，近红外荧光成像是恶性肿瘤手术导航领域研究得最多的一个成像窗口。选择合适的探针，对于优化成像效果起到至关重要的作用。

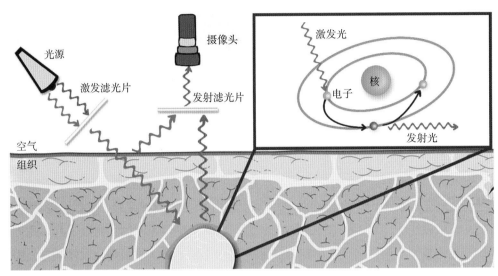

图 7-9　荧光成像的基本原理

A. 适当波长的激发光从激发光源发出，经过滤波片（Fex），然后到达并穿过组织，从而被组织中的荧光基团所吸收，随后，荧光基团发射出波长更长的发射光，部分发射光穿出组织表面被荧光摄像机所采集，荧光摄像机前的滤波片（Fem）可过滤掉干扰的光噪声，从而仅有荧光基团的发射光被摄像机采集；B. 荧光基团在激发光的作用下，外层电子由稳态向激发态跃迁，从激发态回归到稳态的过程中，伴随着光子的释放

（二）外源性荧光探针的类型

根据荧光探针是否具有肿瘤靶向性，可将探针分为肿瘤非特异性探针和肿瘤特异性探针。众所周知，肿瘤组织新生血管形成能力强，并且这一特点常常伴随淋巴引流能力减弱，因此探针更容易进入肿瘤组织并发生滞留，这一现象被称为增强渗透滞留（enhanced permeability and retention，EPR）效应。肿瘤非特异性探针正是通过 EPR 效应进入肿瘤组织，从而在肿瘤组织与正常组织之间形成荧光信号差异，但是上述依赖肿瘤非特异性探针的荧光成像时间窗口相对较短。临床上较为常用的肿瘤非特异性探针包括吲哚菁绿（indocyanine green，ICG）和 5- 氨基乙酰丙酸（5-aminolevulinic acid，5-ALA）。前者主要用于指导肝胆管肿瘤或结直肠癌肝转移瘤的切除，后者主要用于指导脑胶质瘤的切除。

肿瘤特异性探针可与肿瘤细胞特异性受体或蛋白发生靶向性结合，因此探针在肿瘤组织中的滞留时间较长，成像时间窗口也较肿瘤非特异性探针更长。另外，由于受体或蛋白在肿瘤组织和正常组织间的差异表达，基于肿瘤特异性探针的荧光成像可获得更高的信噪比，从而可提高肿瘤检出的敏感性。肿瘤特异性探针由两部分组成，一部分是荧光基团，用于荧光成像，目前在前临床和临床研究中被使用最多的是

IRDye800CW 和 ICG，两者都属于近红外荧光染料，IRDye800CW 发射光谱的峰值约为 794 nm，而 ICG 约为 840 nm，均是良好的荧光成像窗口；另一部分是特异性靶向肿瘤组织的配体，荧光基团与之结合。配体包括抗体（约 150 kDa）、多肽（约 5 ～ 15 kDa）、小分子（< 1000 Da）等，也可以是可被激活的智能探针，例如酶响应或 pH 响应的智能探针。基于肿瘤特异性探针的恶性肿瘤外科手术导航已在包括乳腺癌在内的多种肿瘤中被广泛探索，前期的研究结果显示，该技术的应用可改善术中肿瘤识别的敏感性和特异性，从而提高肿瘤切除的精准性。

（三）荧光成像系统

由于肉眼无法观察到荧光信号，要实现荧光成像，需要专业的荧光成像系统对荧光信号进行捕获，并转化为视频信号实时呈现给外科医生。荧光成像系统主要包括以下几个部件（图 7-10）：①用于激发荧光探针的激发光光源，通常是发光二极管（light-emitting diodes，LED）或激光二极管（laser diodes，LD）；②用于术野照明的普通白光光源；③用于收集荧光信号和普通白光信号的摄像机；④用于呈现荧光成像及普通光学成像的计算机系统。术中实时荧光手术导航成像系统的工作距离较远（20 ～ 30 cm），因此要求激发光光源必须具备较高的能量，LED 和 LD 都可以发射高能量的激发光。激发光接触成像组织接口后，一部分在组织接口发生反射，另一部分进入组织中激发荧光探针，从而发射波长更长的发射光，发射光在组织中发生散射，一部分光穿透组织接口并为荧光摄像机所捕获。由于散射作用，发射光的能量明显弱于激发光及其所产生的反射光，为避免反射光的干扰，成像系统需配备滤波片以屏蔽反射光，从而保证最大程度地收集到由荧光探针所产生的发射光。

目前，已有多种近红外荧光Ⅰ区（650 ～ 900nm）成像系统被开发用于荧光手术导航，部分成像系统已实现商品化。这些成像系统包括 SPY（加拿大 Novodaq 公司）、Photodynamic Eye（日本 Hamamatsu 公司）、Fluobeam（法国 Fluoptics 公司）、FALARE（美国 Frangioni 实验室）、DPM 荧光导航系统（珠海市迪谱医疗科技有限公司）以及荷兰 SurgVision 公司开发的成像系统等。

随着近红外荧光Ⅰ区成像手术导航的不断深入研究，临床上对荧光成像的深度和分辨率提出了更高的要求。由于近红外荧光Ⅱ区成像中，光在组织中的散射作用较弱，因此可实现更深、分辨率更高的组织成像。近红外荧光Ⅱ区成像相关的荧光基团和成像设备也逐步被开发用于前临床研究探索。

（四）非肿瘤特异性荧光探针在保乳手术导航中的应用

1. 基于 ICG 的乳腺癌手术导航　自 1954 年获批用于心功能和肝功能的检测以来，

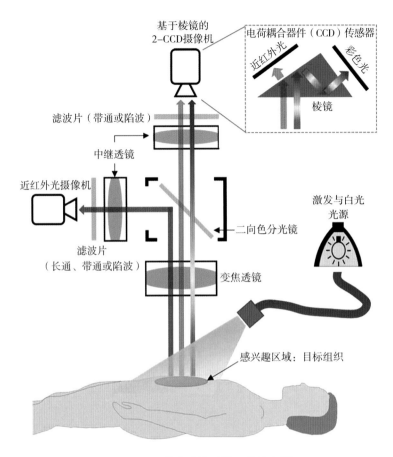

图 7-10　荧光成像系统工作示意图

ICG 在临床上的使用已接近 70 年的历史，安全性良好。20 世纪 70 年代，ICG 被发现在近红外荧光（激发光波长 750 ~ 810 nm）的作用下，可发射荧光，波长峰值约为 840 nm。由于此波段的荧光很少被血红蛋白和水等组织成分所吸收，可穿透较厚的组织，因此 ICG 在 20 世纪 90 年代开始被应用于眼底血管造影。

　　1999 年，来自德国的学者首次利用 ICG 结合扩散光学层析成像（diffuse optical tomography，DOT）技术对乳腺癌进行在体成像，结果显示，该技术可发现乳腺 MRI 所发现的病灶，揭示了利用基于 ICG 的光学成像技术用于在体检测乳腺癌组织的可行性。随后，一些小样本的研究进一步验证了利用基于 ICG 的光学分子影像技术进行肿瘤切除手术导航的可行性和准确性。在一项早期临床试验中入组了 12 例接受保乳手术治疗的患者，术前 1 天，患者接受 5 mg/kg ICG 静脉注射。研究结果显示，所有患者的肿瘤在术中均可被荧光分子成像技术在体识别（图 7-11），在体肿瘤组织与背景组织的平均荧光信噪比（tumor to background ratio，TBR）为 3.14 ± 0.34，离体 TBR

为 3.46 ± 0.35。肿瘤切除后，12 例患者中有 6 例患者在术腔可观察到荧光信号，其中 2 例患者术后病理证实存在近切缘（定义为导管内癌成分距离手术切缘小于 1 mm），其余 4 例患者手术切缘皆为阴性。在另一项研究中，布儒瓦等学者对比了不同时间点静脉注射 ICG 用于定位乳腺肿瘤的差异。患者均接受 0.25 mg/kg 的 ICG 静脉注射，其中一组于术前 1 天进行（组一，5 例患者接受全乳切除），另两组于术前进行（组二，15 例患者接受全乳切除；组三，20 例患者接受保乳手术）。术后所有新鲜组织标本均接受荧光成像，结果显示，组一中仅 2 例患者可在肿瘤中观察到荧光信号；组二 15 例患者中共可发现 25 处肿瘤，其中 24 处可观察到明显的荧光信号；而组三所有肿瘤均可观察到荧光信号。上述两个研究结果提示，不同剂量、不同注射时间均可影响基于 ICG 的肿瘤成像效果。

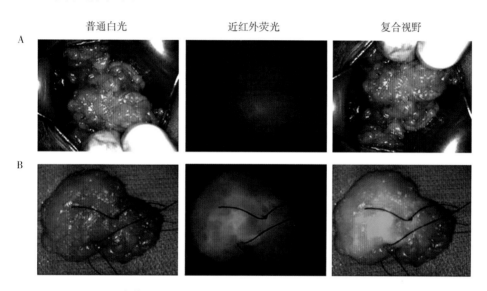

图 7-11　在体（A）和离体（B）标本的普通白光和荧光图像显示，
肿瘤部位的荧光信号高于正常组织的荧光信号

来自国内的学者在一项入组 56 例患者的回顾性研究中评价了 ICG 瘤内注射用于不可触及乳腺癌手术导航的准确性。患者术前在超声引导下接受 2 mL（10 mg）ICG 瘤内注射；术中根据 ICG 荧光信号可准确定位所有肿瘤；3 例（3/56，5.4%）患者进行了 2 次手术，其中两例因出现阳性手术切缘，1 例因多发病灶改用全乳切除。平均随访 19 个月，未见复发转移事件发生。

2. 基于美蓝的乳腺癌手术导航　美蓝是一种被广泛用于前哨淋巴结活检的近红外荧光染料，其激发光波长峰值约 665 nm、发射光波长峰值约 686 nm。截止目前，仅有极少数的研究探索利用基于美蓝的近红外荧光成像技术进行乳腺癌手术导航的可行性。来自荷兰的小样本研究入组了 24 例接受手术治疗的乳腺癌患者，其中 12 例患者在术前 3 h 接受 1.0 mg/kg 的美蓝静脉注射，另外 12 例患者在术前即刻接受相同剂量强度的美蓝静脉注射。术中采用荧光成像系统对术野以及切除标本进行荧光成像，结果显示，24 例患者中，20 例患者的肿瘤可以观察到明显的荧光信号；另外 4 例无法观察到肿瘤荧光信号的患者年龄显著大于上述 20 例患者（平均年龄 68 岁 *vs.* 58 岁，*P* = 0.03）。浸润性导管癌和浸润性小叶癌均可观察到荧光信号，而黏液癌和黏液表皮样癌却无法观察到荧光信号。所有患者的 TBR 为 2.4 ± 0.8，两种不同的美蓝注射方式在 TBR 上无明显差别（2.5 ± 0.9 *vs.* 2.3 ± 0.5，*P* = 0.50）。共有 4 例患者出现阳性手术切缘，其中 2 例患者术腔可观察到明显的荧光信号。来自国内的一项研究共入组了 30 例接受手术治疗的乳腺癌患者，其中 10 例患者接受新辅助化疗，20 例患者未接受新辅助化疗。所有患者均在术前 3 h 接受 1.0 mg/kg 的美蓝静脉注射，术后对离体新鲜标本进行荧光成像。在未接受新辅助化疗的 20 例患者中，16 例患者可获得满意的肿瘤荧光成像效果（TBR 为 1.94 ± 0.71）；而在接受新辅助化疗的 10 例患者中，仅有 3 例患者可获得满意的肿瘤荧光成像效果（TBR 为 1.63 ± 0.38）（图 7-12）。另外，在未接受新辅助化疗的 20 例患者中，除了原发肿瘤外，尚有 5 处组织呈现出高荧光信号，病理活检证实 5 处皆为伴有出血的正常组织（2.19 ± 0.40）。因此，在所有 35 处组织中，基于美蓝的荧光成像技术在乳腺癌组织检出的敏感性为 63%、阳性预测值为 79%。

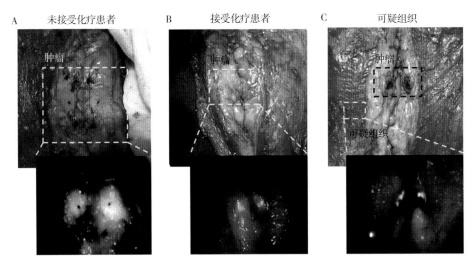

图 7-12　肿瘤组织及可疑组织的普通白光及荧光图片

A. 未接受化疗患者肿瘤的普通白光和荧光图片；B. 接受化疗患者肿瘤的普通白光和荧光图片；C. 黄色方框内为可疑组织的普通白光及荧光图片

3. 基于 5-ALA 的乳腺癌手术导航　5-ALA 是一种参与亚铁血红素合成的氨基酸，其本身不具备荧光基团的特点，但是在体内经过一系列酶促作用，可生成具有光敏作用的原卟啉（protoporphyrin Ⅸ，Pp Ⅸ），在紫蓝光（400 ~ 410 nm）的激发下，Pp Ⅸ可发射红光（峰值约 635 nm），从而实现荧光成像。5-ALA 在手术导航领域的应用主要是用于指导脑胶质瘤的切除，其他的应用包括膀胱癌、口腔肿瘤和肺癌等。2001 年，5-ALA 首次被报道用于乳腺癌的检测，该研究共入组 16 例患者，术前150 ～ 420 min 接受 40 mg/kg 的 5-ALA 口服给药，术后手术标本被制作成组织切片进行荧光显微成像，术后荧光定量分析结果显示，肿瘤组织的荧光信号明显高于周围正常组织的荧光信号。时隔 20 年后，2021 年来自加拿大的团队报道了一项利用 5-ALA进行乳腺癌检测的 Ⅱ 期随机对照临床研究。该研究入组了 54 例接受手术治疗的乳腺癌患者，随机分到 3 个组，一组术前 3 h 接受 15 mg/kg 的 5-ALA 口服给药；另一组术前 3 h 接受 30 mg/kg 的 5-ALA 口服给药；还有一组未接受 5-ALA 给药处理。肿瘤切除后，研究者对术腔和切除大体标本进行荧光成像；随后标本接受常规流程的病理检查及处理。除了肿瘤主病灶外，研究者还对显示荧光信号和不显示荧光信号的主病灶以外的部位进行活检，以评估基于 5-ALA 的荧光成像技术用于检测乳腺癌的诊断准确性，结果显示，15 mg/kg 组和 30 mg/kg 组对于活检组织中乳腺癌诊断的阳性预测值分别为 55.6% 和 50.0%、阴性预测值分别为 95.5% 和 90.9%、特异性分别为 84.0% 和80.0%。此外，对于肉眼难以发现的几毫米的小肿瘤灶，该技术也可准确地进行识别（图 7-13）。

上述结果展示了基于非肿瘤特异性探针的荧光手术导航技术用于乳腺癌切缘评估的潜在价值。但是，由于上述研究均为小样本研究，且不同试验中所采用的研究方法（如 ICG 注射的剂量、时间和部位，成像系统等）也各不相同，该技术用于保乳手术切缘评估的价值仍需设计严密的大样本研究进一步证实。目前，评价基于 5-ALA 的荧光成像技术用于降低保乳切缘阳性率的 Ⅲ 期对照研究（NCT 04815083）正在进行当中，该研究的结果也非常值得期待。

（五）肿瘤特异性荧光探针在保乳手术导航中的应用

由于非肿瘤特异性荧光探针不具备肿瘤组织靶向性，因此在肿瘤识别上的敏感性和特异性较差。为提高肿瘤识别的精准度，一些肿瘤特异性荧光探针逐渐被开发并在前临床动物模型和临床试验中被探索用于指导乳腺肿瘤切除。这些肿瘤特异性荧光探针大致可分为三种类型，分别是靶向肿瘤特异性受体的探针、酶启动型探针和 pH 敏感型探针。

1. 基于靶向肿瘤特异性受体荧光探针的乳腺癌手术导航

该类型的荧光探针包括抗体型探针、抗体片段探针和多肽探针等，其中被研究得较多的是抗体型探针，因为抗体型探针多数是基于临床上使用的抗体药物开发，毒副作用谱较为清楚，便于临床转化应用。抗体型探针的分子量约为 150 kD，在血液中的

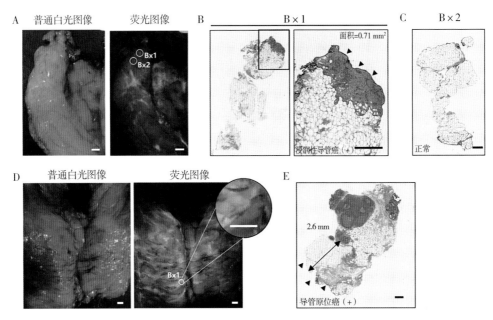

图 7-13   5-ALA 荧光成像技术发现常规视诊触诊无法发现的隐匿病灶

A. 一例接受 30 mg/kg 5-ALA 口服患者肿块的普通白光和荧光图像，普通白光下没有临床明显可见的病灶。分别对具有 5-ALA 荧光信号（红色）部位（Bx1）和邻近的没有荧光信号的部位（Bx2）进行活检；B. Bx1 的 HE 染色组织病理切片证实存在肿瘤；C. Bx2 的 HE 染色组织病理切片证实没有存在肿瘤；D. 一例接受 15 mg/kg 5-ALA 口服患者肿块切片的普通白光和荧光图像，对红色荧光信号的小块组织（Bx1）进行活检；E. 来自 D 图中的 Bx1 的 HE 染色组织病理切片发现，在成像部位下面大于 2 mm 的组织中发现导管内癌成分，标尺等于 0.5 mm（A、D），500 μm（B、C、E）

半衰期较长（数天至数周），一般来说，探针注射后 24 h 内，血液的背景荧光强度较高，因此最佳成像时间需在探针注射数天之后。较长的半衰期一方面使得临床操作便捷度欠佳，但是另一方面又有利于更多的探针进入肿瘤组织中，从而增加肿瘤组织与正常组织间的信噪比。抗体片段探针和多肽探针由于分子量较小，一般为数千道尔顿至数万道尔顿，在血中半衰期短，因此可实现快速荧光成像，最佳成像时间一般为探针注射后数小时内，临床操作较为方便。

由于乳腺癌细胞高表达表皮生长因子受体（epidermal growth factor receptor，EGFR）、人表皮生长因子受体 2（human epidermal growth factor receptor 2，HER2）及血管内皮生长因子（vascular endothelial growth factor，VEGF），一些针对上述分子的探针也被设计用于乳腺癌示踪。

HER2 在 20% ~ 25% 的乳腺癌中高表达，早在 2007 年，已有学者合成了靶向 HER2 的双模态探针（^{111}In-DTPA）$_n$-trastuzumab-（IRDye800），在 HER2 过表达的乳腺癌细胞系（SKBr3）皮下移植瘤模型中，探针经静脉注射，48 h 后进行荧光成像。结果显示，肿瘤组织中的荧光信号明显高于其他部位的荧光信号；另外，经过曲妥珠单抗预处理封闭 HER2 之后再行探针注射，肿瘤组织的荧光信号明显下降。上述结果揭示了探针的肿瘤靶向性。随后，多项动物研究结果证实了基于曲妥珠单抗的近红外荧光探针用于检测 HER2 阳性乳腺癌移植瘤的可行性。pertuzumab 是另外一种靶向 HER2 的治疗性抗体。在一项动物研究中，来自美国的学者对比了 trastuzumab-800CW 和 pertuzumab-800CW 在体检测 HER2 阳性乳腺癌移植瘤（BT474）的能力，结果显示，两者在移植瘤成像上的荧光强度没有显著差异。基于 trastuzumab-800CW 和 pertuzumab-800CW 的荧光成像在 HER2 阴性乳腺癌移植瘤中均未观察到明显的荧光信号。由于 HER2 仅在部分乳腺癌患者中高表达，靶向 HER2 的荧光探针在乳腺癌手术导航中的应用缺乏普适性，目前尚无相关临床试验的报道。

EGFR 在所有分子亚型乳腺癌中均表达，尤其是三阴性乳腺癌中表达率可高达 50% 以上。panitumumab 为特异性靶向 EGFR 的人源化单抗，来自美国的学者将 panitumumab 与近红外荧光染料 AlexaFluor680 进行耦合制成 panitumumab-680 近红外荧光探针，并进一步在 EGFR+/HER2- 乳腺癌移植瘤（MDA-MB-468）中评价探针用于肿瘤检测的能力，结果显示，探针静脉注射 2 天后移植瘤部位即可观察到明显的荧光信号，展示了利用该探针进行 EGFR 阳性肿瘤检测的可行性。在另外一项研究中，研究者对比了另外一种靶向 EGFR 的荧光探针（cetuximab-800CW）与 panitimumab-800CW 在三阴性乳腺癌移植瘤中荧光成像效果的差异。结果显示，两种探针均可获得满意的在体肿瘤信噪比，成像效果未见明显差异。基于靶向 EGFR 荧光探针的恶性肿瘤切除手术导航相关研究目前主要集中在头颈部肿瘤，尚无乳腺癌相关临床试验的报道。

新生血管形成是肿瘤的一个重要的特征，VEGF 是参与该过程的重要分子。在乳腺癌组织中，VEGF 高表达并与不良预后相关。该特点使得 VEGF 成为一个潜在的靶点用于分子成像以进行肿瘤示踪。来自荷兰的学者利用特异性靶向 VEGF-A 的单克隆抗体 bevacizumab 与近红外荧光染料 IRDye800CW 进行耦合制得 bevacizumab-800CW 探针，并进一步在 HER2 过表达乳腺癌（SK-BR-3）移植瘤模型中展示了利用探针进行在体肿瘤识别的可行性。探针经静脉注射 2 天后，移植瘤即可观察到明显荧光信号，且随着时间延长，荧光信号逐渐增强。随后，来自美国的学者在三阴性乳腺癌（2LMP，为 MDA-MB-231 肺转移瘤）移植瘤模型中再次证实了利用该探针进行在体肿瘤识别的能力。

在上述动物研究结果的基础上，来自荷兰格罗宁根大学的研究团队开展了一项 I 期临床试验，旨在评估利用 bevacizumab-800CW 进行乳腺癌保乳手术在体肿瘤识别中的可行性和安全性。该研究共入组 20 例接受手术治疗的乳腺癌患者，术前 3 天，患者接受 4.5 mg bevacizumab-800CW 静脉注射。该剂量约等于 26 nmol bevacizumab-800CW，属于 FDA/EMA 相关规定所定义的微剂量范围，远小于贝伐珠单抗 5 ~ 15 mg/kg 的临床治疗剂量。微剂量的探针注射也是治疗型抗体用于光学诊断成像的常规使用剂量，可避免探针引起治疗作用及其相关毒副作用。该研究中，所有患者均未观察到与探针相关的不良反应。在探针的肿瘤特异性方面，肿瘤组织中的探针浓度显著高于周围正常组织，表现为肿瘤组织的荧光强度高于周围正常组织。荧光显微成像分析结果显示，探针的荧光信号与 VEGF-A 的染色高度重迭。该研究通过对离体样本的术中荧光成像分析，可鉴定出 2 例术后病理证实为阳性切缘的患者，表现为离体标本在阳性切缘处的局灶性高荧光信号。上述结果展示了基于 bevacizumab-800CW 的荧光成像技术进行保乳切缘实时评估的可行性和安全性。在此基础上，该团队开展了一项 II 期研究，共入组了 26 例接受手术治疗的乳腺癌患者，并在 4 个不同探针剂量组（4.5 mg、10 mg、25 mg、50 mg）中探讨最佳的成像剂量。结果显示，在所有剂量组中，肿瘤组织的荧光信号均明显高于正常组织的荧光信号（图 7-14）。随着探针剂量的增加，肿瘤组织的荧光信号逐步增强，而正常组织的荧光信号变化较小，因此导致信噪比逐步升高，并在 25 mg 组达到最高水平。由于该研究入组的样本量较少，因此无法比较各剂量组在降低切缘阳性率方面的差别。但是总体而言，在术后病理证实为阳性切缘的 8 例患者中，根据回顾性分析术中瘤腔及离体标本荧光影像数据，可发现其中 7 名患者的阳性手术切缘（图 7-15），使切缘阳性率降低 88%，充分展示了该技术的广阔应用前景。

2. 基于酶启动型荧光探针的乳腺癌手术导航

相对于上述"always-on"探针，酶启动型探针和 pH 敏感型探针同属于可启动的探针，当存在探针启动条件时，探针在外源性激发光作用下可发射荧光；否则无法产生荧光信号。因此，可被启动的智慧探针可提高肿瘤与正常组织的信噪比，从而改善成像的效果。由于乳腺癌组织高表达组织蛋白酶，可被组织蛋白酶所激活的荧光探针也被开发用于手术导航研究。该类型探针主要包含三个部分，分别是荧光基团、淬灭基团以及可被组织蛋白酶识别的基团。由于该类型探针分子量较小，一般来说在探针注射后数小时即可进行成像，与抗体型探针相比，操作较为方便。在乳腺癌细胞系的小鼠移植瘤模型中，基于酶启动的荧光探针在注射后数小时即可获得满意的成像效果，肿瘤组织的荧光信号显著高于正常组织的荧光信号，在荧光信号的引导下可实现移植瘤的完整切除。在此基础上，基于酶启动型荧光探针在乳腺癌患者中的肿瘤靶向性也在小样本的早期临床试验中得到验证。利用该类型探针进行术中阳性切缘识别的准确性有待进一步临床试验的确认。

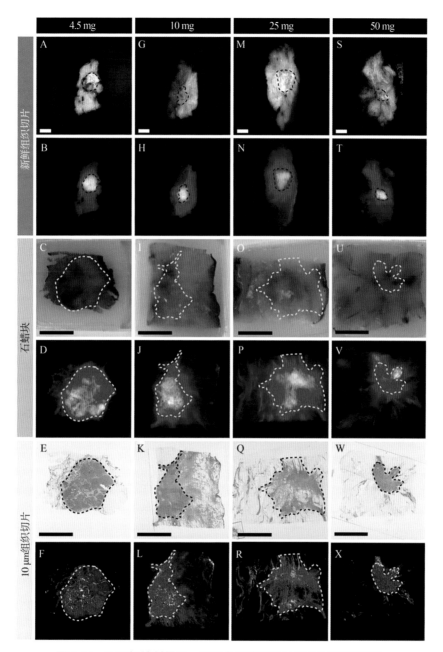

图 7-14　不同探针剂量组、不同水平的普通白光图片和荧光图片

　　每一列代表一个剂量组：A～F 为 4.5 mg 组，G～L 为 10 mg 组，M～R 为 25 mg 组，S～X 为 50 mg 组；各剂量组中，无论是在新鲜标本水平，还是蜡块水平和组织切片水平，肿瘤组织的荧光信号均明显高于周围正常组织的荧光信号

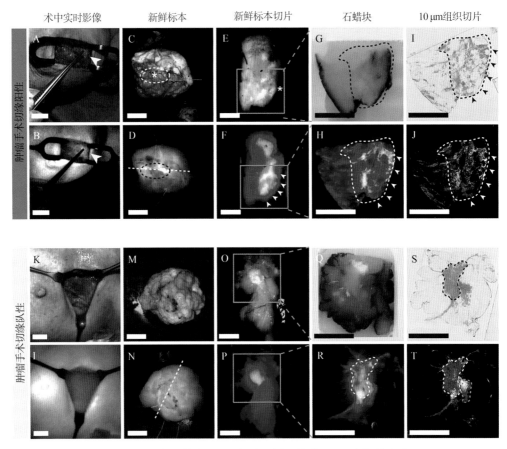

图 7-15　一例阳性（A～J）及一例阴性（K～T）切缘患者

A、B. 术中在体肿瘤切除后可观察到术腔局灶性高荧光信号区域；C、D. 离体新鲜标本可观察到虚线内的高荧光信号区域；E～J. 新鲜标本切片（E、F）、蜡块（G、H）和组织切片（I、J）可观察到高荧光区域位于切缘位置，提示存在阳性手术切缘；K～N. 术腔和新鲜标本均未观察到局灶性高荧光信号区域；O～T. 新鲜标本切片（O、P）、蜡块（Q、R）和组织切片（S、T）可观察到高荧光区域位于组织中心，提示存在阴性手术切缘

3. 基于 pH 敏感型荧光探针的乳腺癌手术导航

相对于正常组织，肿瘤组织的微环境呈酸性状态，这一特点为 pH 敏感型探针的开发奠定了理论基础。该类型探针可感受组织中 pH 值的变化，由于正常组织中的 pH 值高于探针活化的界值，探针处于失活状态；相反，肿瘤组织中的 pH 值低于探针活化的界值，探针被特异性启动，此时在外源性激发光的作用下探针发射荧光，从而与正常组织间产生信号差异，实现术中肿瘤识别。2014 年和 2016 年来自美国的团队在小鼠移植瘤模型上证实了利用 pH 敏感荧光探针进行多种肿瘤识别的可行性，并在乳腺癌移植瘤模型上成功实施了肉眼不可见肿瘤切除的手术导航。在此基础上，2020

年荷兰的团队首次报道了将基于 ICG 的 pH 敏感型荧光探针应用于人类恶性肿瘤切除手术导航的探索。这项 I 期临床研究共入组 30 例患者，来自 4 种恶性肿瘤，其中头颈部鳞癌 13 例、乳腺癌 11 例、食管癌 3 例，结直肠癌 3 例，探针评估手术切缘的敏感性高达 100%，提示利用该探针有利于实现肿瘤的完整切除；但是，其特异性仅有 67%，提示有较高的假阳性率，因此可造成正常组织的过度切除。肿瘤的完整切除对于恶性肿瘤手术来讲是重中之重，上述研究结果展示了基于 pH 敏感型探针的恶性肿瘤手术导航的广阔应用前景。但是，由于该研究入组的乳腺癌患者例数较少，该技术在乳腺癌中的应用价值仍需进一步大样本临床试验验证。

（六）存在的问题及展望

时至今日，绝大多数基于荧光成像技术的恶性肿瘤手术导航相关临床试验都为早期的可行性研究，这些研究的主要研究终点多为探针在人体使用的安全性。除此之外，利用在体或体外标本成像以评估探针的肿瘤靶向性、肿瘤与正常组织的信噪比、探针在诊断肿瘤的敏感性和特异性也是这些临床试验的主要研究内容。上述内容对于评估该成像技术的诊断效能至关重要，但是荧光手术导航的最终目的是改善肿瘤的治疗效果和保留正常组织的功能，因此除了评价该成像技术的诊断效能外，其使用是否改变术中临床决策，以及术中临床决策的改变是否影响患者后续的治疗和预后更是值得研究的问题。遗憾的是，目前鲜有临床试验将以上内容作为主要研究内容。

未来，基于荧光成像技术的乳腺癌外科手术导航相关研究应关注以下两方面的内容。第一，采用标准化的试验流程，包括探针的注射方式及注射剂量、成像设备的校准、成像的流程以及数据分析方法等。第二，将荧光手术导航的使用是否改变术中临床决策，以及术中临床决策的改变所造成的影响纳入主要研究内容，以更好地评估该技术的临床应用价值。

随着研究的不断深入及荧光成像技术的不断优化，未来该技术有望成为临床常规，以更精准地指导肿瘤切除，改善患者预后，同时保留重要组织器官的功能。其在乳腺癌保乳手术导航中的应用将有助于实现安全的肿瘤切除及乳房术后美容效果的保留。

（邱斯奇）

二、拉曼光谱技术对保乳手术切缘的评估

目前，被尝试用于术中保乳切缘评估的光学技术还有拉曼光谱技术。拉曼光谱可提供组织中脂质、DNA 和蛋白质等成分的相关信息，从而区分癌组织和正常组织；另外，其具有术中快速回馈的潜力，因此有望成为术中切缘评估的有效工具。在此将介绍拉曼光谱技术的基本原理及其在保乳手术切缘评估中的应用研究。

（一）拉曼光谱技术的基本原理

当一个光子与一个分子发生碰撞的时候，会导致其行经方向出现偏折。其中多数光子发生弹性碰撞，故散射出来的光子与入射前的光子在波长、频率和能量上是相同的。而有少数的光子与分子之间发生的是非弹性碰撞，在此过程中，光子与分子发生能量交换，故散射出来的光子的波长、频率和能量发生变化，该过程称为拉曼散射。由于不同组织成分分子具有独特的能量级别，因此拉曼光谱具有化学成分特异性，将拉曼散射过程的信息进行收集，再结合数学分析方法，即可对组织成分进行分析，从而进一步用于癌症的诊断。

拉曼光谱具有无创、无放射性和高分辨率等特点，同时，该技术可实现实时、连续的组织成分分析，因此可用于术中肿瘤检测。

（二）拉曼光谱技术在保乳手术切缘评估中的应用

构成乳腺组织的几种主要成分具有不同的拉曼光谱特点，例如蛋白质光谱的范围为 960 至 800 cm^{-1}，脂质光谱的范围为 1400 至 1080 cm^{-1}。由于癌组织对比正常乳腺组织在上述组织成分上发生改变，因此根据拉曼光谱的特点可进行癌组织与正常乳腺组织的鉴别。早在 20 世纪 90 年代，已有小样本研究展示了通过分析拉曼光谱的峰高比值进行乳腺癌诊断的可行性。随后，基于全拉曼光谱数据的数学算法被开发用于正常乳腺组织、良性乳腺疾病与癌组织的鉴别诊断。在一项入组 58 例患者包含 130 个样本的拉曼光谱数据的研究中，基于拉曼光谱数据的数学算法诊断浸润性乳腺癌的敏感性和特异性分别高达 94% 和 96%，充分展示了该技术的诊断效能。随后，多项研究结果证实了拉曼光谱技术作为一种新型诊断手段用于鉴别乳腺癌与正常组织的准确性，其敏感性和特异性分别为 83% ~ 99% 和 80% ~ 93%。癌组织与正常组织相比多表现为蛋白质光谱的增强，脂质光谱和类胡萝卜素光谱的减弱。由于拉曼光谱具有很高的空间分辨率，因此该技术具备检出微小病灶的能力，这为后续开展利用该技术进行保乳手术中切缘评估的相关研究奠定了基础。

早期的基于拉曼光谱的乳腺肿瘤诊断相关研究都在离体组织中开展，随着拉曼光谱探测仪的不断优化和发展，使得在体、实时获取客观的组织化学成分信息成为可能，从而可实现在体、实时的保乳手术切缘评估。2005 年，莫茨等学者开发了可实现在体、实时疾病诊断的临床级别拉曼光谱探测仪，随后，该研究团队探索其在动脉粥样硬化诊断和乳腺癌手术切缘评估中应用的可行性和准确性。在一项入组 9 例保乳患者的早期研究中，研究者采用 830 nm 的激发光在体获取了 31 个切缘组织的拉曼光谱信息并进行实时分析，每例组织从数据采集到结果分析耗时仅为数秒，结果显示，基于拉曼光谱切缘评估的准确性高达93%。并且，该技术发现了这项研究中仅有的一处阳性手术切缘，重要的是，该阳性切缘依靠肉眼或触诊无法被发现，也就是说拉曼光谱技术的应用可使该患者避免接受二次手术。在该团队开展的另外一项研究中，研究者采用相同的拉曼光谱仪对来自21例患者的129个新鲜标本进行了拉曼光谱检测，结果显示该技术在阳性切缘诊断的敏感性、特异性及总体准确性分别为83%、93%和92%。上述结果展示了拉曼光谱分析仪用于术中在体、实时切缘评估的巨大潜力，然而，目前相关的研究均是小样本的可行性研究，其用于保乳手术中切缘评估的价值有待更大样本量的研究结果进一步证实。

在另外一项研究中，凯勒等学者开发了空间补偿的拉曼光谱探测仪（spatially offset Raman spectroscopy，SORS），该设备可检测2 mm厚组织的拉曼光谱信息，进一步利用数学算法计算得出检测部位为阳性或阴性切缘。该研究对35例新鲜冻存组织进行检测，其中15例被定义为阴性切缘（不包含肿瘤组织或肿瘤组织距离组织表面2 mm以上），另外20例被定义为阳性切缘（肿瘤组织位于表面或距离组织表面2 mm以内）。该设备诊断阳性切缘的敏感性和特异性分别为95%和100%。由于该设备的信息采集纤维直径仅为数毫米，完成整个切除标本的信息采集需耗费大量时间。为减少信息采集时间，在该团队开展的另外一项研究中，研究者开发了可对标本进行三维成像的拉曼光谱仪，完成整块切除标本的成像时间为7～15 min，利用该设备将纤维组织和脂肪组织进行区分的敏感性为93%、特异性为85%。由于该研究并未对包含肿瘤组织的保乳标本进行分析，其用于保乳手术中切缘评估的准确性需进一步研究探讨。

另外一种减少成像时间方法为多模态成像技术，西普等学者开发了多模态光谱组织病理技术（multimodal spectral histopathology，MSH），该技术结合广视野自发荧光的高空间分辨率和拉曼光谱的高敏感性和特异性，有望缩短切缘评估时间。在一项入组121个新鲜切除标本（来自107例患者）的研究中，利用该技术完成切除标本成像的时间为每例12～24 min，阳性切缘诊断的敏感性和特异性分别为95%与82%。目前该研究团队正在优化成像设备的性能，以求进一步缩短评估时间，使其更加满足术中切缘评估的需求。高波数拉曼成像（high wavenumber Raman imaging，HW-Raman imaging）及指纹拉曼光谱（fingerprint Raman spectroscopy）的结合是另外一种减少成像时间的技术；首先利用HW-Raman imaging定位出富含脂质的部位，再利用指纹拉曼光谱技术对HW-Raman imaging低信号的非脂质部位进行检测，以发现是否有癌组织残留。相关研究发现，671 nm的激发光可获得快速有效的HW-Raman imaging，成像2 cm×2 cm的组织仅需2 min左右，初步结果展示了该技术用于术中切缘评估的可行性。总体而言，上述结果证实了利用内源性拉曼光谱分析技术进行术中切缘评估的潜在可行性。

肿瘤特异性分子探针的使用已在荧光成像领域被证实可改善肿瘤识别的敏感性和特异性。在拉曼光谱成像领域，也有研究探索利用肿瘤特异的纳米分子材料联合表面增强拉曼散射技术（surface-enhanced Raman-scattering，SERS）进行保乳手术切缘评估的可行性。来自美国的学者开发了拉曼编码分子影像技术（Raman-encoded molecular imaging，REMI），并在一项入组 57 个新鲜乳腺标本（来自 29 名患者）的研究中探索该技术用于切缘评估的准确性。在该研究中，研究者一次性采用 4 种特异性靶向乳腺组织的纳米材料（抗 EGFR，抗 ER，抗 HER2，抗 CD44）对新鲜乳腺标本表面进行孵育，5 min 后，利用 PBS 进行冲洗，以洗除未结合的纳米材料；随后利用 REMI 技术对整块标本表面进行成像分析，整个过程耗时 10 ~ 15 min。结果显示，REMI 对于上述 4 种分子的成像效果与免疫组化染色结果高度一致。当任何一种或多种分子出现阳性成像结果即定义为 REMI 阳性切缘时，REMI 技术对阳性切缘诊断的敏感性和特异性分别为 89% 和 92%。REMI 技术在保留组织完整性的情况下获得组织表面全景成像，对常规病理检查不造成任何干扰，也不存在常规病理检查可能出现的取材错漏的风险，该技术有望替代常规病理检查成为术中切缘评估的有效手段。

总的来讲，基于拉曼光谱技术的保乳手术切缘评估准确性高，但是，对于多数的拉曼光谱分析仪来说，单次数据采集面积小，要完成整块切除组织表面的拉曼光谱分析，需要耗费大量的时间，不利于术中应用。随着拉曼光谱成像技术的不断优化，有望进一步缩短成像时间，并进一步提高检测的准确性，从而有利于临床推广应用。另外，目前基于拉曼光谱技术的保乳手术术中切缘评估相关研究均为小样本研究，该技术的临床应用价值也需大样本研究结果进一步验证。

（邱斯奇）

三、多光子成像技术在保乳手术切缘评估中的应用

（一）多光子显微成像概述

在生物组织中，处于基态的分子 / 原子在高光子密度的入射光激发下，同时吸收多个光子后跃迁到激发态，随后经过弛豫过程跃迁到亚激发态，同时释放出频率略小于入射光频率的荧光光子，被释放的光子被相机捕捉后成像，该过程称为多光子成像。自 20 世纪 60 年代贝尔实验室首次观察到双光子吸收，到 1989 年沃·登克等搭建了第一台多光子激光显微镜用于生物成像，历经近几十年的发展，现已广泛用于基础生命科学和临床医学等研究领域，逐渐成为非线性光学和近红外显微镜在生命科学的重要应用之一。

作为一种新兴的光学成像技术，相较于单光子激发荧光、激光扫描共聚焦和宽

场成像等技术，其具有以下优点：①多光子激光扫描显微镜采用近红外激光，能量脉冲式激发，与可见光相比在生物组织中具有更强的穿透力，从而解决生物组织中深层物质的可视化成像问题；尤其是三光子显微成像技术通过将波长拓展到 1600 ~ 1820 nm，在该波长范围内光子在组织中的衰减最小，在活体成像时能获得更高的成像深度和信噪比。②多光子成像在样品的非焦点区域不产生荧光，能自动抑制离焦信号，光漂白和光损伤仅局限于焦点附近，且有利于减少测试样品的自发荧光，可对目标区域进行更长时间、更细微结构的观察。

（二）多光子生物显微成像技术在恶性肿瘤精准诊断中的应用

目前，多光子成像技术主要包括双光子激发荧光和三光子激发荧光像，其中前者目前应用较为普遍，该技术中荧光的发生主要基于组织内发色物质产生的自体荧光。其中，最为重要的是细胞内烟酰胺腺嘌呤二核苷（nicotinamide adenine dinucleotide，NADH）及黄素腺嘌呤二核苷酸（flavin adenine dinucleotide，FAD）产生的双光子激发荧光及胶原组织产生的二次谐波。在生物医学工程中，多光子显微镜（multiphoton microscopy，MPM）的显微成像技术已经受到广泛的关注，因其具有低光漂白和光损伤、高分辨率和高敏感度、深组织穿透、不需要外源性荧光染料标记、非侵入和实时成像等技术优点，非常适合用于人体生物组织的成像。特别是在癌症领域，MPM 已应用于包括皮肤癌、胰腺癌、乳腺癌、消化道肿瘤等多种恶性肿瘤的精准诊断中。

多光子显微成像技术在肿瘤诊断中的应用，主要包括于以下方面：①肿瘤的早期筛查诊断，尤其结合其他光学手段，如荧光寿命显微成像技术、光纤内镜成像技术等，可实现肿瘤组织更多维度信息。②对于肿瘤微环境的可视化监测，该技术可以高分辨在亚细胞水平对肿瘤组织中的微环境进行动态观察，以此来反映肿瘤的进展以及药物治疗反应。③基于肿瘤与正常组织细胞中自体荧光及胶原组织产生的二次谐波的异同，可以实现区分正常与肿瘤组织，用于肿瘤术中边界界定，辅助外科医生行术中决策。

（三）多光子显微成像在保乳手术切缘评估中的应用

多光子显微成像作为一种新兴的非侵入性技术，不需要外源性荧光标记，能在术中得到由组织内光分子激发后产生的高分辨率图像；同时基于乳腺肿瘤组织与正常组织中荧光信号的差异，实现边界的视觉差异化，将有助于术中实现快速的"精准病理"诊断。目前 MPM 在乳腺癌的切缘评估中尚处于起步探索阶段，Wu 等开展临床研究，采用多光子显微成像技术对正常和癌性乳腺组织基底膜形态进行无标记成像。该研究选取 60 个乳腺组织切片样本（包括 30 个新鲜乳腺癌组织和 30 个正常乳腺组织）进行 MPM 成像，随后对所有组织进行常规组织病理学诊断。研究结果显示，MPM 技术可以很好地可视化基底膜的轮廓，并且正常乳腺组织与乳腺癌在形态学上存在较大差异。在正常乳腺组织中，MPM 成像显示腺泡和导管有一个中央腔，由单层柱状上皮（TPF 信号）、基底膜（上皮和基质的界面）和基质（SHG 信号）组成，基底膜完整，表面光滑平整。相比之下，乳腺癌组织失去了这种有正常组织的结构，呈现基底膜缺失、肿瘤细胞大小形状不规则、核增大、核质比增加，通过该特征很容易识别癌性病变。此外，进一步通过免疫组化技术进行Ⅳ型胶原染色，同样显示在正常乳腺组织中可以观察到Ⅳ型胶原强染色的连续基底膜，而乳腺癌组织Ⅳ型胶原染色阴性，提示浸润性乳腺癌基底膜破坏、丢失，这些结果与 MPM 成像观察到的结果相似。上述研究结果初步显示，MPM 成像技术有望作为一种无标记的基底膜形态成像方法和细胞特征，以有效区分正常和癌性乳腺组织，实现术中切缘的快速精准评估。

此外，有研究者尝试使用 MPM 成像来评估乳腺癌新辅助治疗后残留的肿瘤细胞情况。研究结果显示，新辅助治疗后 MPM 图像显示肿瘤消退明显，较治疗前可见严重的纤维化反应，且由于组织纤维化修复，SHG 图像上出现大量胶原纤维，有的混乱，有的规则，呈多层结构。更重要的是，该技术还可以检测到化疗后残留乳腺肿瘤细胞，这些肿瘤细胞有不同的形态：有的表现为单细胞，有的表现为被纤维间质包围的嵌套结构，这些形态学改变与配对组织学切片相应的 HE 染色图像相关。可见该技术有助于外科医生在手术过程中实时准确评估术区肿瘤残留情况，以明确术中切缘状态。上述研究初步表明，无论是早期乳腺癌的保乳治疗还是局部晚期降期后的保乳治疗，多光子成像技术在保乳手术术中边界精准评估中显现出潜在的应用前景，有望为精准术中决策并指导切除提供了一种新的思路和方向。

（四）总结与展望

近年来，多光子成像技术以其高空间分辨率、高穿透深度、低侵入性，以及固有的光学层析能力等优点，在肿瘤诊断领域已经取得了令人瞩目的成果，尤其是在术中导航切缘评估方面，逐步显现出应用潜能，但其中仍有诸多问题亟须解决。首先，在成像设备上，价格相对昂贵，基层医院难以广泛开展，并且如何将多光子显微成像设备融入手术室系统，如何实现设备的小型化、便携化及快速图像处理，仍需深入思考与优化。其次，在标本的处理程序、成像流程及结果的判读中，仍需要进一步制定相关标准。最后，目前的研究均集中在对术中标本的成像判断，如何实现在体的肿瘤残腔进行真正意义的在体成像，需要在设备及技术方面需进一步提升与优化。总之，通过多学科的交叉发展，相信上述问题继续得到解决，该技术有望实现真正的术中快速、精准、实时导航保乳手术，降低切缘阳性率和远期复发率。

（杨瑞钦）

四、光声成像技术在保乳手术切缘评估中的应用

（一）光声成像的概述

光声成像（photoacoustic imaging，PAI）是一种无创、非电离辐射的新型生物医学成像技术。它的产生主要依赖于光声效应，即当生物内源性生色基团或外源性造影剂吸收脉冲光后产生热能，引起局部热弹性膨胀后产生超声波，由探头接收超声波后进行换能形成光声信号，随后计算机将这些信号分析处理后重建为可视化的二维或三维图像。

PAI 结合了光学成像高对比度特性和超声成像高穿透深度的优势，在解决了传统生物光学成像因光散射而导致低穿透深度的基础上，又弥补了单纯超声成像因与组织生化特征关联不显著而导致低对比度的缺陷，从而得到了高对比度、高分辨率和高穿透深度的生物在体成像。更值得强调的是，PAI 还能通过结合光声光谱技术，利用组织中生色基团对光的固有吸收精准地对组织内特定分子及功能状况成像，有助于对组织结构形态、病理生理学特征和代谢特点等的研究。此外，与 X 线、CT 等传统具有强电离辐射的影像技术相比，PAI 避免高强度电磁辐射对生物组织产生的电离损伤，更具安全性。

（二）光声成像技术在乳腺恶性肿瘤精准诊断中的应用

乳腺是人体的主要体表器官之一，而光声成像能对深度 4 cm 以内的组织进行高对比度和高分辨率成像，这可以很好地覆盖整个或大部分的乳房；因此，光声成像在乳腺肿瘤的精准诊断中具有独特的优势。此外，血管生成是乳腺癌重要的诊断和预后因素。由于肿瘤部位异常增加的血管和血红蛋白产生强烈的固有光声对比，PAI 非常适合于乳腺肿瘤血管生成的可视化。PAI 在乳腺成像中的应用最早于 1994 年提出，随后大量的成像方式和成像仪器应运而生，为乳腺肿瘤的临床诊断提供了新的思路和方法。

TPAM（twente photoacoustic mammoscope）是最早用于对乳腺癌患者成像的仪器之一，并且通过临床实践过程中进行了系统优化与提升，丰富了乳腺肿瘤精准诊断手段。LOIS（laser-based optoacoustic imaging system）是首个用于活体乳房二维成像的激光光声系统，有学者将该 PAI 设备用于 27 例乳腺肿瘤患者的诊断中，能够在 26 个恶性病灶及 8 个良性病变中成功诊断出 18 个恶性病灶及 6 个良性病灶。此外，功能性光声层析成像系统（functional photoacoustic tomography，fPAT）可获得乳腺血红蛋白浓度和血氧饱和度的图像，可通过比较乳腺肿瘤与正常乳腺组织的血供差异

来区分乳腺组织的良恶性病变。最新的研究结果显示，通过 fPAT 可获得乳腺癌及正常乳腺组织亚毫米分辨率的功能图像，6 例经病理证实为恶性肿瘤的血红蛋白浓度及血氧饱和度的定量图谱清晰显示了肿瘤，且定位与 MRI 结果一致。美国 Seno Medical Instruments 公司研发的掌上型光声 / 超声双模态成像系统 Imagio 是第一个获得监管许可（CE 认证）的光声成像系统，并已在欧洲上市。该系统采用双波长激光（1064 nm 和 755 nm），分辨率约 0.5 mm，最大成像深度约 30 mm。有研究利用该系统对 209 例患者的 215 个乳腺病变进行诊断，47.9% 超声诊断为 BI-RADS 4a 类的以及 11.1% 超声诊断为 BI-RADS 4b 的良性结节，通过该光声成像系统正确降级为 BI-RADS 3 类或 2 类。

（三）光声成像在保乳手术切缘评估中的临床应用

除了应用于乳腺肿瘤的诊断，光声成像凭借其优异的在体成像特性，在术中评估手术切缘方面同样独具优势，有大量的临床研究尝试将其应用于引导乳腺癌手术中。为了能在术中向外科医生提供实时回馈，且拥有与组织学分析相同的准确性，王婷婷等利用不同组织光吸收性能的差异以及紫外光对细胞核的特异标记与苏木精标记具有相似的对比度优势，开发并优化了紫外 - 光声显微镜（UV-PAM）系统。该系统在微观层面实现了对固定的、未经处理的人体乳腺组织无标记、高分辨，生成了乳腺组织标本的细胞结构和组织结构像，且与 HE 染色的组织学图像具有高度相关性，并能精准计算细胞核的大小和核间距等特征。有学者首次报道了一例在 IDC 患者保乳手术中应用 MSOT 对乳腺肿瘤切缘进行体外评估的研究，通过显示周围增多的血管及受损的脂质层，可在术中确定肿瘤边缘，且与术后组织病理学特征高度吻合。

此外，程继新等研发了多光谱光声层析成像系统，通过 1100 ～ 1250 nm 的多光谱激发，同时显示肿瘤新生血管的血红蛋白和正常乳腺组织脂肪。该系统成像深度达 3 mm，轴向分辨率达 125 μm，且在 12 个乳房肿瘤切除组织标本中，其诊断敏感性 100%，特异性 75%。最近，该团队改良并研发了超声 / 光声多模态成像系统，通过高频超声成像来显示组织形态以及光声成像显示脂质分布等，能够在 10 min 内高速扫描并提供人体乳腺标本的二维图像，成像深度达 6 mm，轴向分辨率达 200 μm。同样结合了超声和光声成像，术中光声筛查系统（iPAS）被研发并用于保乳手术的切缘评估，为术者提供三维的光声和超声图像。研究者在多种乳腺癌相关病变的组织标本中评估该系统在术中识别乳房异常程度和组成的能力，如浸润性癌、原位癌、多灶性导管癌以及多种成分的组合。结果显示，iPAS 与 X 线和超声检查在肿瘤位置和范围方面具有高度一致性。此外，iPAS 成像图像与病理诊断中肿瘤特征同样具有高度一致性。该研究还指出，切除组织标本中的血红蛋白分布可能不是恶性肿瘤的特异性标志物，而脂质加权图像中的低信号区与超声确定的肿瘤位置相关性较好，可能是肿瘤位置和范围的良好标志物，但有待进一步深入探索与研究。

值得关注的是，对于光声成像图像的判读存在一定程度的主观性，影响其在临床中的推广应用。为此，有学者在一项66例患者的临床研究中，通过对新鲜切除的乳腺肿瘤组织进行成像，并通过深度卷积神经网络（CNN）机器学习算法来区分阳性和阴性切缘，该系统的诊断敏感性及特异性分别高达85.5%（95%CI：75.2%～92.2%）和90%（95%CI：79.9%～95.5%）。因此，结合人工智能算法，可将光声成像在恶性肿瘤术中切缘评估的应用提升至更精准、更客观的层面。

（四）总结与展望

PAI突破了目前高分辨光学成像模式的深度限制，结合了光学成像高对比度特性和超声成像高穿透深度优势，实现了生物组织在体高对比度、高分辨率和高穿透深度成像。然而，尽管PAI在临床已有了初步的应用，但其也存在有一定的局限性：①光声图像难以再现性和标准化，目前临床应用的PAI系统都处于研发阶段，成像参数配置不尽相同，尚未规范及标准化，难以比较不同系统之间的成像结果。②虽然相较于传统光学成像，光声成像的穿透深度有明显的提高，但是一些乳腺深部组织的临床成像仍然需要合适的光学光源，有待进一步提升与优化。此外，文献中报道的大多数PAI系统都是基于脉冲激光器，波长可调，但这些光源系统往往笨重且昂贵，通常需要专门的大功率电源和冷却装置，这使得它们的临床转化具有挑战性。③外源性造影剂虽然能够提高成像对比度，但是其生物安全性和肿瘤靶向能力仍面临着巨大的挑战，导致其临床转化较为困难。④多数临床系统都是手持设备，高度依赖于操作者的实时视觉回馈，因此对操作者的培训和能力也有很高的要求，而且结果容易受操作者主观因素的影响。

综上所述，光声成像将光学成像的高对比度和超声成像的高穿透深度有机结合，并能通过组织内源性光吸收差异提供功能成像，在乳腺癌保乳手术切缘评估方面取得了令人振奋的进展。同时，如何应对上述这些挑战，将是研究者们提高光声成像能力并促进其进一步临床转化的方向。相信未来在学者们不懈的努力下，光声成像技术能够实现更大的突破，为乳腺癌保乳手术术中边界评估提供更有价值的信息。

（杨瑞钦）

五、光学相干成像技术在保乳手术切缘评估中的应用

（一）光学相干断层成像概述

近几年发展起来的光学相干断层成像（optical coherence tomography，OCT）技术

是继 CT、MRI、超声等影像技术之后的又一大影像学技术突破。该技术建立在传统的低时间相干干涉测量技术或白光相干技术的基础上，利用样品背散 / 反射光与参考光相干的非侵入性新兴成像技术，能够对活体生物组织内部的微观结构进行高分辨率三维立体实时扫描层析成像。1993 年，Fercher 等学者开启了 OCT 技术在眼科领域的首次应用，拍摄出第一张人眼底 OCT 断层图片。此后，该技术在众多临床医学研究方面逐步展开，进入了一个快速发展的阶段。

OCT 在生物组织成像中具有以下优势：①非侵入性，该特点在生物活体成像中颇为重要；②非电离特性，与传统的 X 线、CT 等成像方式相比，对正常生理组织的电离影响可以忽略；③空间分辨率高，能够在细胞及亚细胞水平对组织进行高分辨率成像；④成像深度相比共聚焦光学成像更深；⑤无须复杂的重建算法，成像速度很快，可以达到实时动态显像的效果。因此，基于 OCT 技术的上述优势，其应用已不再局限于眼科疾病诊断中，正逐步扩展至肿瘤诊断领域，成为最具有发展潜力的影像技术之一。

在肿瘤的无创诊断应用中，OCT 可依据癌变组织具有与正常组织不同的光谱特性和结构得到组织清晰的图像，由此实时且准确地进行诊断。此外，该技术既不需要引入外源造影剂，也不需要对生物组织进行切片等复杂的样品制备过程，却能深度剖析肿瘤中复杂精细的内在改变，以此实现肿瘤的早诊、治疗反应的监测及术中导航等。基于上述特点，OCT 技术又被誉为"光学活检"技术。

（二）光学相干成像技术在乳腺癌保乳手术切缘评估中的应用

目前，无标记成像方法可供外科医生检查活体切除床或肿瘤腔内是否有显微镜下残留肿瘤。OCT 作为一种经典的无标记成像技术，借助其实时、高分辨的优势，学者们在乳腺保乳手术切缘评估中进行了系列的探索研究。弗雷迪等采用 OCT 对 37 例乳腺癌患者保乳手术术后标本组织进行成像，从乳房肿瘤切除标本的手术边缘区域获得 OCT 图像，并与相应的组织学病理切片相关联。结果显示，OCT 图像显示正常乳腺组织主要呈现低散射信号，而肿瘤组织中表现出具有异质性模式的高散射组织区域，可清晰显示肿瘤与正常组织边界，对切缘状态诊断的敏感性达 100%、特异性达82%。此外，另外一项研究对保乳手术中切缘标本进行 OCT 成像，8 例切缘阳性患者（包括浸润癌和原位癌）通过该技术成功识别出 5 例阳性切缘，这些患者本可以避免再次手术。另有研究对 50 例保乳手术患者的 185 个乳腺组织样本（50 个乳房肿瘤主标本和 135 个切缘组织标本）进行 OCT 扫描成像，诊断总体准确性为 86%（仅主标本）和 96.2%（主标本＋切缘组组），而在 7 个与病理诊断不一致的样本中，4 个样本中DCIS 距边缘＜ 2 mm。上述研究结果初步表明，OCT 在保乳手术中具有评估术中切缘状态的巨大应用潜力。

　　然而，上述研究局限在组织标本的成像中，未能实现在体实时成像。为此，2015年，埃里克森等开发了一种掌上型外科 OCT 成像设备，用于在体评估切除床和切除标本的边缘，以观察显微镜下是否存在癌症。研究结果显示将离体图像与标准术后组织病理学进行比较，敏感性为 91.7%、特异性为 92.1%。该研究进一步证实了在保乳手术中，肿瘤残腔活体 OCT 成像同样具有实时引导手术的潜力。此外，需要关注的是，对术中成像图像结果的判读目前仍存在争议，具有一定的主观性；在影像科与外科相结合的工作模式中，谁将主导研究结果的判读仍需明确研究。

　　为此，有学者开展研究，评估不同的乳腺癌亚专科医生是否可以通过 OCT 图像，对乳腺癌患者乳房肿瘤切除后标本边缘的非可疑区域和可疑区域进行区分。3 位乳腺影像学科医生、2 位病理科医生、2 位乳腺外科医生和 1 位非临床工作者接受了培训和评估，在所有判定者中，对于阳性手术切缘的总体诊断敏感性、特异性和准确性分别为 80%、87% 和 87%。放射科医生的平均水平最高，分别为 85%、93% 和 94%，其次是病理学医生，分别为 79%、90% 和 84%，外科医生分别为 76%、84% 和 82%。因此，上述研究结果显示，通过相对较短的训练（3.4 h），来自不同乳腺亚专业的判读者均能够区分经组织学证实的活体乳腺组织 OCT 成像的可疑和非可疑结果。这些研究结果进一步支持 OCT 可作为一个实时保乳术切缘评估的潜在工具。有趣的是，有学者利用卷积神经网络在医学图像诊断领域取得了优异的成绩，其应用一个预先训练的带有反向主动学习的 Inception-v3 CNN 来使用 OCT 图像对健康和恶性乳腺组织进行分类。该方法采集了 48 例患者的检测数据集，敏感性、特异性和准确性分别高达 90.2%、91.7% 和 90%。可见，经过训练的人工智能模型可精准用于乳腺癌切缘评估，以预测阴性切缘的肿瘤。此外，网络输出与相应的组织学图像相关联，为未来实现 OCT 术中自动实时识别乳腺癌边缘提供了可能。

（三）总结与展望

　　OCT 技术是一种将光、电与图像处理技术结合为一体的非侵入性的光学成像技术，最大的优势是可提供活体实时二维或三维图像以及显微镜层次的精细结构数据。当前研究结果表明，该技术在保乳手术的切缘评估中具有潜在的应用前景及推广价值。当然，OCT 技术在实践的过程中仍存在部分瓶颈问题：一是其对生物组织的穿透能力仍较浅，对于深部的残留肿瘤难以全面探测；二是图像的噪声较大，在一定程度上影响成像的质量和分辨率，进而影响切缘评估的敏感性及特异性。

　　鉴于每种影像技术都有自己独特的对比度机制和特点，若将 OCT 与其他影像技术相融合，实现多种模态的融合成像，有望提高保乳手术切缘评估的准确性。随着多学科交叉发展，未来 OCT 还将与其他学科与技术相融合，如大资料的高速传输处理、人工智能医学影像分析等方面，从而进一步推动该技术在保乳手术的应用，使更大的患者群体获益。

（杨瑞钦）

六、其他光学成像技术在保乳手术切缘评估中的应用

在生物医学光学成像中，漫射光层析成像技术（diffused optical tomography，DOT）及切伦科夫成像技术（Cerenkov luminescence tomography，CLT）同样具有代表性，在肿瘤临床诊断应用中逐渐展现出应用前景。尤其是在乳腺癌中的临床应用研究正逐步开展，在此简要介绍上述两种成像方式在乳腺癌保乳切缘评估中的应用价值。

（一）DOT 在乳腺癌保乳手术切缘评估中的应用

DOT 是利用可见光和近红外光（波长范围为 600 ~ 1000 nm）探测生物组织的吸收和散射特性，为组织的无损探测提供了一种新的技术手段。该成像技术不是直接去测量组织的光学参数，而是利用实验测量得到的组织表面漫反射光的时间/空间分布，根据某种理论模型来反推出（或者叫重构出）组织体的光学参数分布，重建后实现组织的生物成像，具有非侵入性、非电离、无辐射等优势。近几十年来，DOT 成像原理的研究、成像系统的研发及应用方式优化等各方面均取得重大突破，目前已经应用在许多疾病的临床诊断中，例如新生儿脑部血液血氧饱和度的测量、肿瘤的检测及成像，以及大脑皮质的功能成像等。尤其是在肿瘤的诊断中，DOT 可以根据它所提供的组织光学特性判别和诊断出被测组织所处的生理状态，如正常组织、癌变组织、病变组织等组织状态，从而实现可视化肿瘤生物学特性。

目前 DOT 关于乳腺癌的临床研究主要集中在肿瘤的无创诊断方面，显现出很好的应用前景。此外，DOT 基于抗肿瘤治疗后肿瘤中血红蛋白浓度及氧合水平改变，可以实现药物治疗反应的监测，以及通过其对微血管密度的检测来对乳腺癌复发及转移的预测作用。DOT 区分良恶性在乳腺癌的在体诊断得到验证，将进一步拓展其在术中导航中的应用，有望为保乳手术术中切缘评估提供新的方法。目前 DOT 评估保乳手术的切缘评估处于一个探索阶段，有研究分别采用 DOT 及漫射白光成像（diffuse white light，DWL）与 Micro-CT 空间配位对 57 例患者的乳腺肿瘤标本切片进行实时引像，结果显示 DOT 相较 DWL 成像与 Micro-CT 表现出更强的相关性（89% vs. 81%）；且在具有代表性的肿瘤边界与相邻的健康/良性纤维组织之间，OCT 也显示出更高的成像对比度。该研究结论提示，DOT 在诊断准确性上总体与传统的放射诊断技术相当，但可以显示与纤维组织结构相关的其他特征。因此，将 Micro-CT 在对

组织标本形态的快速三维扫描成像价值与 DOT 对纤维组织表面敏感的光学散射成像优势相结合，有望实现保乳手术切缘精准评估。此外，DOT 联合超声、MRI 及 X 线的多模态也有望成为一种新的术中导航工具。

（二）CLI 在乳腺癌保乳手术切缘评估中的应用

切伦科夫发光（CL）最早由俄罗斯科学家帕维尔·切伦科夫在谢尔盖·伊万诺维奇·瓦维洛夫的领导下提出。他最初观察到一瓶水在受到放射性衰变时发出蓝光。随后进一步研究发现，放射性核素以高于光的速度在特定介质中释放出的带电粒子是发光的原因，因此这种现象被命名为切伦科夫发光。Robertson 等最先将基于正电子发射层析成像（PET）试剂的 CLI 用于体内肿瘤的成像。近年来，CLI 发展迅速，已成为生物医学领域的一种新兴的分子影像学方法，在肿瘤诊断、疗效评估及分子探针体内代谢检测等方面得到了广泛的研究和尝试。

CLI 在成像设施方面比 PET 便宜，尤其适用于表面结构的成像。对于光子的探测基本上可以用一个针对弱光条件优化的敏感相机来完成，而且它比其他核成像方式具有更高的分辨率。目前，荧光成像技术是恶性肿瘤手术导航最常用的技术方式，其中荧光对比剂是该技术不可或缺的部分。然而，多种荧光对比剂在临床转化过程中需要耗费大量资金，并且需经历药品监督机构严格审查，比如具备肿瘤靶向特性的荧光对比剂转化受限，严重限制该技术的推动与发展。有趣的是，放射性示踪剂早年已批准应用于术中导航，如使用 ^{99}mTc 联合核素探测器进行前哨淋巴结活检，已成为临床前哨淋巴结活检的标准方式。但是，其中仍存在不足，如核素探测设备体积大、重量重及价格昂贵等。与其相比，CLI 的小尺寸成像设备结合其高分辨优势，有望为恶性肿瘤术中导航提供更具前景的技术手段。马尔藤等首次在人体进行的研究评估了 ^{18}F-FDG CLI 在术中评估保乳手术肿瘤边缘的可行性。该研究对 22 例浸润性乳腺癌患者术前 45 ~ 60 min 注射 ^{18}F-FDG，术中标本成像结果显示，12 例患者中 10 例在 CLI 中肿瘤亮度升高，信噪比达到 2.5，并且所有 15 个可评估的标本中荧光信号和组织病理学有很好的关联。然而，上述研究仅局限在标本成像中，对切除后的手术腔进行扫描，以发现肉眼或触诊无法识别的残余肿瘤将进一步提高该技术在术中导航的适用性，目前该研究已在开展当中。

CLI 是一种新兴的生物组织成像方式，仍处于起步阶段。目前，CLI 在乳腺癌保乳手术术中切缘评估中仍存在诸多不足，如切伦科夫光谱主要集中在蓝紫光带（波长 500 nm 左右），这将导致切伦科夫光信号穿透力远远低于目前成熟的近红外荧光成像。因此，切伦科夫光信号的组织穿透力有限，加之其本身强度较弱，这都影响了 CLI 的成像效果，限制了其临床应用。目前主要通过切伦科夫能量转移（cerenkov resonance energy transfer，CRET）效应将波长较短的切伦科夫光信号转换为波长较长的近红外光信号，从而增强光信号的穿透力。此外，开展切伦科夫断层成像提高空间分辨率、利用不同组织对切伦科夫冷光吸收程度的不同行阴性对比成像等均有助于提高其在术中导航的可能性。此外，还可以在提升 CLI 成像分辨率和敏感性、增强探针靶向性及改善成像剂药代动力学表现等方面进行有益的尝试，以促进核素 CLI 的进一步应用。

（杨瑞钦）

第三节　其他技术在保乳手术切缘评估中的应用

一、射频反射技术在保乳手术切缘评估中的应用

组织表现出两个重要的电学特性：电导率（自由电荷如何容易移动，如导体）和介电常数（束缚电荷如何回应，如在电容器中）。在组织细胞和活细胞中，生理、电和化学之间存在着不可分割的关系。细胞和细胞外介质的电学特性产生了组织的整体电学特性。

每种类型的组织吸收、反射和散射电磁场都不同。当组织发生恶变后，电学特性会发生显著变化，引起膜特性的变化，细胞及其细胞核的体积更大，细胞相互结合的变化，细胞间的有序性减少，生长的肿瘤诱导其附近血管的生成。切缘探测系统的设计就是利用射频光谱（radiofrequency spectroscopy）来实时表征人体组织。由于来自不同组织结构和组成组件的电磁场的吸亮度、反射和散射存在变化，切缘探测系统通过安装在探针尖端的传感器对组织产生一个电场，分析从探针传递和获得的射频信号，以检测恶性肿瘤组织。

因此依赖于正常、恶性组织之间不同的细胞膜电位、核形态、细胞连接和血管分布，测量乳腺组织的局部电特性（在射频范围内），便可以进行保乳手术术中切缘的实时评估。马克蒂尔等采用射频光谱法研制的探测仪器进行保乳手术术中切缘评估，研究结果显示再切除率减少 50% 以上。一项单中心的随机、双臂、前瞻性研究使用射频光谱切缘探测仪切除不可触及的乳腺癌，研究结果显示使用探测仪显著提高了外科医生在初始保乳手术期间获得清晰切缘的能力，再切除率（4%）低于多中心试验中发表的研究结果（19.8%）。一项前瞻性临床研究结果显示应用基于射频光谱的切缘探测仪使再切除率总体下降了 14.6%，结果不受组织学分级、肿瘤大小、乳腺密度、年龄、BMI 或标记线应用的影响。切缘探测仪使乳腺癌保乳切缘残腔切除技术从全腔切割改为由设备引导的定向切割。再切除和切除的整体组织体积显著减少，较少的切除

量也减轻了病理科医生的工作量。一项研究对比使用切缘探测仪与标本 X 线摄影结合大体病理检查在保乳手术中切缘评估效果，结果显示切缘探测仪的敏感性为 67%、特异性为 60%、阳性预测值为 16%、阴性预测值为 94%，与标本 X 线摄影结合大体病理检查的准确性相似。在这种基线再切除率较低的情况下，使用切缘探测仪作为标本 X 线摄影结合大体病理检查的辅助方法，再切除率的绝对值降低 2%，但可能明显增加医疗成本。

二、声阻抗光谱技术在保乳手术切缘评估中的应用

生物阻抗是组织对外部施加电流的回应的测量，声阻抗（在无黏流体介质中的平面波的情况下）等于密度和声速的乘积。整个细胞的声阻抗的变化可以改变超声波散射相互作用，用于检测组织的解剖和生理变化。研究发现乳腺癌细胞与正常乳腺细胞的平均声阻抗差异有统计学意义，这表明声阻抗可用于区分正常乳腺细胞和乳腺癌细胞。目前声阻抗光谱技术在乳腺癌手术切缘方面的研究尚处于临床试验阶段。

三、快速蒸发电离质谱技术在保乳手术切缘评估中的应用

质谱（mass spectrometry，MS）技术是一种定量小分子的工具，通过测定分子离子及其带电碎片的质量与电荷比（m/z）对分子进行了分析，因此可以识别代谢物和生物标志物。在过去的十年中，质谱仪器的进步使得我们能够通过成像应用软件直接检测组织中的蛋白质和代谢物。各种质谱平台，在鉴别组织类型方面的应用前景广阔，在快速组织诊断中具有潜在的应用潜力，因此逐渐成为边缘检测技术领域的一种新方法。

快速蒸发电离质谱（rapid evaporative ionization mass spectrometry，REIMS）是一种环境电离技术，它利用了手术中电子外科手术工具产生的副产品气溶胶。将 REIMS 技术与用于组织诊断的电外科技术相结合，被称为"智能刀"。巴洛格等验证了该技术的有效性，将其应用于体外新鲜人体组织样本的分析，并演示其在手术环境下的体内实时使用。实验室分析了 302 例患者的各种组织样本，得到了 1624 个癌组织和 1309 个非癌组织数据库条目。然后，该技术被转移到手术室，在总共 81 例手术切除过程中收集资料，采用多元统计方法对质谱资料进行分析，包括主成分分析（principal components analysis，PCA）和线性判别分析（linear discriminant analysis，LDA），并采用类似方法实现光谱识别算法。结果发现 REIMS 方法可以准确区分不同的组织学和组织病理类型，恶性组织具有与其组织病理亚型对应的化学特征。术中 REIMS 进行的组织识别与术后组织学诊断匹配率达到 100%（81/81）。另外质谱还可以反映不同的组织学肿瘤类型以及原发性和转移性肿瘤之间的脂质谱变化。爱德华等使用

从 253 个正常乳腺标本和 106 个乳腺肿瘤标本中获得的平均光谱创建正常和癌变乳腺组织的典型多光谱成像模型，发现光谱特征强度显著依赖于组织类型和所使用的电手术设置，正常乳腺组织和乳腺癌之间与脂质代谢差异相关的光谱明显不同，然后将该模型应用于 260 例新冷冻和新鲜的乳房标本进行分析，结果显示总体模型准确性为 95.8%、敏感性为 90.9%、特异性为 98.8%。这种基于 REIMS 的组织学鉴定方法可以用于异质性乳腺组织的实时分析，但由于电手术刀片的宽度（4 mm）过宽，该刀的分辨率相对较低，可能使肿瘤细胞混杂有正常细胞，从而降低肿瘤细胞含量，引起假阴性。

另外，如何对实性良性病变进行分类尚不确定。在肿瘤和纤维腺瘤的亚组分析中观察到良好的敏感性（94.1%）和较差的特异性（87.3%），这表明这两组之间的光谱差异比它们和正常组织之间的比较更微妙。维斯等结合 REIMS 质谱和解吸电喷雾电离质谱（DESI-MS）区分乳腺肿瘤周围发生改变的间质组织，并在体外建立组织分类，采用 REIMS 和 DESI-MS 分别对肿瘤边界间质（tumor border stroma，TBS）和远程肿瘤间质（remote tumor stroma，RTS）进行分类，准确性分别为 86.4% 和 87.8%。该研究通过对电手术蒸汽的模拟分析，证明了乳腺肿瘤周围的间质分子改变对实时指导乳腺癌保乳手术的潜力，而且作者预期这是在保证安全切缘同时实现最小切除方面的一个重大突破。

四、解吸电喷雾电离 - 质谱成像在保乳手术切缘中的应用

质谱成像分析的一般流程为组织获取、切片制备、质谱电离、图谱获取和资料分析。样品前处理是影响质谱结果的关键步骤，处理方法与待测物性质和样品类型密切相关，正确的样品制备可以保持分子的来源、分布和丰度，获得高质量的信号和足够的空间分辨率。

在过去的 20 年里，质谱平台在临床领域的应用有了大幅增加，包括气相色谱质谱（gas chromatography-MS）和串联质谱（tandem MS）用于新生儿代谢筛查，液相色谱串联质谱 （liquid chromatography tandem MS，LC-MS）用于治疗性药物监测，基质辅助激光解吸飞行时间质谱（matrix-assisted laser desorption-time of flight，MALDI-TOF）用于微生物鉴定，激光显微切割蛋白质组学（laser microdissection proteomics）用于定性淀粉样蛋白。尽管这些平台都允许对特定的分析物进行可重复的测量和识别，但每种方法都涉及广泛的样品制备和较长的分析时间，因此限制了它们在手术病理分析中的使用，特别是在需要结果快速回馈的手术室中。

环境电离质谱是一个描述所有质谱电离方法的统称，它们能够在环境条件下电离自然样品的成分。所描述的第一种环境质谱方法是解吸电喷雾电离质谱（desorption electrospray ionization-mass spectrometric，DESI-MS），其基本原理是把带电液滴的喷雾射向组织样品，使样品表面化学物质发生解吸附，通过类似于电喷雾的机制电离，然后将离子传输到质谱仪中，测量分子离子质量与电荷比（m/z）及强度。环境电离质谱允许通过直接分析组织，在大气条件下快速进行生化表征，而且只需要最少的样品制备，周转时间较短，这使得它们在术中特别有吸引力。2011 年"无损"技术的实现，为 DESI-MSI 集成到常规临床组织分析工作中提供了便利。

DESI-MSI 的发展使脂质的二维或三维分布与组织形态学联系起来，并基于脂质组学信息区分癌组织与非癌组织。乳腺癌显示的代谢谱与正常乳腺组织中的代谢谱不同，这一发现提示了将代谢物信息用于乳腺癌诊断和肿瘤边缘识别的潜力。

卡利加里斯等证明了 DESI-MS 可以用于表征乳腺组织的代谢组学谱，用于检测和鉴定乳腺切除标本冰冻组织切片中的乳腺癌，这是第一次证明质谱可以用于鉴别乳腺癌和勾画肿瘤边界，但由于乳腺组织本身的物理特性和高脂肪性，使用这种方法分析新鲜乳腺组织受到了限制。该团队进一步研究发现，在环境电离技术中，将液体微结表面取样探针（liquid microjunction surface sampling probe，LMJ-SSP）与电喷雾电离结合，可以提高处理速度并增加了目标分析物提取的机会。与 DESI 等直接环境方法不同，LMJ-SSP 允许在组织上应用更长时间，从而增加了特定分析物的提取。

（李良涛）

第四节　基于人工智能的影像技术在乳腺癌诊断中的应用

一、基于人工智能的影像技术发展现状

人工智能（artificial intelligence，AI）是计算机科学的一个分支，致力于开发计算机算法，使其胜任一些通常需要人类智慧才完成的复杂工作。近年来，人工智能技术的迅猛发展，为医学影像在疾病精准诊疗中的应用带来新机遇。机器学习（machine learning，ML）是人工智能研究的重要方法，它通过计算的手段，利用经验来改善系统自身的性能。在计算机系统中，"经验"通常以"数据"形式存在。机器学习所研究的主要内容，是在计算机上从数据中产生"模型"的算法，在面对新的情况时，模型能提供相应的判断。随着信息技术的不断发展，以"影像组学（radiomics）"为代表的机器学习方法被越来越多地被应用于影像学中。

深度学习（deep learning，DL）是机器学习领域的研究方向之一，是学习样本数据的内在规律和表示层次的方法，它的最终目标是让机器能够像人一样具有分析学习

能力。人工神经网络是深度学习网络的结构基础，它是由"M-P 神经元"组成的广泛并行互连的网络，可以模拟生物神经系统对真实世界对象的交互响应。人工神经网络基本结构包括输入层、多个隐藏层和输出层。深度学习网络的"深度"指的是网络的多层结构，它依赖多个处理层来学习多个抽象层的数据表示，算法的不同层被用来检测分层结构中从简单（如线、边、纹理、强度）到复杂（如形状、病变或整个器官）的特征。基于深度学习算法的医学影像技术，可以从图像数据中自动学习深度特征，已被广泛应用于医学影像分析和疾病诊疗。

（一）影像组学技术

影像组学是指从影像图像中高通量地提取大量定量特征，挖掘图像中隐藏的肉眼无法发现与识别的信息，并对其进行分析。影像组学技术的不断发展，为医学影像辅助诊疗和疾病风险预测、预后预测带来了新的机遇，通过从影像图像中定量地提取具有代表性的特征，将医学影像转化为可挖掘的数字信息，利用算法进行分析处理，并将其与临床特征进行对比、分析、建模，实现疾病的诊断和预后预测等。影像组学研究的一般流程包括：①影像数据的获取；②感兴趣区域（ROI）划分或病灶分割；③特征提取；④特征筛选；⑤分类和预测。近年来，基于影像组学的人工智能技术已被用于肿瘤的筛查、鉴别、辅助诊断、分期、治疗指导、预后和进展预测等。

（二）基于深度学习的影像技术

基于深度学习的影像技术已被广泛应用于器官或病灶分割、疾病辅助诊断和预后预测等方向。在医学影像分析任务中，经常需要先从影像中将病灶区域分割出来，再对病灶的形态学和纹理特征进行分析。传统方法需要人工手动分割或半自动分割，费时费力，而深度学习可以实现全自动的器官或病灶分割，且已被证实可以获得较为准确的结果。此外，基于深度学习的疾病辅助诊断和预后预测模型，可以直接从影像中学习深度特征，无须人工定义和选择，节约人工和时间成本且具有较强的稳定性。大量研究表明，基于深度学习的疾病诊断和预测任务在多个学科，如放射学、病理学、皮肤学、眼科学和肿瘤学等，已经得到了广泛而深入的研究，被证实具有媲美甚至超越影像专家的水平，且已被逐步应用于临床。

二、基于人工智能的医学影像技术在保乳手术切缘评估中的应用

基于人工智能的医学影像技术在乳腺癌诊治的全过程中均被证实有较好的辅助效果，包括乳腺癌的筛查、良恶鉴别、分子分型、临床分期、病理分级，以及对淋巴结转移、新辅助化疗疗效、预后和复发的预测等。保乳手术中对于切缘状态的评估至关

重要，阳性切缘与患者术后复发转移密切相关。目前临床上对切缘状态的判断依赖于术中快速病理及术后病理，若出现阳性切缘则需进行二次切除或二次手术。而基于人工智能的影像技术，为保乳手术切缘状态的评估提供了新的、更快速的方法。根据所分析图像的来源不同，目前针对切缘状态评估的人工智能影像技术又可分为三类：基于病理图像的技术、基于传统影像学图像的技术和基于新型成像系统的技术。

（一）基于病理图像的技术

随着计算机及网络技术的发展，医学信息数字化的时代已经来临，数字化技术的应用已广泛渗透到临床的各个层面。在病理学中，数字化切片的诞生为数字病理开启了序幕。目前，利用全切片图像扫描技术（whole slide images，WSI）将载玻片上的图像扫描成数字图片，使用网络进行传输，已经成为疑难病例远程会诊和学术交流的常用方法。基于WSI图像的病理诊断是人工智能在病理方面最广泛的应用，包括乳腺癌的病理诊断，如良性/恶性、病理学类型和组织学分级的分类及定位。类似地，利用保乳手术中切缘标本所获得的WSI图像，通过人工智能算法对其进行学习，即可自动快速地评估切缘的状态。近期的一项研究表明，基于WSI的深度卷积神经网络能够高精度地分割手术边缘标本中的浸润性癌和导管原位癌，结果显示训练集和测试集的AUC分别为0.968和0.914，敏感性为100%和92%。但其特异性均为78%，易出现假阳性。此外，该类算法虽然能够节约医生的读片速度，但病理切片的制备和扫描仍需花费较长时间，无法真正有效缩短手术过程中的等待时长。因此，其评估性能和应用价值仍需进一步改善和考虑。

（二）基于传统影像学图像的技术

传统影像学如超声、钼靶和磁共振成像均是乳腺癌诊治过程中的重要辅助检查手段。磁共振成像已被推荐为保乳手术的标准术前检查。目前已有研究者将术前磁共振成像中的DCE-MRI序列用于保乳手术切缘阳性风险的预测。通过提取肿瘤部位的影像组学特征，结合机器学习的方法对HER2的过表达浸润性乳腺癌患者的切缘阳性风险进行分类预测，显示特异性为74.4%、敏感性为71.4%。此研究证实了运用传统影像学方法对保乳手术切缘状态进行预测的可行性，为切缘状态评估提供了一种无创、低成本且具有前瞻性的方向，但技术和模型性能方面仍有待提高。

（三）基于新型成像系统的技术

近年来对于保乳手术术中切缘实时评估的探索日渐深入，衍生出多种（如近红外荧光成像）新型的肿瘤成像方法。其中一些成像系统与人工智能技术相结合，被用于切缘状态的预测。它们对术中切除的肿瘤组织进行成像，并通过人工智能技术对成像结果进行自动分析分类，从而实现切缘状态的快速判断。已有的研究包括亚扩散空间频域成像结合纹理分析和机器学习、荧光寿命成像结合机器学习算法（随机森林）、光学相干断层扫描（OCT）结合 CNN 及拉曼光谱结合 CNN。此外，一项最新研究应用术中质谱仪 iKnife 进行术中实时组织分类并生成实时边缘信息。iKnife 利用快速蒸发电离质谱（REIMS）分析手术烟雾中的脂质和小分子，并根据手术烟雾中的代谢物特征，通过领域适应和自我监督学习生成实时切缘信息。其准确性、敏感性和特异性分别为 92%、88% 和 92%。这些新兴成像系统与人工智能技术的结合，为保乳手术切缘状态评估提供了创新性的思路，但受设备和技术限制，目前临床上仍难以普及。

三、问题与展望

从目前的临床应用来看，基于人工智能的影像技术在乳腺癌诊断和病理图像分析领域获得了较好的应用。而对于保乳手术切缘状态评估的研究，虽然临床意义重大，但仍处于起步阶段。此外，不论在研究领域取得多么优秀的成绩，人工智能作为一项新技术，现阶段真正走向临床实践仍是一大挑战。其局限性主要有以下几个方面。

第一，标准数据采集困难。人工智能模型的训练需要大量数据，而医学图像数据涉及患者隐私，数据的获取、管理、应用与分享没有规范和共识，且缺少大量的公开数据集。此外，模型的性能很大程度上取决于数据的质量，多数医学图像的标注工作费时费力，且依赖病理或影像医师的经验。

第二，人工智能模型的有效性、普遍性及可靠性难以得到验证。目前已有的人工智能模型仍缺少实际临床应用场景下的有效性验证，或有待更多、更大规模的临床试验。研究中精度较高的模型常常存在过拟合现象，缺少对大量不同医院、不同人群的普遍性验证。还有部分模型高精度的同时具有较高的假阳性，在指导临床实践过程中需要临床医生的监督。此外，深度学习模型具有"黑箱"特性，大多数模型只能输出分析结果，而无法给出作此分析的原因，缺乏可解释性和可靠性。

第三，基于人工智能影像技术的产品标准化困难。对于如何将研究转化为临床应用产品，目前缺乏统一的标准化规范，尤其是对于产品的质量评价方法、管理标准和伦理道德标准仍未达成行业共识。

除了努力推进和解决上述问题外，基于人工智能的影像技术在乳腺癌保乳手术中的应用仍需进一步深入探索。未来的研究可以加大利用传统影像学手段结合人工智能技术对保乳手术切缘状态的预测研究，尝试选取多模态影像数据和更先进的人工智能算法提升术前预测性能。此外，对于切缘状态实时评价的人工智能成像系统值得进一步验证和普及。

总之，基于人工智能的影像技术为保乳手术在内的乳腺癌诊治提供了新思路，领域内现有研究证实了其可行性及较好的性能表现，具有很好的临床应用前景。但真正实现这些人工智能影像技术产品的临床转化，仍有很长一段路要走。

（赵雪　李卫斌）

第五节　基于虚拟现实的手术模拟在乳腺癌保乳手术的应用前景

一、虚拟现实概念的提出

虚拟现实（virtual reality，VR）由 VPL Research 公司的奠基人 Jaron Lanier 于1989 年首先提出，是一门集先进的计算机技术、传感与测量技术、仿真技术、微电子技术于一体的新兴实用技术，尤其依赖于计算机技术中的计算机图形学、人工智能、网络技术、人机对话技术及智慧模拟技术。这些技术的发展带动了 VR 技术的进步，也推动了其在医疗领域尤其是手术模拟中的广泛应用。VR 手术模拟是融合了高分辨率、高对比度的尖端图像采集技术、新颖的计算机图形学的绘制算法、与图像数据相关联的物理建模技术和实时、高性能、多处理器的计算机图形学系统的产物。

二、虚拟现实在医学领域中的应用现状

VR 在医学领域业已广泛应用，包括医疗教育与手术培训、手术预演与规划、康复训练与心理干预。医疗教育与手术培训方面一直是 VR 技术主要发力的领域：利用 VR 技术重现解剖学内容，提供沉浸式的学习体验，改善传统解剖学教学的方式同时缓解了教学资源短缺的问题。VR 系统可提供理想的手术培训平台，受训医生观察高分辨率三维人体图像，并通过触觉工作台模拟触觉，切割组织时感受到器械的压力，逼近手术的真实感。培训模式既避免对患者造成生命危险，又可重现高风险、低概率的手术病例，供培训对象反复练习。在虚拟手术后系统还可通过对切口的压力与角度、组织损害及其他指针进行准确测定，监测受训练者手术操作技术的进步。特别是在腹腔镜手术、内镜手术、穿刺方面的培训，几年快速发展。VR 技术也常用于新入职护士的培训，如导尿术模拟、乳腺癌术后护理、围术期压力性损伤管理、心肺复苏培训及考核。

在手术预演与规划方面，利用患者的实际数据产生虚拟图像并建立模拟环境，医生借助虚拟环境进行手术预演,制定手术方案,对于选择最佳手术路径、减小手术损伤、

提高肿瘤定位精度、执行复杂外科手术和提高手术成功率等具有十分重要的意义。在康复训练方面，VR用于肢体运动训练、认知康复训练、预防老年痴呆。在心理干预方面，VR通过暴露疗法治疗恐惧、恐高症、强迫症等，此外也能有效管理患者的焦虑、抑郁、疲乏、疼痛等。

三、虚拟现实在乳腺癌诊治过程中的应用现状

乳腺癌是严重影响女性身心健康最常见的恶性肿瘤之一，不仅造成患者生理痛苦，还常因为形体破坏而使患者产生巨大的心理压力，加重焦虑、抑郁、恐惧、甚至绝望等负面情绪反应，影响其生活质量和治疗效果，甚至直接对预后生存产生不良影响。因此，乳腺癌患者手术后的心理疏导异常重要。VR可以为患者提供一个安全的环境，对患者进行各种心理干预，缓解患者焦虑及抑郁的负面情绪，降低疲乏、疼痛、认知功能障碍和并发症的发生，调整患者的心理及躯体状态。

目前临床上乳腺癌患者常用的有两类VR干预系统，一类为头戴式显示器或VR眼镜，从中选择一种分散注意力的场景，刺激视觉、听觉、触觉，让患者沉浸在某一个虚拟的环境中以改善情感体验与认知，改善患者的症状。另一类为VR康复训练系统，由机器人康复台、计算机控制的前臂支架、显示器、笔记本电脑、远程临床服务器和综合性康复游戏库组成，通过游戏的方式进行上肢康复训练和认知功能训练。

乳腺癌患者焦虑发病率为17.9% ~ 33.3%，抑郁的发病率为9.4% ~ 66.1%。对接受静脉化疗的老年乳腺癌患者采用交叉设计试验进行干预，化疗期间患者根据个人喜好从头戴式显示器中选择自然场景。结果表明，患者感知化疗的平均时间比实际平均时间减少了35 min；接受VR干预的患者，化疗后状态 – 特质焦虑量表评分下降。通过VR营造虚拟世界，刺激患者的视觉和听觉，使患者沉浸于其中，改变患者对时间的感知，分散注意力，降低患者化疗相关的焦虑情绪，使其能更好耐受化疗。

患者放疗前的信息需求和焦虑水平较高，采用类实验研究，分析放疗训练虚拟环境对乳腺癌放疗患者知识水平和焦虑状况的影响，试验组除接受常规健康教育外，还参加放疗训练虚拟环境课程，对照组仅接受常规健康教育，课程视觉内容丰富，形式多样，有助于患者理解放射治疗的优势，增强患者对完成放疗的信心。采用VR干预的患者焦虑评分较对照组明显降低，VR可以减少抗焦虑药物使用量，不良反应也随之降低，且患者更易接受。采用VR康复训练系统对乳腺癌患者以游戏的方式进行认知和患肢康复训练，结果显示VR实能给患者营造身临其境的感觉，使其沉浸于虚拟世界，同时利用游戏的方式增加趣味性，不仅能调动患者参与的积极性，还能让其拥有愉悦感和成就感，精神得到放松，缓解抑郁情绪。VR不仅能改善患者的认知功能与患肢功能，对情绪管理也起到积极作用。相较于传统心理疗法，VR能够提供沉浸

式虚拟环境，不仅减少了患者的压力，还增加患者的参与感，更易取得预期治疗效果。

　　60% 的乳腺癌患者术后受到疼痛的影响。研究表明，非药物治疗如针灸治疗催眠、音乐放松训练等可以缓解患者疼痛。VR 康复训练系统（图 7-16）让患者置身于另一个多感官刺激的虚空间中，感知身体疼痛的注意力被转移，该系统干预前后使用数字评分法进行测评，结果显示，患者疼痛评分下降 20%。有研究对 80 例乳腺癌患者进行随机对照试验，干预组在吗啡作用高峰结束时进行 VR 治疗，对照组单纯给予吗啡治疗。结果表明，干预组疼痛评分明显低于对照组。使用 VR 作为辅助措施比单独使用吗啡控制疼痛更有效，而且比药物治疗更安全。VR 并不打断疼痛信号，而是直接或间接地作用于疼痛感知，并通过注意力、情绪、记忆力和其他感官发出信号。

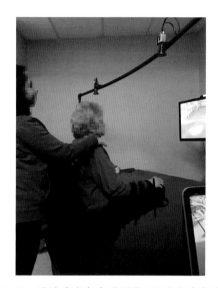

图 7-16　乳腺癌患者术后利用 VR 进行康复治疗

　　乳腺癌相关淋巴水肿是乳腺癌治疗后的严重并发症之一。目前人工淋巴引流、多层加压绷带治疗、间歇气压压缩治疗等方法对减轻淋巴水肿有较好的效果。有研究通过 VR 康复训练系统，以游戏参与的方式控制试验组患者肢体功能训练，对照组在护士指导下完成 3 个月的康复训练，结果表明，试验组与对照组相比，依从性更高、肩关节活动范围改善更明显、术后并发症更少、肢体水肿程度更轻。VR 康复训练系统能改善肌肉无力、关节僵硬，提高肩关节活动度，促进患肢功能恢复，降低淋巴水肿发生率。此外，该系统能记录患者训练时的关节活动度、运动速度等信息，同时根据人体生物力学理论和康复训练要求，及时跟进训练方案，提高康复训练的效率和质量。

四、虚拟现实的手术模拟在乳腺癌保乳手术中的应用现状与前景展望

目前，保乳术已成为早期乳腺癌的主要手术方式。保乳术成功的关键在于保证局部无肿瘤病灶的残留，并且尽可能的保留正常组织获得美容效果。导致保乳术切缘阳性的主要原因是目前临床上仍缺乏用于保乳术中在体、实时指导肿瘤精准切除的有效手段，医生仅能通过"眼看、手触"等主观感受评估切缘状态。虚拟现实技术为乳腺癌保乳手术的无创切缘评估提供了可能。早期国外有学者利用虚拟现实技术和患者术前MRI进行乳房的三维重建(图7-17)，在三维重建的基础上建立乳腺癌外科导航系统，对常规MRI无法发现的乳腺癌病灶进行了定位，以及手术范围规划，并成功实施手术，导航系统与实际肿瘤边界的误差为 2.01 ± 0.32 mm。近期，国内有学者利用患者术前CT 和 MRI 图像和虚拟现实技术进行三维重建，并在此基础上进行手术模拟，使用虚拟电钻、切割工具等虚拟工具，选择手术视角，模拟乳房开放、视野曝光、肿瘤切除等步骤。此外通过对病理图像的三维重建，对保乳术后放疗也起到一定的指导意义。

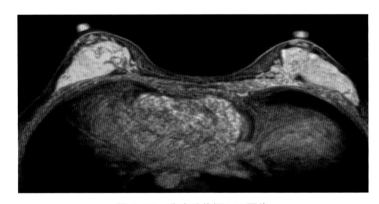

图 7-17　乳腺磁共振 VR 图像

虚拟现实手术模拟系统操作具有可重复性、没有手术风险，同时节省临床资源。操作者可以利用它来完成手术过程中的每一步，包括消毒，切割，缝合等。此外，虚拟现实手术模拟还可以对操作者的操作进行效果的实时回馈，充分展示手术过程中各种可能出现的情况，说明操作者规划正确的手术过程。这些特点特别适用于学习者的培训，复杂操作的术前规划。乳腺癌保乳手术兼具肿瘤切除与乳房外形的美观，对术者要求极高，如何准确识别肿瘤的边界，特别是无法触摸到的乳腺肿瘤是手术成功的前提。虚拟现实技术在乳腺癌保乳手术模拟中具有非常好的应用前景，尽管目前虚拟现实技术在乳腺癌手术中应用仍然存在较大的空白，但是随着技术的不断进步，以及增强显示、混合现实的参与加成，乳腺癌保乳手术的切缘可视化，手术方案的智慧规

划一定能迈上一个新台阶。

（李卫斌）

参考文献

［1］何文，唐杰，谢晓燕，等．介入性超声应用指南/中国医师协会超声医师分会编著[M]．北京：人民军医出版社，2014．

［2］何文．实用介入性超声学[M]．北京：人民军医出版社，2012．

［3］吕明德．术中超声检查[J]．现代手术杂志，1996 (1)：65-66．

［4］FORNAGE B D, COAN J D, DAVID C L. Ultrasound-guided needle biopsy of the breast and other interventional procedures[J]. Radiol Clin North Am, 1992, 30(1): 167-185.

［5］FORNAGE B S, ROSS M I, SINGLETARY S E, et al. Localization of impalpable beseat breast masses: value of sonography in the opera-tive room and scanning of excised specimens[J].AJR, 1994, 163(1): 569-573.

［6］RIFKIN M D, SCHWARTZ G F, PASTO M E, et al. Ultrasound for guidance of breast mass removal[J]. J Ultrasound Med, 1988, 7: 261-263.

［7］SCHWARTZ G F, GOLDBERG B B, RIFKIN M D, et al. Ultrasonography: an alternative to X-ray-guided needle localization of nonpalpable breast masses[J]. Surgery, 1988, 104: 870-873.

［8］FRANK H A, HALL F M, STEER M L. Preoperative localization of nonpalpable breast lesions demonstrated by mammography[J]. N Engl J Med, 1976, 295(5): 259-260.

［9］POVOSKI S P, JIMENEZ R E, WANG W P. Use of an intraoperative ultrasonography guided localization and tissue fixation device demonstrates less margin positivity during breast conserving surgery for invasive breast cancer than standard preoperative needle-wire localization: a retrospective comparative analysis in a consecutively treated case series[J]. Clin Breast Cancer, 2014, 14(1): 46-52.

［10］MCCORMICK J T, KELEHER A J, TIKHOMIROV V B, et al. Analysis of the use of specimen mammography in breast conservation therapy[J]. Am J Surg, 2004, 188(4): 433-436.

［11］BATHLA L, HARRIS A, DAVEY M, et al. High resolution intra-operative two-dimensional specimen mammography and its impact on second operation for re-excision of positive margins at final pathology after breast conservation surgery[J]. Am J Surg, 2011, 202(4): 387-394.

［12］KIM S H, CORNACCHI S D, HELLER B, et al. An evaluation of intraoperative digital specimen mammography versus conventional specimen radiography for the excision of nonpalpable breast lesions[J]. Am J Surg, 2013, 205(6): 703-710.

［13］吴炅，王永胜，柳光宇，等．保留乳房治疗专家共识(2020年版)[J]．中国癌症杂志，2020，30(11)：912-968．

［14］何翠菊．乳腺磁共振检查及诊断规范专家共识[J]．肿瘤影像学，2017，26(4)：241-249．

［15］KANG J H, YOUK J H, KIM J A, et al.Identification of pre-operative magnetic resonance imaging features associated with positive resection margins in breast cancer: a retrospective study[J].Korean J Radiol, 2018, 19(5): 897-904.

［16］GRUBER I V, RUECKERT M, KAGAN K O, et al. Measurement of tumor size with mammography, sonography and magnetic resonance imaging as compared to histological tumor size in primary breast cancer[J].BMC Cancer, 2013, 13(1): 328.

［17］李相生, 宋云龙, 李德昌, 等. 术前 MRI 动态增强扫描可降低早期非肿块型乳腺癌保乳术切缘阳性率 [J]. 中华肿瘤杂志, 2017, 39(10): 768-774.

［18］LUISA C, KROPCHO M D, SHAWN T, et al. Giuliano MD. Preoperative Breast MRI in the Surgical Treatment of Ductal Carcinoma In Situ[J]. Breast J, 2012, 18(2): 151-156.

［19］PETERS N, VAN ESSER S, VAN DEN BOSCH M, et al. Preoperative MRI and surgical management in patients with nonpalpable breast cancer: the MONET-randomised controlled trial[J]. Eur J Cancer, 2011, 47(6): 879-886.

［20］KUHL C K, JOST P, MORAKKABATI N, et al. Contrast-enhanced MR imaging of the breast at 3.0 and 1.5 T in the same patients: initial experience[J]. Radiology, 2006, 239(3): 666-676.

［21］RAHBAR H, DEMARTINI W B, LEE A Y, et al. Accuracy of 3 T versus 1.5 T breast MRI for pre-operative assessment of extent of disease in newly diagnosed DCIS[J]. Eur J Radiol, 2015, 84(4): 611-616.

［22］CHEN J H, FEIG B, AGRAWAL G, et al. MRI evaluation of pathologically complete response and residual tumors in breast cancer after neoadjuvant chemotherapy[J]. Cancer, 2008, 112(1): 17-26.

［23］MORROW M, WATERS J, MORRIS E. MRI for breast cancer screening, diagnosis, and treatment[J]. Lancet, 2011, 378(9805): 1804-1811.

［24］CURIGLIANO G, BURSTEIN H J, WINER E P, et al. De-escalating and escalating treatments for early-stage breast cancer: the St. Gallen international expert consensus conference on the primary therapy of early breast cancer 2017[J]. Ann Oncol, 2017, 28(8): 1700-1712.

［25］YOSHIHARA E, SMEETS A, LAENEN A, et al. Predictors of axillary lymph node metastases in early breast cancer and their applicability in clinical practice[J]. Breast, 2013, 22(3): 357-361.

［26］KIM J Y, SEO H B, PARK S, et al. Early-stage invasive ductal carcinoma: Association of tumor apparent diffusion coefficient values with axillary lymph node metastasis[J]. Eur J Radiol, 2015, 84(11): 2137-2143.

［27］GUVENC I, AKAY S, INCE S, et al. Apparent diffusion coefficient value in invasive ductal carcinoma at 3.0 tesla: is it correlated with prognostic factors?[J]. Br J Radiol, 2016, 89(1060): 20150614.

［28］TEZCAN S, USLU N, ÖZTÜRK F U, et al. Diffusion-weighted imaging of breast cancer: correlation of the apparent diffusion coefficient value with pathologic prognostic factors[J]. Eur J Breast Health, 2019, 15(4): 262-267.

［29］SUNG J S, LI J, D A COSTA G, et al. Preoperative breast MRI for early-stage breast cancer: effect on surgical and long-term outcomes[J]. AJR Am J Roentgenol, 2014, 202(6): 1376-1382.

［30］JANG M, KIM S M, YUN B L, et al. Magnetic resonance imaging factors predicting re-excision in breast cancer patients having undergone conserving therapy[J].J Korean Soc Magn Reson Med, 2014, 18(2): 133-143.

［31］PARK S Y, KANG D K, KIM T H. Does background parenchymal enhancement on MRI affect the rate of positive resection margin in breast cancer patients?[J]. Br J Radiol, 2015, 88(1046): 20140638.

［32］MORAN M S, SCHNITT S J, GIULIANO A E, et al. Society of Surgical Oncology-American Society for Radiation Oncology consensus guideline on margins for breast-conserving surgery with whole-breast irradiation in stages Ⅰ and Ⅱ invasive breast cancer[J]. J Clin Oncol, 2014, 32(14): 1507-1515.

［33］MORROW M, VAN ZEE K J, SOLIN L J, et al. Society of Surgical Oncology-American Society for Radiation Oncology-American Society of Clinical Oncology consensus guideline on margins for breast-conserving surgery with whole-breast irradiation in ductal carcinoma in situ[J]. J Clin Oncol, 2016, 34(33): 4040-4046.

［34］PLEIJHUIS R G, GRAAFLAND M, DE VRIES, J, et al. Obtaining adequate surgical margins in breast-conserving therapy for patients with early-stage breast cancer: Current modalities and future directions[J]. Ann Surg Oncol, 2009, 16(10): 2717-2730.

［35］WILKE L G, CZECHURA T, WANG C, et al. Repeat surgery after breast conservation for the treatment of stage 0 to Ⅱ breast carcinoma: A report from the national cancer data base, 2004-2010[J]. JAMA Surg, 2014, 149(12): 1296-1305.

［36］ISAACS A J, GEMIGNANI M L, PUSIC A, et al. Association of breast conservation surgery for cancer with 90-day reoperation rates in New York state[J]. JAMA Surg, 2016, 151(7): 648-655.

［37］BODILSEN A, BJERRE K, OFFERSEN B V, et al. The Influence of Repeat Surgery and Residual Disease on Recurrence After Breast-Conserving Surgery: A Danish Breast Cancer Cooperative Group Study[J]. Ann Surg Oncol, 2015, Suppl 3: S476-485.

［38］HOUSSAMI N, MORROW M. Margins in breast conservation: A clinician's perspective and what the literature tells us[J]. J Surg Oncol, 2017, 110(1): 2-7.

［39］THILL M, BAUMANN K, BARINOFF J. Intraoperative assessment of margins in breast conservative surgery-Still in use?[J]. J Surg Oncol, 2014, 110(1): 15-20.

［40］OLSON T P, HARTER J, MUÑOZ A, et al. Frozen section analysis for intraoperative margin assessment during breast-conserving surgery results in low rates of reexcision and local recurrence[J]. Ann Surg Oncol, 2007, 14(10): 2953-2960.

［41］OSAKO T, NISHIMURA R, NISHIYAMA Y, et al. Efficacy of intraoperative entire circumferential frozen section analysis of lumpectomy margins during breast conserving surgery for breast cancer[J]. Int J Clin Oncol, 2015, 20(6): 1093-1101.

［42］CENDÁN J C, COCO D, COPELAND E M. Accuracy of intraoperative frozen-section analysis of breast cancer lumpectomy-bed margins[J]. J Am Coll Surg, 2005, 201(2): 194-198.

［43］NOGUCHI M, MINAMI M, TANIYA T, et al. Intraoperative histologic assessment of surgical margins and lymph node metastasis in breast-conserving surgery[J]. J Surg Oncol, 1995, 60(3): 185-190.

［44］ASHTON J R, WEST J L, BADEA C T. In vivo small animal micro-CT using nanoparticle contrast agents[J]. Front Pharmacol, 2015, 6: 256.

［45］JOHNSON L C, JOHNSON R W, MUNOZ S A, et al. Longitudinal live animal micro-CT allows for quantitative analysis of tumor-induced bone destruction[J]. Bone, 2011, 48(1): 141-151.

［46］EHLING J, THEEK B, GREMSE F, et al. Micro-CT imaging of tumor angiogenesis: Quantitative measures describing micromorphology and vascularization[J]. Am J Pathol, 2014, 184(2): 431-441.

［47］DICORPO D, TIWARI A, TANG R, et al. The role of Micro-CT in imaging breast cancer specimens[J]. Breast Cancer Res Treat, 2020, 180(2): 343-357.

［48］WILLEKENS I, VAN DE CASTEELE E, BULS N, et al. High-resolution 3D micro-CT imaging of breast microcalcifications: A preliminary analysis[J]. BMC Cancer, 2014, 14: 9.

[49] QIU S Q, DORRIUS MD, D E JONGH S J, et al. Micro-computed tomography (micro-CT) for intraoperative surgical margin assessment of breast cancer: A feasibility study in breast conserving surgery[J]. Eur J Surg Oncol, 2018, 44(11): 1708-1713.

[50] KENKEL D, VARGA Z, HEUER H, et al. A micro CT study in patients with breast microcalcifications using a mathematical algorithm to assess 3D structure[J]. PLoS One, 2017, 12(1): e0169349.

[51] TANG R, COOPEY S B, BUCKLEY J M, et al. A pilot study evaluating shaved cavity margins with micro-computed tomography: A novel method for predicting lumpectomy margin status intraoperatively[J]. Breast J, 2013, 19(5): 485-489.

[52] TANG R, BUCKLEY J M, FERNANDEZ L, et al. Micro-computed tomography (Micro-CT): A novel approach for intraoperative breast cancer specimen imaging[J]. Breast Cancer Res Treat, 2013, 139(2): 311-316.

[53] GUFLER H, FRANKE F E, WAGNER S, et al. Fine Structure of Breast Tissue on Micro Computed Tomography. A Feasibility Study[J]. Acad. Radiol, 2011, 18(2): 230-234.

[54] GUFLER H, WAGNER S, FRANKE F E. The interior structure of breast microcalcifications assessed with micro computed tomography[J]. Acta radiol, 2011, 52(6): 592-596.

[55] TANG R, SAKSENA M, COOPEY S B, et al. Intraoperative micro-computed tomography (micro-CT): A novel method for determination of primary tumour dimensions in breast cancer specimens[J]. Br J Radiol, 2016, 89(1058): 20150581.

[56] JENSEN T H, BECH M, BINDERUP T, et al. Imaging of Metastatic Lymph Nodes by X-ray Phase-Contrast Micro-Tomography[J]. PLoS One, 2013, 8(1): e54047.

[57] SARRAJ W M, TANG R, NAJJAR A L, et al. Prediction of primary breast cancer size and T-stage using micro-computed tomography in lumpectomy specimens[J]. J Pathol Inform, 2015, 6: 60.

[58] GROSENICK D, RINNEBERG H, CUBEDDU R, et al. Review of optical breast imaging and spectroscopy[J]. J Biomed Opt, 2016, 21(9): 091311.

[59] DI LEO G, TRIMBOLI R M, SELLA T, et al. Optical imaging of the breast: Basic principles and clinical applications[J]. AJR Am J Roentgenol, 2017, 209(1): 230-238.

[60] WEISSLEDER R, NTZIACHRISTOS V. Shedding light onto live molecular targets[J]. Nat Med, 2003, 9(1): 123-128.

[61] LAUWERENDS L J, VAN DRIEL PBAA, BAATENBURG DE JONG R J, et al. Real-time fluorescence imaging in intraoperative decision making for cancer surgery[J]. Lancet Oncol, 2021, 22(5): e186-e195.

[62] HENTZEN JEKR, DE JONGH SJ, HEMMER PHJ, et al. Molecular fluorescence-guided surgery of peritoneal carcinomatosis of colorectal origin: A narrative review[J]. J Surg Oncol, 2018, 118(2): 332-343.

[63] SCHAAFSMA B E, MIEOG J S, HUTTEMAN M, et al. The clinical use of indocyanine green as a near-infrared fluorescent contrast agent for image-guided oncologic surgery[J]. J Surg Oncol, 2011, 104(3): 323-332.

[64] ZHANG RR, SCHROEDER A B, GRUDZINSKI J J, et al. Beyond the margins: Real-time detection of cancer using targeted fluorophores[J]. Nat Rev Clin Oncol, 2017, 14(6): 347-364.

[65] DAY KE, SWEENY L, KULBERSH B, et al. Preclinical comparison of near-infrared labeled cetuximab and panitumumab for optical imaging of head and neck squamous cell carcinoma[J]. Mol Imaging Biol, 2013, 15(6): 722-729.

[66] STUMMER W, REULEN HJ, NOVOTNY A, et al. Fluorescence-guided resections of malignant gliomas - An overview[J]. Acta Neurochir Suppl, 2003, 88: 9-12.

[67] HEATH C H, DEEP N L, SWEENY L, et al. Use of panitumumab-IRDye800 to image microscopic head and neck cancer in an orthotopic surgical model[J]. Ann Surg Oncol, 2012, 19(12): 3879-3887.

[68] VAN SCHELTINGA AGTT, VAN DAM G M, NAGENGAST W B, et al. Intraoperative near-infrared fluorescence tumor imaging with vascular endothelial growth factor and human epidermal growth factor receptor 2 targeting antibodies[J]. J Nucl Med, 2011, 52(11): 1778-1785.

[69] MIEOG JSD, HUTTEMAN M, VAN DER VORST J R, et al. Image-guided tumor resection using real-time near-infrared fluorescence in a syngeneic rat model of primary breast cancer[J]. Breast Cancer Res Treat, 2011, 128(3): 679-689.

[70] KORB M L, HARTMAN Y E, KOVAR J, et al. Use of monoclonal antibody-IRDye800CW bioconjugates in the resection of breast cancer[J]. J Surg Res, 2014, 188(1): 119-128.

[71] CHI C, DU Y, YE J, et al. Intraoperative imaging-guided cancer surgery: From current fluorescence molecular imaging methods to future multi-modality imaging technology[J]. Theranostics, 2014, 4(11): 1072-1084.

[72] LANDSMAN MLJ, KWANT G, MOOK G A, et al. Light-absorbing properties, stability, and spectral stabilization of indocyanine green[J]. J Appl Physiol, 1976, 40(4): 575-583.

[73] GUYER D R, et al. Digital Indocyanine-green Angilography in Chorioretinal Disorders[J]. Ophthalmology, 1992, 99(2): 287-291.

[74] NTZIACHRISTOS V, YODH A G, SCHNALL M, et al. Concurrent MRI and diffuse optical tomography of breast after indocyanine green enhancement[J]. Proc Natl Acad Sci U S A, 2000, 97(6): 2767-2772.

[75] KEATING J, TCHOU J, OKUSANYA O, et al. Identification of breast cancer margins using intraoperative near-infrared imaging[J]. J Surg Oncol, 2016, 113(5): 508-514.

[76] LIU J, GUO W, TONG M. Intraoperative indocyanine green fluorescence guidance for excision of nonpalpable breast cancer[J]. World J Surg Oncol, 2016, 14(1): 2-7.

[77] BOURGEOIS P, VEYS I, NOTERMAN D, et al. Near-Infrared Fluorescence Imaging of Breast Cancer and Axillary Lymph Nodes After Intravenous Injection of Free Indocyanine Green[J]. Front Oncol, 2021, 11: 602906.

[78] ZHANG C, JIANG D, HUANG B, et al. Methylene Blue-Based Near-Infrared Fluorescence Imaging for Breast Cancer Visualization in Resected Human Tissues[J]. Technol Cancer Res Treat, 2019, 18: 1533033819894331.

[79] TUMMERS QRJG, VERBEEK FPR, SCHAAFSMA BE, et al. Real-Time Intraoperative Detection of Breast Cancer using Near_infrared Fluorescence Imaging and Methylene Blue[J]. Eur J Surg Oncol, 2014, 40(7): 850-858.

[80] STUMMER W, STOCKER S, WAGNER S, et al. Intraoperative detection of malignant gliomas by

5-aminolevulinic acid- induced porphyrin fluorescence[J]. Neurosurgery, 1998, 42(3): 518-526.

[81] STUMMER W, PICHLMEIER U, MEINEL T, et al. Fluorescence-guided surgery with 5-aminolevulinic acid for resection of malignant glioma: a randomised controlled multicentre phase Ⅲ trial[J]. Lancet Oncol, 2006, 7(5): 392-401.

[82] NAKAI Y, INOUE K, TSUZUKI T, et al. Oral 5-aminolevulinic acid-mediated photodynamic diagnosis using fluorescence cystoscopy for non-muscle-invasive bladder cancer: A multicenter phase Ⅲ study[J]. Int J Urol, 2018, 25(8): 723-729.

[83] KITADA M, OHSAKI Y, YASUDA S, et al. Photodynamic diagnosis of visceral pleural invasion of lung cancer with a combination of 5-aminolevulinic acid and autofluorescence observation systems[J]. Photodiagnosis Photodyn Ther, 2017, 20: 10-15.

[84] WANG I, CLEMENTE L P, PRATAS R M, et al. Fluorescence diagnostics and kinetic studies in the head and neck region utilizing low-dose δ-aminolevulinic acid sensitization[J]. Cancer Lett, 1999, 135(1): 11-19.

[85] LADNER D P, STEINER R A, ALLEMANN J, et al. Photodynamic diagnosis of breast tumours after oral application of aminolevulinic acid[J]. Br J Cancer, 2001, 84(1): 33-37.

[86] OTTOLINO-PERRY K, SHAHID A, DELUCA S, et al. Intraoperative fluorescence imaging with aminolevulinic acid detects grossly occult breast cancer: a phase Ⅱ randomized controlled trial[J]. Breast Cancer Res, 2021, 23(1): 1-20.

[87] WARRAM JM, DE BOER E, SORACE A G, et al. Antibody-based imaging strategies for cancer[J]. Cancer Metastasis Rev, 2014, 33(2-3): 809-822.

[88] DAMMES N, PEER D. Monoclonal antibody-based molecular imaging strategies and theranostic opportunities[J]. Theranostics, 2020, 10(2): 938-955.

[89] ALTUNAY B, MORGENROTH A, BEHESHTI M, et al. HER2-directed antibodies, affibodies and nanobodies as drug-delivery vehicles in breast cancer with a specific focus on radioimmunotherapy and radioimmunoimaging[J]. Eur J Nucl Med Mol Imaging, 2021, 48(5): 1371-1389.

[90] WANG J, XU B. Targeted therapeutic options and future perspectives for her2-positive breast cancer[J]. Signal Transduct Target Ther, 2019, 4: 34.

[91] SAMPATH L, KWON S, KE S, et al. Dual-labeled trastuzumab-based imaging agent for the detection of human epidermal growth factor receptor 2 overexpression in breast cancer[J]. J Nucl Med, 2007, 48(9): 1501-1510.

[92] SANO K, MITSUNAGA M, NAKAJIMA T, et al. In vivo breast cancer characterization imaging using two monoclonal antibodies activatably labeled with near infrared fluorophores[J]. Breast Cancer Res, 2012, 14(2): R61.

[93] AGHAAMIRI S, SIMIEN J, THOMPSON A M, et al. Comparison of HER2-Targeted Antibodies for Fluorescence-Guided Surgery in Breast Cancer[J]. Mol Imaging, 2021, 2021: 5540569.

[94] MASUDA H, ZHANG D, BARTHOLOMEUSZ C, et al. Role of epidermal growth factor receptor in breast cancer[J]. Breast Cancer Res Treat, 2012, 136(2): 331-345.

[95] LEE Y J, KRISHNAN G, NISHIO N, et al. Intraoperative Fluorescence-Guided Surgery in Head and Neck Squamous Cell Carcinoma[J]. Laryngoscope, 2021, 131(3): 529-534.

［96］FOEKENS J A, PETERS H A, GREBENCHTCHIKOV N, et al. High tumor levels of vascular endothelial growth factor predict poor response to systemic therapy in advanced breast cancer[J]. Cancer Res, 2001, 61(14): 5407-5414.

［97］LAMBERTS L E, KOCH M, D E JONG J S, et al. Tumor-specific uptake of fluorescent bevacizumab-IRDye800CW microdosing in patients with primary breast cancer: A phase I feasibility study[J]. Clin Cancer Res, 2017, 23(11): 2730-2741.

［98］KOLLER M, QIU S, LINSSEN M D, et al. Implementation and Benchmarking of a Novel Analytical Framework for the Clinical Evaluation of Tumor-specific Fluorescent Tracers[J]. Nat Commun, 2018, 9(1): 3739.

［99］WHITLEY M J, CARDONA D M, LAZARIDES A L, et al. A mouse-human phase 1 coclinical trial of a protease-activated fluorescent probe for imaging cancer[J]. Sci Transl Med, 2016, 8(320): 320ra4.

［100］SUURS F V, QIU S, YIM J J, et al. Fluorescent image-guided surgery in breast cancer by intravenous application of a quenched fluorescence activity-based probe for cysteine cathepsins in a syngeneic mouse model[J]. EJNMMI Res, 2020, 10(1): 111.

［101］WANG Y, ZHOU K, HUANG G, et al. A nanoparticle-based strategy for the imaging of a broad range of tumours by nonlinear amplification of microenvironment signals[J]. Nat. Mater, 2014, 13(2): 204-212.

［102］ZHAO T, HUANG G, LI Y, et al. A transistor-like pH nanoprobe for tumour detection and image-guided surgery[J]. Nat Biomed Eng, 2016, 1: 0006.

［103］VOSKUIL F J, STEINKAMP P J, ZHAO T, et al. Exploiting metabolic acidosis in solid cancers using a tumor-agnostic pH-activatable nanoprobe for fluorescence-guided surgery[J]. Nat Commun, 2020, 11(1): 3257.

［104］GAO P, HAN B, DU Y, et al. The Clinical Application of Raman Spectroscopy for Breast Cancer Detection[J]. J Spectrosc, 2017, 2017: 10.

［105］LAZARO-PACHECO D, SHAABAN A M, REHMAN S, et al. Raman spectroscopy of breast cancer[J]. Appl Spectrosc Rev, 2020, 55(6): 439-475.

［106］FRANK C J, MCCREARY R L, REDD DCB. Raman Spectroscopy of Normal and Diseased Human Breast Tissues[J]. Anal Chem, 1995, 67(5): 777-783.

［107］FRANK C J, MCCREERY R L, REDD DCB, et al. Characterization of Human Breast Biopsy Specimens with Near-IR Raman Spectroscopy[J]. Anal Chem, 1995, 66(3): 319-326.

［108］REDD DCB, FENG Z C, YUE K T, et al. Raman spectroscopic characterization of human breast tissues: Implications for breast cancer diagnosis[J]. Appl Spectrosc, 1993, 47(6): 787-791.

［109］HAKA A S, SHAFER-PELTIER K E, FITZMAURICE M, et al. Diagnosing breast cancer by using Raman spectroscopy[J]. Proc Natl Acad Sci U S A, 2005, 102(35): 12371-12376.

［110］ABRAMCZYK H, PLACEK I, BROZEK-PLUSKA B, et al. Human breast tissue cancer diagnosis by Raman spectroscopy[J]. Spectroscopy, 2008, 22(2/3): 113-121.

［111］DEPCIUCH J, KAZNOWSKA E, ZAWLIK I, et al. Application of Raman Spectroscopy and Infrared Spectroscopy in the Identification of Breast Cancer[J]. Appl Spectrosc, 2016, 70(2): 251-263.

［112］ HAKA A S, VOLYNSKAYA Z, GARDECKI J A, et al. Diagnosing breast cancer using Raman spectroscopy: prospective analysis[J]. J Biomed Opt, 2009, 14(5): 054023.

［113］ ABRAMCZYK H, BROZEK-PLUSKA B, SURMACKI J, et al. The label-free Raman imaging of human breast cancer[J]. J Mol Liq, 2011, 164(1/2): 123-131.

［114］ BROZEK-PLUSKA B, MUSIAL J, KORDEK R, et al. Raman spectroscopy and imaging: Applications in human breast cancer diagnosis[J]. Analyst, 2012, 137(16): 3773-3780.

［115］ HU C, WANG J, ZHENG C, et al. Raman spectra exploring breast tissues: Comparison of principal component analysis and support vector machine-recursive feature elimination[J]. Med Phy, 2013, 40(6): 063501.

［116］ LI Q, HAO C, XU Z. Diagnosis of breast cancer tissues using 785 nm miniature Raman spectrometer and pattern regression[J]. Sensors (Basel), 2017, 17(3): 627.

［117］ TALARI ACS, MOVASAGHI Z, REHMAN S, et al. Raman spectroscopy of biological tissues[J]. Appl Spectrosc Rev, 2015, 50(1): 46-111.

［118］ MOTZ J T, GANDHI S J, SCEPANOVIC O R, et al. Real-time Raman system for in vivo disease diagnosis[J]. J Biomed Opt, 2005, 10(3): 031113.

［119］ HAKA A S, VOLYNSKAYA Z, GARDECKI J A, et al. In vivo margin assessment during partial mastectomy breast surgery using Raman spectroscopy[J]. Cancer Res, 2006, 66(6): 3317-3322.

［120］ KELLER M D, VARGIS E, DE MATOS GRANJA N, et al. Development of a spatially offset Raman spectroscopy probe for breast tumor surgical margin evaluation[J]. J Biomed Opt, 2011, 16(7): 077006.

［121］ THOMAS G, NGUYEN T Q, PENCE I J, et al. Evaluating feasibility of an automated 3-dimensional scanner using Raman spectroscopy for intraoperative breast margin assessment[J]. Sci Rep, 2017, 7(1): 13548.

［122］ SHIPP D W, RAKHA E A, KOLOYDENKO A A, et al. Intra-operative spectroscopic assessment of surgical margins during breast conserving surgery[J]. Breast Cancer Res, 2018, 20(1): 69.

［123］ LIZIO M G, LIAO Z, SHIPP D W, et al. Combined total internal reflection AF spectral-imaging and Raman spectroscopy for fast assessment of surgical margins during breast cancer surgery[J]. Biomed Opt Express, 2021, 12(2): 940-954.

［124］ LIAO Z, LIZIO M G, CORDEN C, et al. Feasibility of integrated high-wavenumber Raman imaging and fingerprint Raman spectroscopy for fast margin assessment in breast cancer surgery[J]. J Raman Spectrosc, 2020, 51(10): 1986-1995.

［125］ WANG Y W, REDER N P, KANG S, et al. Raman-encoded molecular imaging with topically applied SERS nanoparticles for intraoperative guidance of lumpectomy[J]. Cancer Res, 2017, 77(16): 4506-4516.

［126］ DENK W, STRICKLER J H, WEBB W W. Two-photon laser scanning fluorescence microscopy[J]. Science, 1990, 248(4951): 73-76.

［127］ LI L, HAN Z, QIU L, et al. Label-free multiphoton imaging to assess neoadjuvant therapy responses in breast carcinoma[J]. Int J Biol Sci, 2020, 16(8): 1376-1387.

［128］ LI L, HAN Z, QIU L, et al. Evaluation of breast carcinoma regression after preoperative chemotherapy by label-free multiphoton imaging and image analysis[J]. J Biophotonics, 2020, 13(1): e201900216.

［129］WU X, CHEN G, QIU J, et al. Visualization of basement membranes in normal breast and breast cancer tissues using multiphoton microscopy[J]. Oncol Lett, 2016, 11(6): 3785-3789.

［130］HAN Z, LI L L, KANG D, et al. Label-free detection of residual breast cancer after neoadjuvant chemotherapy using muctiphoton microscopy[J]. Oncol Leet, 2016, 11(6): 3785-3789.

［131］BELL AGJS. The production of sound by radiant energy[J]. 1881, 2(48): 242-253.

［132］WEBER J, BEARD P C, BOHNDIEK S E. Contrast agents for molecular photoacoustic imaging[J]. Nat Methods, 2016, 13(8): 639-650.

［133］UPPUTURI P K, PRAMANIK M. Recent advances in photoacoustic contrast agents for in vivo imaging[J]. Wiley Interdiscip Rev Nanomed Nanobiotechnol, 2020, 12(4): e1618.

［134］SCHELLENBERG M W, HUNT H K. Hand-held optoacoustic imaging: A review[J]. Photoacoustics, 2018, 11: 14-27.

［135］ATTIA ABE, BALASUNDARAM G, MOOTHANCHERY M, et al. A review of clinical photoacoustic imaging: Current and future trends[J]. Photoacoustics, 2019, 16: 100144.

［136］STEINBERG I, HULAND D M, VERMESH O, et al. Photoacoustic clinical imaging[J]. Photoacoustics, 2019, 14: 77-98.

［137］LIN L, HU P, SHI J, et al. Single-breath-hold photoacoustic computed tomography of the breast[J]. Nat Commun, 2018, 9(1): 2352.

［138］TOI M, INADA K, SUZUKI H, et al. Tumor angiogenesis in breast cancer: its importance as a prognostic indicator and the association with vascular endothelial growth factor expression[J]. Breast Cancer Res Treat, 1995, 36(2): 193-204.

［139］ORAEVSKY A A, JACQUES S L, ESENALIEV R O, et al. Laser-based optoacoustic imaging in biological tissues[J]. Proc SPIE A, 1994, 0277-786X.

［140］HILGERINK M P, HUMMEL M J, MANOHAR S, et al. Assessment of the added value of the Twente Photoacoustic Mammoscope in breast cancer diagnosis[J]. Med Devices (Auckl), 2011, 4: 107-115.

［141］HEIJBLOM M, PIRAS D, VAN DEN ENGH F M, et al. The state of the art in breast imaging using the Twente Photoacoustic Mammoscope: results from 31 measurements on malignancies[J]. Eur Radiol, 2016, 26(11): 3874-3887.

［142］ERMILOV S A, KHAMAPIRAD T, CONJUSTEAU A, et al. Laser optoacoustic imaging system for detection of breast cancer [J]. J Biomed Opt, 2009, 14(2): 024007.

［143］LI X, HELDERMON C D, YAO L, et al. High resolution functional photoacoustic tomography of breast cancer[J]. Radiol Imaging Cancer, 2015, 42(9): 5321-5328.

［144］NEUSCHLER E I, BUTLER R, YOUNG C A, et al. A Pivotal Study of Optoacoustic Imaging to Diagnose Benign and Malignant Breast Masses: A New Evaluation Tool for Radiologists[J]. Radiology, 2018, 287(2): 398-412.

［145］MENEZES G L, PIJNAPPEL R M, MEEUWIS C, et al. Downgrading of breast masses suspicious for cancer by using optoacoustic breast imaging[J]. Radiology, 2018, 288(2): 355-365.

［146］WONG T T, ZHANG R, HAI P, et al. Fast label-free multilayered histology-like imaging of human breast cancer by photoacoustic microscopy[J]. Sci Adv, 2017, 3(5): e1602168.

［147］GOH Y, BALASUNDARAM G, MOOTHANCHERY M, et al. Multispectral Optoacoustic Tomography in Assessment of Breast Tumor Margins During Breast-Conserving Surgery: A First-in-human Case Study[J]. Clin Breast Cancer, 2018, 18(6): e1247-e1250.

［148］LI R, WANG P, LAN L, et al. Assessing breast tumor margin by multispectral photoacoustic tomography[J]. Biomed Opt Express, 2015, 6(4): 1273-1281.

［149］KOSIK I, BRACKSTONE M, KORNECKI A, et al. Intraoperative photoacoustic screening of breast cancer: a new perspective on malignancy visualization and surgical guidance[J]. J Biomed Opt, 2019, 24(5): 1-12.

［150］LI R, LAN L, XIA Y, et al. High-speed intra-operative assessment of breast tumour margins by multimodal ultrasound and photoacoustic tomography[J]. Med Devices Sens, 2018, 1(3): e10018.

［151］WANG J, XU Y, BOPPART S A. Review of optical coherence tomography in oncology[J]. J Biomed Opt, 2017, 22(12): 1-23.

［152］NGUYEN F T, ZYSK A M, CHANEY E J, et al. Intraoperative evaluation of breast tumor margins with optical coherence tomography[J]. Cancer Res, 2009, 69(22): 8790-8796.

［153］ZYSK A M, CHEN K, GABRIELSON E, et al. Intraoperative Assessment of Final Margins with a Handheld Optical Imaging Probe During Breast-Conserving Surgery May Reduce the Reoperation Rate: Results of a Multicenter Study[J]. Ann Surg Oncol, 2015, 22(10): 3356-3362.

［154］SCHMIDT H, CONNOLLY C, JAFFER S, et al. Evaluation of surgically excised breast tissue microstructure using wide-field optical coherence tomography[J]. Breast J, 2020, 26(5): 917-923.

［155］ERICKSON-BHATT S J, NOLAN R M, SHEMONSKI N D, et al. Real-time Imaging of the Resection Bed Using a Handheld Probe to Reduce Incidence of Microscopic Positive Margins in Cancer Surgery[J]. Cancer Res, 2015, 75(18): 3706-3712.

［156］HA R, FRIEDLANDER L C, HIBSHOOSH H, et al. Optical Coherence Tomography: A Novel Imaging Method for Post-lumpectomy Breast Margin Assessment-A Multi-reader Study[J]. Acad Radiol, 2018, 25(3): 279-287.

［157］SINGLA N, DUBEY K, SRIVASTAVA V. Automated assessment of breast cancer margin in optical coherence tomography images via pretrained convolutional neural network[J]. J Biophotonics, 2019, 12(3): e201800255.

［158］ARRIDGE S R. Methods in diffuse optical imaging[J]. Philos Trans A Math Phys Eng Sci, 2011, 369(1955): 4558-4576.

［159］LEE C W, COOPER R J, AUSTIN T. Diffuse optical tomography to investigate the newborn brain[J]. Pediatr Res, 2017, 82(3): 376-386.

［160］VAVADI H, MOSTAFA A, ZHOU F, et al. Compact ultrasound-guided diffuse optical tomography system for breast cancer imaging[J]. J Biomed Opt, 2018, 24(2): 1-9.

［161］WHEELOCK M D, CULVER J P, EGGEBRECHT A T. High-density diffuse optical tomography for imaging human brain function[J]. Rev Sci Instrum, 2019, 90(5): 051101.

［162］ZHU Q, POPLACK S. A review of optical breast imaging: Multi-modality systems for breast cancer diagnosis[J]. Eur J Radiol, 2020, 129: 109067.

［163］ENFIELD L C, GIBSON A P, HEBDEN J C, et al. Optical tomography of breast cancer-monitoring response to primary medical therapy[J]. Target Oncol, 2009, 4(3): 219-333.

［164］NIU S, ZHU Q, JIANG Y, et al. Correlations Among Ultrasound-Guided Diffuse Optical Tomography, Microvessel Density, and Breast Cancer Prognosis[J]. J Ultrasound Med, 2018, 37(4): 833-842.

［165］STREETER S S, MALONEY B W, ZUURBIER R A, et al. Optical scatter imaging of resected breast tumor structures matches the patterns of micro-computed tomography[J]. Phys Med Biol, 2021, 66(11): 1068-1087.

［166］ROBERTSON R, GERMANOS M S, LI C, et al. Optical imaging of Cerenkov light generation from positron-emitting radiotracers[J]. Phys Med Biol, 2009, 54(16): N355-365.

［167］DAS S, THOREK D L, GRIMM J. Cerenkov imaging[J]. Adv Cancer Res, 2014, 124: 213-234.

［168］GROOTENDORST M R, CARIATI M, PINDER S E, et al. Intraoperative Assessment of Tumor Resection Margins in Breast-Conserving Surgery Using (18)F-FDG Cerenkov Luminescence Imaging: A First-in-Human Feasibility Study[J]. J Nucl Med, 2017, 58(6): 891-898.

［169］SPINELLI A E, BOSCHI F. Optimizing in vivo small animal Cerenkov luminescence imaging[J]. J Biomed Opt, 2012, 17(4): 040506.

［170］SPINELLI A E, KUO C, RICE B W, et al. Multispectral Cerenkov luminescence tomography for small animal optical imaging[J]. Opt Express, 2011, 19(13): 12605-12618.

［171］THILL M. MarginProbe: intraoperative margin assessment during breast conserving surgery by using radiofrequency spectroscopy[J]. Expert Rev Med Devices, 2013, 10(3): 301-315.

［172］THILL M, DITTMER C, BAUMANN K, et al.MarginProbe®--final results of the German post-market study in breast conserving surgery of ductal carcinoma in situ[J]. Breast, 2014, 23(1): 94-96.

［173］BORDEN B, FELDMAN S. A Single institution's randomized double-armed prospective study of lumpectomy margins with adjunctive use of the MarginProbe in nonpalpable breast cancers[J]. Breast J, 2020, 26(11): 2157-2162.

［174］BLOHMER J U, TANKO J, KUEPER J, et al. MarginProbe® reduces the rate of reexcision following breast conserving surgery for breast cancer[J]. Arch Gynecol Obstet, 2016, 294(2): 361-367.

［175］COBLE J, REID V. Achieving clear margins. Directed shaving using MarginProbe, as compared to a full cavity shave approach[J]. Am J Surg, 2017, 213(4): 627-630.

［176］LEEVAN E, HO B T, SETO S, et al. Use of MarginProbe as an adjunct to standard operating procedure does not significantly reduce re-excision rates in breast conserving surgery[J]. Breast Cancer Res Treat, 2020, 183(1): 145-151.

［177］FADHEL M N, BERNDL E S, STROHM E M, et al. High-Frequency Acoustic Impedance Imaging of Cancer Cells[J]. Ultrasound Med Biol, 2015, 41(10): 2700-2713.

［178］BALOG J, SASI-SZABÓ L, KINROSS J, et al. Intraoperative tissue identification using rapid evaporative ionization mass spectrometry[J]. Sci Transl Med, 2013, 5(194): 194ra93.

［179］ST JOHN E R, BALOG J, MCKENZIE J S, et al. Rapid evaporative ionisation mass spectrometry of electrosurgical vapours for the identification of breast pathology: towards an intelligent knife for breast cancer surgery[J]. Breast Cancer Res, 2017, 19(1): 59.

［180］VAYSSE P M, KOOREMAN LFS, ENGELEN SME, et al. Stromal vapors for real-time molecular guidance of breast-conserving surgery[J]. Sci Rep, 2020, 10(1): 20109.

［181］EZGU F. Inborn Errors of Metabolism[J]. Adv Clin Chem, 2016, 73: 195-250.

［182］SWEETMAN L. Newborn screening by tandem mass spectrometry (MS-MS)[J]. Clin Chem, 1996, 42(3): 345-346.

［183］MCSHANE A J, BUNCH D R, WANG S. Therapeutic drug monitoring of immunosuppressants by liquid chromatography-mass spectrometry[J]. Clin Chim Acta, 2016, 454: 1-5.

［184］PATEL R. MALDI-TOF MS for the diagnosis of infectious diseases[J]. Clin Chem, 2015, 61(1): 100-111.

［185］MOLLEE P, BOROS S, LOO D, et al. Implementation and evaluation of amyloidosis subtyping by laser-capture microdissection and tandem mass spectrometry[J]. Clin Proteomics, 2016, 13: 30.

［186］SETHI S, THEIS J D, VRANA J A, et al. Laser microdissection and proteomic analysis of amyloidosis, cryoglobulinemic GN, fibrillary GN, and immunotactoid glomerulopathy[J]. Clin J Am Soc Nephrol, 2013, 8(6): 915-921.

［187］EBERLIN L S, FERREIRA C R, DILL A L, et al. Nondestructive, histologically compatible tissue imaging by desorption electrospray ionization mass spectrometry[J]. Chembiochem, 2011, 12(14): 2129-2132.

［188］CALLIGARIS D, CARAGACIANU D, LIU X, et al. Application of desorption electrospray ionization mass spectrometry imaging in breast cancer margin analysis[J]. Proc Natl Acad Sci U S A, 2014, 111(42): 15184-15189.

［189］BASU S S, STOPKA S A, ABDELMOULA W M, et al. Interim clinical trial analysis of intraoperative mass spectrometry for breast cancer surgery[J]. NPJ Breast Cancer, 2021, 7(1): 116.

［190］IBRAHIM, A, GAMBLE P, JAROENSRI R, et al. Artificial intelligence in digital breast pathology: Techniques and applications[J]. Breast, 2020, 49: 267-273.

［191］D'ALFONSO T M, HO D J, HANNA M G, et al. Multi-magnification-based machine learning as an ancillary tool for the pathologic assessment of shaved margins for breast carcinoma lumpectomy specimens[J]. Modern Pathology, 2021, 34(8): 1487-1494.

［192］DASHEVSKY B Z, OH J H, APTE A P, et al. MRI features predictive of negative surgical margins in patients with HER2 overexpressing breast cancer undergoing breast conservation[J]. Sci Rep, 2018, 8(1): 315.

［193］STREETER S S, MALONEY B W, MCCLATCHY D M, et al. Structured light imaging for breast-conserving surgery, part Ⅱ: texture analysis and classification[J]. J Biomed Opt, 2019, 24(9): 1-12.

［194］UNGER J, HEBISCH C, PHIPPS J E, et al. Real-time diagnosis and visualization of tumor margins in excised breast specimens using fluorescence lifetime imaging and machine learning[J]. Biomed Opt Express, 2020, 11(3): 1216-1230.

［195］MOJAHED D, HA R S, CHANG P, et al. Fully Automated Postlumpectomy Breast Margin Assessment Utilizing Convolutional Neural Network Based Optical Coherence Tomography Image Classification Method[J]. Acad Radiol, 2020, 27(5): E81-E86.

［196］KOYA S K, BRUSATORI M, YURGELEVIC S, et al. Accurate identification of breast cancer margins in microenvironments of ex - vivo basal and luminal breast cancer tissues using Raman spectroscopy[J]. Prostaglandins Other Lipid Mediat, 2020, 151: 106475.

［197］SANTILLI AML, JAMZAD A, SEDGHI A, et al. Domain adaptation and self-supervised learning for surgical margin detection[J]. Int J Comput Assist Radiol Surg, 2021, 16(5): 861-869.

［198］BRAY F, FERLAY J, SOERJOMATARAM I, et al. Global cancer statistics 2018：GLOBOCAN estimates of incidence and mortality world-wide for 36 cancers in 185 countries[J].CA Cancer J Clin, 2018, 68(6)：394-424.

［199］ZENG H M, CHEN W Q, ZHENG R S, et al. Changing cancer survival in China during 2003-15：a pooled analysis of 17 population-based cancer egistries[J]. Lancet Glob Health, 2018, 6(5)：e555-e567.

［200］HOUSE G, BURDEA G, GRAMPUROHIT N, et al. A feasibility study to determine the benefits of upper extremity virtual rehabilitation therapy for coping with chronic pain post-cancer surgery[J]. Br J Pain, 2016, 10(4)：186-197.

［201］TOMIKAWA M, HONG J, SHIOTANI S, et al. Real-time 3-dimensional virtual reality navigation system with open MRI for breast-conserving surgery[J]. J Am Coll Surg, 2010, 210(6): 927-933.

［202］ZHANG L. Evaluation of Incision Margin and Radiotherapy Adjustment in Breast Cancer-Conserving Surgery Based on VR Pathology 3D Reconstruction[J]. J Healthc Eng, 2021, 2021: 2709461.

［203］杨涵深，朱亮，冯雪峰，等. 浅谈虚拟现实技术在医疗领域的应用 [J]. 世界最新医学信息文摘，2019, 19(58): 25-26.

［204］KEEREWEER S, VAN DRIEL P B, SNOEKS T J, et al. Optical image-guided cancer surgery: challenges and limitations[J]. Clin Cancer Res, 2013, 19(14): 3745-3754.

［205］TAEHOON KIM, CONNOR O'BRIEN, HAK SOO CHOI, et al. Fluorescence molecular imaging systems for intraoperative image-guided surgery[J]. Applied Spectroscopy Reviews, 2018, 53: 2-4, 349-359.

［206］KEATING J, TCHOU J, OKUSANYA O, et al. Identification of breast cancer margins using intraoperative near-infrared imaging[J]. J Surg Oncol, 2016, 113(5): 508-514.

［207］ZHANG C, JIANG D, HUANG B, et al. Methylene Blue-Based Near-Infrared Fluorescence Imaging for Breast Cancer Visualization in Resected Human Tissues[J]. Technol Cancer Res Treat, 2019, 18: 1533033819894331.

［208］OTTOLINO-PERRY K, SHAHID A, DELUCA S, et al. Intraoperative fluorescence imaging with aminolevulinic acid detects grossly occult breast cancer: a phase Ⅱ randomized controlled trial[J]. Breast Cancer Res, 2021, 23(1): 72.

［209］KOLLER M, QIU S Q, LINSSEN M D, et al. Implementation and benchmarking of a novel analytical framework to clinically evaluate tumor-specific fluorescent tracers[J]. Nat Commun, 2018, 9(1): 3739.

［210］A feasibility study todetermine the benefits of upper extremity virtual rehabilitation therapy for coping with chronic pain post-cancer surgery[J]. Br J Pain, 2016, 10(4): 186-19.

［211］Evaluation of Incision Margin and Radiotherapy Adjustment in Breast Cancer-Conserving Surgery Based on VR Pathology 3D Reconstruction[J]. J Healthc Eng, 2021: 2709461.

第八章

保乳手术后美容评估及并发症处理

第一节 保乳手术后的美容评估标准

随着一系列高质量循证医学证据的支持以及乳腺癌治疗理念、治疗手段的不断进步，越来越多的早期乳腺癌患者选择接受保乳手术。有保乳意愿，能够达到切缘阴性及满意外形效果的患者均具有保乳手术适应证；肿瘤整形手术（oncoplastic surgery，OPS）技术的应用则进一步扩大了保乳手术适应证，提高了保乳比率；而各种乳房重建技术的应用与推广则使更多的乳腺癌患者保留了乳房外形，达到了保乳目的。多项国际多中心前瞻性临床试验长达 20 年的随访数据也证实了早期乳腺癌接受保乳手术的安全性及有效性。

值得注意的是，不论是国际上应用较广泛的美国国立综合癌症网络（NCCN）指南、美国乳腺外科医师协会制定的保乳指南、德国妇科肿瘤小组（German Gynecological Oncology Group，AGO）指南还是中国抗癌协会乳腺癌专业委员会制定的保留乳房治疗专家共识（2020 年版），在保乳手术的适应证中除了要求具有保乳意愿、切缘阴性外，均提出术后能够获得满意外形效果。由此可见，保乳手术的成功不仅在于术后的安全性和有效性，术后的美容效果也具有非常重要的意义。因此有必要在保乳手术后进行规范的美容效果评估，以达到评价保乳手术是否成功、促进乳腺外科医生不断提高手术技术及手术质量、提高患者满意度及生活质量的目的。

一、影响保乳手术后美容效果的因素

大多数接受保乳手术的女性能够获得可接受的美容效果；然而也有多达 1/3 的患者可能出现明显的畸形和较差的满意度。这些畸形通常会在放疗后恶化，并可能表现为皮肤收缩、收紧、乳房变形和组织色素沉着变化。乳腺的切除量是影响保乳手术后美容效果的决定性因素。Dela Rochefordiere A 等报道：乳腺切除量 < 35 cm³，美容效

果评估优秀达到 85%、优秀加良好可达到 96%。预计切除乳房体积百分比（estimated percentage of breast volume excised，EPBVE）与保乳手术后美容效果密切相关。有研究表明，EPBVE 达到 10% 是保乳手术后美容效果和患者满意度的临界值。肿瘤位于乳房的位置会产生不同的影响，当肿瘤位于乳房内象限时，EPBVE 大于 5% 即会影响美容效果和患者满意度，但当肿瘤位于外象限时，EPBVE 大于 15% 才会对美容效果和患者满意度造成不利影响。当 EPBVE 低于 20% 时，通过单纯的腺体瓣推进即可达到修复缺损的目的，此类手术称为一级容积移位手术。若 EPBVE 大于 20% 且小于 50%（也有研究认为不超过 40%），可采用二级容积移位技术维持乳房美容效果。如果 EPBVE 超过 50%，则需选择容积替代方案。若容积替代方案仍无法获得满意的美容效果，则需考虑全乳切除手术联合乳房再造。

保乳治疗的美容效果还与患者 BMI、乳房大小、肿瘤位于乳房的深浅度有关。另外，切口的选择也会影响保乳术后的美容效果。符合皮肤自然纹理（Langer 线）的肿物表面切口术后发生瘢痕挛缩、乳头受牵拉移位的风险最小，因此最利于获得较好的美容效果；肿瘤位于上象限时，采用弧形切口更易获得较好的美容效果；肿瘤位于下象限时，推荐使用放射状切口；肿瘤位于乳头 – 乳晕复合体附近时，环乳晕弧形切口对术后乳头位置的影响最小，最可能获得较为满意的术后外观；当肿物位于外上象限时，斜向腋窝的放射状切口能够同时切除肿瘤及处理腋窝，但从术后美容角度考虑，选择腋窝处沿皮纹切口和肿物表面弧形切口的两切口法远期美容效果更佳。

对于部分自体组织乳房重建手术，如背阔肌肌皮瓣、腹直肌肌皮瓣法重建乳房，由于术后远期发生肌肉萎缩会导致再造乳房不同程度缩小，从而影响保留乳房外形术后的美学效果。而对于乳房假体重建手术，由于健侧乳房的下垂或萎缩，重建侧假体包膜挛缩、假体异位等也会影响双侧乳房的对称性，进而影响美容效果。

二、保乳手术后美容评估内容及方法

从美学角度来看，亚洲女性理想的乳房应该丰满、匀称及富有弹性，通常位于第 2 ~ 6 肋，乳头位于第 4 肋间水平，两乳头大约间隔 20 cm；乳房基底面直径为 10 ~ 12 cm，乳轴为 5 ~ 6 cm；整体形状挺拔、半球形或圆锥形。但由于乳房外形变异较大，且不同文化背景对乳房的审美存在较大差异，因此至今仍缺乏统一的美学标准和规范的测量方法，尤其缺乏保乳术后乳房美容效果评估规范。

从理想角度来看，保乳手术后的美容评估应包括患者治疗前后的美学情况。但在实际临床工作中很少有乳腺肿瘤治疗中心能够将术前采集患者乳房外观照片列为常规项目。因此，目前几乎所有已发表的文献都是通过患侧与健侧的对比来进行保乳术后的美容评估。评估内容应包括乳房美学参数以及患者满意度。乳房美学参数包括乳房形态及对称性、乳头位置、瘢痕、皮肤和整体美学等级等。对患者进行评估时可采取直接观察的方式，也可通过拍摄的照片、幻灯片或数字图像间接地评估。前者具有能够获得更全面的美学信息的优点，如能够观察到是否存在皮肤萎缩、乳房和上肢水肿等情况，但其缺点是无法将信息留存；后者则具有图像可以永久保存、必要时可以可视化、易于由不同的观察者分析等优势。评估方法可分为主观评价与客观评价两种。

（一）主观评价

保乳手术后美容评估的主观评价方法包括患者自我评价、单个专业的观察者或一组观察者的评价。由患者自我评价是保乳手术后美容评估最为简单的方法，并且能够很好地反映出患者对美学结果的心理适应性。但由于其经常会受到包括年龄、社会经济地位等在内的无法量化的因素影响，其结果的可重复性较低。患者报告结局（patient-reported outcome，PRO）是指直接来自患者对自身健康状况、功能状态以及治疗感受的报告，其中不包括医护人员及其他任何人员的解释。由于 PRO 可从患者自身角度对外科治疗手段做出评价，因此已经越来越广泛地被应用于临床。其中BREAST-Q 量表因其具有手术特异性、适用范围广、测量学性能好等特征，已成为应用最为广泛的工具之一。目前已经有汉化版的 BREAST-Q 量表可供国内临床应用。

由一个或几个观察者进行的主观评价同样存在可重复性差及组间一致性差的缺点，但仍然是目前保乳手术后美容评估应用最为广泛的方法。可以通过直接观察患者的外观或通过观察照片（包括印刷品、幻灯片或数字图像）后填写特定的量表来完成评估。目前最为广泛应用的量表是由 Jay Harris 于 1979 年提出的 Harvard 量表，其将患侧乳房与对侧健康乳房进行比较，将美容结果分为优秀、良好、一般或差四类。这种评价方法通常需要通过留存高质量的患者术前和术后乳房照片才能进行准确、客观地美容评估。因此建议每个乳腺手术中心都设立专门的病室，配备专业的照相设备、光源、标准的背景板，建立图像存储与管理数据库，用于开展保乳术后的美容评估工作。标准的临床照片应由专人负责拍摄，每个病例可包括 6 个标准视图：患者站立位，双臂掐腰或自然下垂以及上举从颈部到腰部的乳房前部照片；双侧 45° 和 90° 照片（图 8-1）。由于黑色或暗色的背景容易产生阴影从而影响照片效果，因此推荐选择亮蓝色作为背景颜色。注意在任何视图中都不能显露患者的脸部信息。可以用患者的病案号命名照片档，以避免混淆。另外取景也应做到统一，以利于后期缩放时数据相对一致。可采取相对固定的取景距离（例如相机距离患者约 1 m），使用一致的照明条件、数码程序模式等。同时组建一支包括整形科医生与乳腺外科医生在内的相对固定的美容评估工作小组开展具体的评估工作。

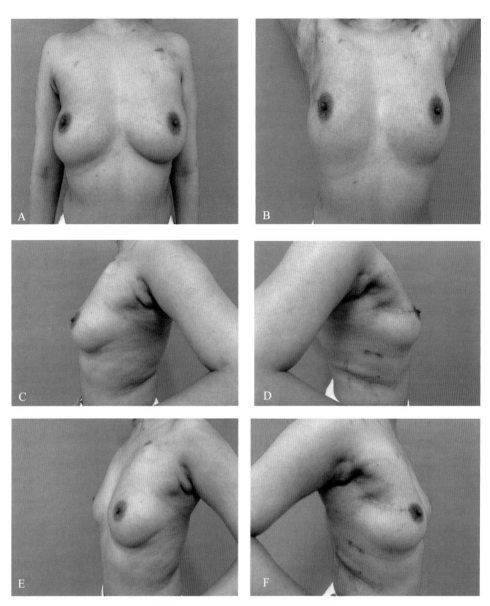

图 8-1　保乳术后美容评估标准视图

A. 双臂自然下垂位；B. 双臂上举位；C. 左侧 90° 位；D. 右侧 90° 位；E. 左侧 45° 位；F. 右侧 45° 位

　　我国早期乳腺癌规范化保乳综合治疗研究课题组制定的保乳治疗美容效果主观评价标准为：①优、良：双乳对称，双乳头水平差距 ≤ 2 cm，患侧乳房外形与健侧无明显差异，外观正常，无瘢痕所致的乳腺上提或变形，手感患侧与健侧无差别，皮肤正常。②一般：双乳对称，双乳头水平差距 > 2 cm 且 ≤ 3 cm，患侧乳房外形基本正常或略小于健侧，手感患侧略差，皮肤颜色变浅或发亮。③差：双乳明显不对称，双乳头水平差距 > 3 cm，患侧乳房外观变形，并较健侧明显缩小，手感差，皮肤厚，呈橡皮样，粗糙。中国抗癌协会乳腺癌专业委员会发布的乳腺肿瘤整形与乳房重建专家共识制定的乳房重建术后美容效果主观评价标准为：通过 Harris 美容评分评价再造乳房的美容效果，分为 4 个等级：非常好（再造乳房的大小、外形与对侧乳房一致），较好（再造乳房形态与对侧乳房相差小于 1/4），一般（再造乳房形态与对侧乳房相差 1/4 ~ 1/2），较差（再造乳房形态与对侧乳房相差大于 1/2）。

（二）客观评价

近年来，客观评价手段的应用克服了主观评价可重复性及可靠性差的缺陷，已开始逐步应用于保乳术后美容评估。

应用较多的主流的乳房美容客观评价方法包括：乳房收缩评估（breast retraction assessment，BRA）、breast cancer conservative treatment. cosmetic results（BCCT. core）software、breast analyzing tool（BAT$^©$）等。1985 年，Pezner 等首次提出应用 BRA 方法对保乳术后美容效果进行客观评价。乳房收缩评估过程是患者站在一块透明的亚克力板后方，亚克力板上标记有间隔 1 cm 的网格，患者的中线（颈静脉切口到剑突突起的直线）为 Y 轴，交界点的顶端为 X 轴，X 值从中线向左右两个方向上横向增加，Y 值从 X 轴向下的方向上增加。每个乳房的乳头所在位置对应的 X 和 Y 坐标值为其所在的位置。然后通过公式计算 $BRA = \sqrt{(X_R-X_L)^2+(Y_R-Y_L)^2}$ 确定乳房回缩的量，从而比较术侧乳房与健侧乳房的位置，评估保乳术后美容效果。一般认为 BRA 值 < 3.1 cm 两侧乳头位置较接近，保乳美容效果较好；3.1 cm ≤ BRA 值≤ 6.5 cm，效果一般；BRA 值 > 6.5 cm，效果较差。BRA 测量模型较易构建，且具有较好的可重复性，但乳房收缩只是保乳治疗后可能发生的美容改变之一，因此并不能用于全面评估所有影响美容效果的因素（例如乳房水肿、皮肤质地变化），需要与其他客观评价方法相互结合才能正确评估保乳手术后的美容效果。

BCCT.core software、BAT$^©$ 是两款主流的自动化客观评估软件系统，具有较高的可重复性、高效性和客观性。BCCT.core software 由葡萄牙研究人员开发，该软件对检查者指定的预定时间点的标准化照片进行分析（此阶段为半自动化分析），然后对包括皮肤颜色、瘢痕、乳房对称性在内的不同客观指标进行自动化分析，最后通过软件计算出整体的美容效果（极好 / 好 / 一般 / 很差）。目前的研究结果表明，BCCT. core software 与主观评估法对保乳美容评估结果较为一致，但其具有更高的可重复性。BAT$^©$ 是另一款自动化评价软件。此款软件开发者认为主观评价法缺乏准确性，其结果受评估者影响较大，在前瞻性研究中应用具有较大的弊端，因此首次提出了乳房对称指数（breast symmetry index，BSI），用于客观评估保乳美容效果。BSI 的基本原理可理解为：如果手术侧乳房与健侧乳房的大小和形状没有差别，则认为对称度完美，美学效果好。通过比较两侧乳房的面积、周长和乳头位置，用一侧的数据减去另一侧的数据，就可以很容易地应用数学方法计算出乳房的对称性。在使用该软件进行评估前，需要为患者分别拍摄正位和侧位乳房照片，拍摄时放置一个 2 cm×2 cm 大小的靠近乳房的标尺。将照片上传计算机后，在照片上定位好胸骨上凹及两侧乳头的位置后，软件系统就能够自动更正，并在正面照和侧面照上分别标记乳房的轮廓范围，用于自动分析两侧乳房的对称性。由该软件获得的是关于乳房的二维数据，计算后得出的 BSI 较单纯的线性测量数据更为准确。BSI 又分为三种：① BSI 正面指数：通过正面照片得出的两侧乳房大小和周径的差异；② BSI 侧面指数：通过侧视照片得出的两侧乳房大小和周径的差异；③ BSI 总指数：结合了前述两个指数。其单位是差异百分比（%d）和差异因子（df），前者由两侧乳房之间的距离差（cm）计算得来，与两侧乳房大小差异密切相关；后者则反应两个乳房大小的倍数关系。软件开发者随后对 BAT 软件的准确性进行了验证。首先验证了软件测量的准确性，通过比较手工测量数据与 BAT 测量数据发现，两者之间的相关性接近 100%。另外同一操作者不同时间的操作结果未见明显不同，不同操作者(专业与非专业人员)的评价结果也没有显著差异。此外，BSI 正指数和总指数在对称性优 / 良和一般 / 差之间有显著差异，但 BSI 不能进一步区分优与良或一般与差。上述数据表明，由于其具有较好的可重复性和准确性，在前瞻性随机试验中可应用 BAT 测量得出的 BSI 进行乳房美容评估。

也有研究比较 BCCT.core software 和 BAT©，结果表明，两种方法在低质量图像上的性能相似，而 BCCT.core software 在高质量图像上的性能更为优越，这可能是由于其评价指标包括皮肤颜色改变和瘢痕等，因此对图像质量要求更高，而后者主要关注乳房对称度，因此对图像质量要求相对较低。

上述客观评价方法基于二维图片数据进行计算分析，具有更简单和可重复的特点，并提供了更为形象的乳房美学标准。但其局限性之一是无法在三维立体层面进行评估。因此有研究团队试图利用三维相机来进行保乳手术后的美容评估。三维扫描技术同时具备三维测量、轮廓重建及图像处理功能，可通过短时间、自然体位的扫描迅速获得乳房测量数据及三维图像，并且能够通过后期算法获得形状、表面积、体积等数据，有望成为未来评估乳房美学效果的金标准。

三、保乳手术后美容评估频率及时长

保乳治疗措施（手术或放疗）可导致接受治疗的乳房出现形态变化，进而影响美容效果，一般在术后 3 年可达到相对稳定，因此需要在治疗期间和之后的不同时间点重复进行美容评估才能达到最好的评价效果。根据国家"十一五"公关课题"早期乳腺癌规范化保乳综合治疗的临床研究"采用的美容评定标准，可分别在术后 6 个月、

12 个月、24 个月及 36 个月时对保乳患者进行乳房美容效果评估。也有文献报道在放疗结束后半年、1 年、3 年和 5 年分别进行评估。

截至目前，仍没有开发出获得全球认可的保乳手术后美容评估标准。主观评价量表通常使用较麻烦，缺乏评分者间和评分者内部的可靠性，且可重复性有限，因此限制了其在临床中的广泛使用。客观方法虽然具有简单、省时、可重复、结果相对可靠等优点，但没有评估乳房的整体美学外观，也没有包括瘢痕外观、乳房之间的颜色差异和三维轮廓等项目，且缺乏患者的心理社会因素。因此，主观和客观方法都不能完美解决患者满意度。未来开发出能够同时解决上述各个方面难点的美容评估方法是我们努力的方向。

（薛今琦　刘彩刚）

第二节　保乳手术的并发症及处理

一、感染

感染是乳腺手术后最常见的并发症，其发生率为 1% ~ 20%。手术部位感染常发生在术后 1 ~ 2 周，多因金黄色葡萄球菌和表皮葡萄球菌等机会致病菌引起。导致手术部位感染的危险因素有肥胖、高龄、糖尿病和高血压等；创面大、残留死腔、残留异物、血肿等也会增高感染风险。预防性使用抗生素不仅可以减少其发生率，还可以延迟感染的发生。未形成脓肿的手术部位局部感染，可用抗菌药物治疗。如出现局部红肿热痛改变，触诊可及波动感，则提示局部感染已形成脓肿，可局部行超声检查引导下的试验穿刺，如确定脓肿已形成应立即切开将脓肿排出，开放创口换药直至愈合。若坏死面积过大可行手术皮瓣移植或皮下引流等治疗。如疑似肿瘤复发，则需及时行病理活检以确定。吸烟或结核病史患者可表现为慢性感染，或是发生复发性乳晕区脓肿，治疗时应切除此肿块及周围软组织。

二、上肢淋巴水肿

患侧上肢淋巴水肿是指在手术中切除乳腺组织和清扫腋窝淋巴结时损伤淋巴结和具有淋巴引流功能的毛细淋巴管，造成淋巴回流障碍，或手术中部分静脉损伤使静脉回流不畅，淋巴液及组织液外溢至组织间隙引起组织肿胀，使患侧上肢较对侧明显增粗，是乳腺术后常见的并发症之一，可发生于术后的任何时期。淋巴水肿是一种乳腺手术后难治性并发症，可引起患侧上肢反复的疼痛、感染、增生，使局部皮肤增厚、坚韧、粗糙，影响上肢功能，严重影响患者生活质量。术后淋巴水肿发生风险因手术方式及手术范围的不同而变化，相较于传统腋窝淋巴结切除术，前哨淋巴结活检术术后淋巴水肿的发生率明显降低。造成上肢淋巴水肿的危险因素还包括放疗、肥胖、术后感染、糖尿病、运动不当等。

根据发病时间的不同，上肢淋巴水肿可分为急性上肢淋巴水肿和慢性上肢淋巴水肿两大类，根据发病原因的不同又可以分为原发性和继发性两大类。淋巴水肿严重程度分为轻、中、重三级。上肢容量增加小于 20% 为轻度，增加 20% ~ 40% 为中度，增加大于 40% 为重度。

淋巴水肿的治疗方法分为手术治疗和非手术治疗。非手术治疗是目前临床淋巴水肿的首选治疗方法，具体治疗方法包括手法淋巴引流、压力治疗、患肢功能锻炼、烘绑疗法、药物治疗等。淋巴水肿常用手术治疗方法有组织剥离手术、淋巴管静脉吻合术、血管化淋巴结移植、脂肪抽吸等。

三、皮下积液

皮下积液是指手术后由血清液、淋巴液等组成的液体聚集在手术切口腔隙内的并发症，多发生于术中切断淋巴管较多、渗出液体引流不当及术后术区压迫不均时，其中以血清肿最为常见。皮下积液发生时液体积聚于皮瓣下使皮瓣浮起，积聚的液体使感染风险增高，严重者甚至进一步形成慢性感染灶，影响手术切口愈合。

皮下积液多见于术后残腔较大患者，渗出的组织和淋巴液积聚于术后皮瓣下形成面积较大的死腔内，常见的液体来源有手术后创口渗出的组织液、术中血管和淋巴管被破坏后漏出的血液及淋巴液，电凝刀热效应造成的组织损伤、组织坏死及脂肪液化。术中淋巴管及血管结扎不牢固或不结扎也极易造成淋巴液及血液外溢，形成皮下积液。此外，术后切口感染、手术后患者因疼痛造成的胸部深呼吸运动及上肢动作幅度过大牵拉切口，造成切口皮瓣与下方创面组织愈合不良，残腔难以闭合，皮下积液更易形成。其他独立的危险因素还包括既往肥胖、糖尿病、乳房放疗史及引流效果不理想等。远期皮下积液多发生于患者上肢功能锻炼不当时，常见原因为术中切断的或孤立的血管和淋巴管再度渗血、渗液。

手术创面较小时皮下积液较少，可术中放置引流条引流防止局部积液。手术范围广、创面大或行腋窝淋巴结清扫术时，术后需要加压包扎并行持续负压引流，临床实践证明闭式负压抽吸引流可明显减少血清肿的形成。

四、出血

乳腺癌术后出血指术后 1 h 内出血量超过 100 mL，伴有或不伴有生命体征改变等低血容量的表现。保乳手术后出血的发生率较低，仅为 1% ~ 4%，乳腺癌保乳手术后出血的常见原因有患者本身凝血功能异常，术中止血不完全导致有活动性出血点，术前使用化疗及激素等药物使凝血功能差，术后持续过高压力负压引流，运动不当使结扎丝线脱落或孤立血管破裂造成出血等。乳腺癌保乳手术后出血常见时间是术后3 天内，主要表现为局部伤口肿胀或伴瘀斑、引流量增多，严重时甚至出现烦躁不安、脉搏细弱、肢体湿冷、尿量减少等低血容量休克表现。近年来，由于手术止血方式多样化和负压吸引引流技术的广泛普及，术后出血发生率已明显降低，中等出血和严重出血更为少见。若引流管内见大量新鲜血液或新鲜血凝块，提示术区活动性出血，发现后应立即伤口加压包扎，行压迫止血，同时保持引流通畅，压迫止血效果不理想时可行手术清创缝合止血，并术后放置引流条或引流管，预防再次出血发生。

五、乳房塌陷

乳房塌陷是指患者术后手术部位出现局部皮肤塌陷回缩或局部皮肤瘢痕挛缩凹陷。乳房塌陷多见于肿瘤较大、术后出现术区脂肪液化或切除范围较大的患者，塌陷程度与手术切除范围大小成正比，部分患者放疗后凹陷更加明显，乳房塌陷一般不引起上肢活动受限，少数患者在远期出现明显瘢痕挛缩并出现患侧上肢活动受限的问题，此类患者经功能锻炼后可部分好转。乳房塌陷多因保乳手术适应证掌握不当引起，对于肿物较大、肿物占乳房比例过大的患者可术前行新辅助化疗使肿瘤缩小后再行保乳治疗，如术前新辅助化疗后肿物未明显缩小则应尽可能规避保乳手术，从而避免此类并发症的发生。瘢痕体质患者术后容易发生瘢痕挛缩，此类术前应准备充分，术前制定详尽的手术方案，确定合适的手术切口，术后避免感染等并发症，以避免瘢痕挛缩形成导致术后乳房形态改变。对于已经形成的乳房塌陷，若无疼痛、感染等局部症状，无须进一步处理。

六、皮瓣坏死

保乳术后皮瓣组织坏死发生率较低。皮瓣坏死的主要原因有术中需要切除皮肤较多，皮瓣勉强缝合后缝合部位张力过大，导致皮瓣缺血乃至坏死。电刀操作不当或与组织接触时间过长造成局部皮肤烧伤、皮下脂肪液化、皮下血管内形成凝固性血栓，使皮瓣缺血甚至坏死。最后，皮瓣剥离时手术层次错误，皮瓣过薄，使皮瓣血运不良，术后皮瓣与创面为完全愈合时未合理制动，术后早期肩关节活动不当，使得皮瓣与胸壁之间不能迅速建立血管侧支循环，从而影响皮瓣的血运。术后过度加压包扎也会影响皮瓣血运，因术区放置的引流装置引流不畅、过度加压包扎使引流管引流不畅，或拔管过早导致拔管造成皮下积液甚至积液分隔，积液致皮瓣浮起，不能与术区创面良好愈合，增加皮瓣缺血坏死风险。因此，术前合理设计手术切口，术中适当厚度剥离皮瓣，术中合理使用电刀，足够的皮肤保证无张力缝合，保障术后引流通畅，适度加压包扎等是防止皮瓣坏死的关键。乳腺手术后出现皮肤呈黑紫色、皮瓣温度与健侧皮温差大于 3℃ 时，说明局部血运不良，发生皮瓣坏死。若皮瓣坏死范围较小，可先行换药治疗，待坏死边界清晰后，修剪坏死皮瓣，创面覆盖促进组织修复和上皮再生的药物，坏死区域创面可结痂痊愈。若皮瓣坏死面积较大，无感染征象可早期行创面植皮处置；如并发局部感染，应先行局部及全身抗感染治疗，待感染控制、新鲜肉芽组织形成后行植皮处置。

七、乳房水肿

乳腺手术后乳房水肿多因术中切除乳腺组织时切断部分乳房皮下淋巴管，破坏区域淋巴网，引发淋巴回流障碍所致。乳腺 75% 的淋巴回流均通过外上象限到达腋窝淋巴网，因此，当乳腺肿块位于外上象限时术中更易造成乳腺皮下淋巴网破坏，导致淋巴回流障碍，大量淋巴液外渗滞留在乳腺组织内，形成局部乳腺组织水肿，重者可形成类似橘皮样外观。另外，当术中皮瓣分离较薄时，或皮瓣分离面积较大时，皮瓣分离会导致较大面积的皮下淋巴网被破坏，这使乳房水肿的发生概率进一步增高。临床数据显示，当皮瓣游离层次厚达 2 ~ 3 cm 时，可在一定程度上避免术后乳房水肿的发生。

八、脂肪液化

脂肪液化是指手术后术区的脂肪组织发生液化，并通过手术切口流出，严重者导致手术残腔积液、切口延迟愈合甚至感染。脂肪液化的发生机制尚不明确，临床观察认为可能是在手术电刀功率过高时，高温使脂肪组织及部分脂肪细胞产生变形，脂肪组织内的毛细血管凝固栓塞，导致肥厚的脂肪组织血运不良，脂肪组织出现无菌性炎性反应，造成坏死及液化。另外，脂肪液化的发生也与患者本身体质有关，部分患者乳房内含有大量的脂肪组织，为保乳手术后脂肪液化创造了条件。手术当中应合理高效的使用高频电刀，电刀功率过大会导致组织碳化、坏死，增大术后出现脂肪液化的风险。另外在缝合时应使用减张疏散缝合法，保证皮下脂肪组织全层缝合，不留死腔。术后出现脂肪液化时，应及时拆除缝线开放切口，并放置引流条充分引流，以免因脂肪液化形成术区积液或切口感染影响切口愈合。

九、神经损伤

不同于乳腺癌根治术，乳腺癌保乳手术的神经损伤发生概率与肿瘤位置及是否行腋窝淋巴结清扫息息相关。臂丛损伤是较严重的并发症，多发生于用手术刀剥离腋窝组织时。离断肋间神经及分支也可造成局部过敏或疼痛。此外，在保乳手术中胸背神经和胸长神经也容易误伤。神经损伤为不可逆损伤，因此术中操作时应仔细保护神经。

十、深静脉栓塞

患者术后卧床不动，易发生下肢静脉栓塞，其高发期在术后 2～5 天。临床表现为下肢肿胀、疼痛，站立或活动后上述症状加重，血栓脱落时可出现胸闷、胸痛、气短等肺栓塞症状。手术后下肢深静脉栓塞发病率不高但后果严重，不及时发现处理甚至可危及生命，因此需格外警惕。深静脉栓塞的危险因素有肥胖、糖尿病、术前凝血功能异常、术后长时间卧床制动、手术时间过长等。术前调整凝血功能、术后早期运动下肢可预防其发生。出现高度怀疑深静脉栓塞形成的临床症状时，可行彩色多普勒超声行早期筛查。确定深静脉栓塞形成后应立即制动，并行抗凝、溶栓治疗，必要时可行介入治疗。

十一、乳房切除术后疼痛综合征

乳房切除术后疼痛综合征是乳房切除术 3 个月后仍持续存在于前胸、侧胸壁、腋窝或上臂内侧的慢性疼痛，可表现为烧灼样疼痛、压迫敏感性疼痛等。年龄偏大、曾行放射治疗、腋窝淋巴结清扫术后或心理压力较大的患者更容易出现乳房切除术后疼痛综合征。目前针对乳房切除术后疼痛综合征尚无规范的治疗方案，仍以预防为主，药物镇痛、胸壁神经封闭可在一定程度上改善临床症状。药物镇痛提倡多模式镇痛，多种药物、多种镇痛方法结合，减少单一使用造成的并发症，最大限度地提高镇痛效果。

（刘娜）

参考文献

[1] CLOUGH K B, J CUMINET, A FITOUSSI, et al. Cosmetic sequelae after conservative treatment for breast cancer: classification and results of surgical correction[J]. Ann Plast Surg, 1998, 41(5): 471-481.

[2] CD' ANIELLO, L GRIMALDI, A BARBATO, et al. Cosmetic results in 242 patients treated by conservative surgery for breast cancer[J]. Scand J Plast Reconstr Surg Hand Surg, 1999, 33(4): 419-422.

[3] WALJEE J F, EMILY S HU, PETER A UBEL, et al. Effect of esthetic outcome after breast-conserving surgery on psychosocial functioning and quality of life[J]. J Clin Oncol, 2008, 26(20): 3331-3337.

[4] WALJEE J F, EMILY S HU, LISA A NEWMAN, et al. Predictors of breast asymmetry after breast-

conserving operation for breast cancer[J]. J Am Coll Surg, 2008, 206(2): 274-280.

[5] DE LA ROCHEFORDIERE, A L ABNER, B SILVER, et al. Are cosmetic results following conservative surgery and radiation therapy for early breast cancer dependent on technique?[J]. Int J Radiat Oncol Biol Phys, 1992, 23(5): 925-931.

[6] COCHRANE R A, P VALASIADOU, A R M WILSON, et al. Cosmesis and satisfaction after breast-conserving surgery correlates with the percentage of breast volume excised[J]. Br J Surg, 2003, 90(12): 1505-1509.

[7] RAINSBURY R M. Surgery insight: Oncoplastic breast-conserving reconstruction--indications, benefits, choices and outcomes[J]. Nat Clin Pract Oncol, 2007, 4(11): 657-664.

[8] FUJIMOTO H, NOBUMITSU SHIINA, TAKESHI NAGASHIMA, et al. Oncoplastic breast-conserving surgery using chest wall perforator flaps: Three-dimensional quantitative analysis of the percentage of breast volume excised and changes over time in flap volume[J]. J Surg Oncol, 2020Feb, 121(2): 216-223.

[9] RECHT A. Breast-conserving surgery for breast cancer[J]. N Engl J Med, 2003, 348(7): 657-660.

[10] CABIOGLU N, SAVITRI KRISHNAMUV-THY, HENRY M KUERER, et al. Feasibility of breast-conserving surgery for patients with breast carcinoma associated with nipple discharge[J]. Cancer, 2004, 101(3): 508-517.

[11] PEZNER R D, PATTERSON M D, HILL L R, et al. Breast retraction assessment: an objective evaluation of cosmetic results of patients treated conservatively for breast cancer[J]. Int J Radiat Oncol Biol Phys, 1985, 11(3): 575-578.

[12] VRIELING C, COLLETTE L, BARTELINK E, et al. Validation of the methods of cosmetic assessment after breast-conserving therapy in the EORTC "boost versus no boost" trial. EORTC Radiotherapy and Breast Cancer Cooperative Groups. European Organization for Research and Treatment of Cancer[J]. Int J Radiat Oncol Biol Phys, 1999, 45(3): 667-676.

[13] EADIE C A, HERD S. Stallard, An investigation into digital imaging in assessing cosmetic outcome after breast surgery[J]. J Audiov Media Med, 2000, 23(1): 12-16.

[14] KRISHNAN L, STANTON A L, COLLINS C A, et al. Form or function? Part 2. Objective cosmetic and functional correlates of quality of life in women treated with breast-conserving surgical procedures and radiotherapy[J]. Cancer, 2001, 91(12): 2282-2287.

[15] SACCHINI V, LUINI A, TANA S, et al. Quantitative and qualitative cosmetic evaluation after conservative treatment for breast cancer[J]. Eur J Cancer, 1991, 27(11): 1395-1400.

[16] HARRIS J R, LEVENE M B, SVENSSON G, et al. Analysis of cosmetic results following primary radiation therapy for stages Ⅰ and Ⅱ carcinoma of the breast[J]. Int J Radiat Oncol Biol Phys, 1979, 5(2): 257-261.

[17] CARDOSO M J, CARDODO J, AMARAL N, et al. Turning subjective into objective: the BCCT. core software for evaluation of cosmetic results in breast cancer conservative treatment[J]. Breast, 2007, 16(5): 456-461.

[18] FITZAL F, KROIS W, TRISCHLER H, et al. The use of a breast symmetry index for objective evaluation of breast cosmesis[J]. Breast, 2007, 16(4): 429-435.

［19］CARDOSO M J, CARDOSO J S, WILD T, et al. Comparing two objective methods for the aesthetic evaluation of breast cancer conservative treatment[J]. Breast Cancer Res Treat, 2009, 116(1): 149-152.

［20］CATANUTO G, SPANO A, PENNATI A, et al. Three-dimensional digital evaluation of breast symmetry after breast conservation therapy[J]. J Am Coll Surg, 2009, 208(1): 166; author reply 166-167.

［21］LOSKEN A, FISHMAN I, DENSON D, et al. An objective evaluation of breast symmetry and shape differences using 3-dimensional images[J]. Ann Plast Surg, 2005, 55(6): 571-575.

［22］EDER M, et al. Objective breast symmetry evaluation using 3-D surface imaging[J]. Breast, 2012, 21(2): 152-158.

［23］DEGNIM A C, et al. Surgical site infection after breast surgery: impact of 2010 CDC reporting guidelines[J]. Ann Surgi Oncol, 2012, 19(13): 4099-4103.

［24］TUMMEL E, et al. Does Axillary Reverse Mapping Prevent Lymphedema After Lymphadenectomy?[J]. Ann Surg, 2017, 265(5): 987-992.

［25］乳腺癌术后上肢淋巴水肿诊治指南与规范 (2021 年版)[J]. 组织工程与重建外科 , 2021, 17(6): 457-461.

［26］KHATER A, et al. Evaluation of the Quilting Technique for Reduction of Postmastectomy Seroma: A Randomized Controlled Study[J]. Int J Breast Cancer, 2015, 2015: 287398.

［27］LI Q, et al. Correlation of Cystatin E/M with Clinicopathological Features and Prognosis in Triple-Negative Breast Cancer[J]. Ann Clin Lab Sci, 2018, 48(1): 40-44.

［28］TURNER-WARWICK R T. The lymphatics of the breast[J]. Br J Surg, 1959, 46: 574-582.

［29］VITUG A F, LA. Newman, Complications in breast surgery[J]. Surg Clin North Am, 2007, 87(2).

第九章

保乳手术后辅助放疗

第一节　概述

对于进行保乳手术的早期乳腺癌，术后患侧乳房组织中残留的亚临床肿瘤灶可能会导致局部复发并影响患者的生存期。随着 1924 年英国学者凯恩斯（Keynes）采用保乳手术联合镭针插植治疗早期乳腺癌的成功，保乳手术联合术后辅助放疗被广泛应用于早期乳腺癌的治疗。

大量研究证实，保乳手术后的辅助放疗既可降低乳腺的局部复发率，又可改善患者的生存期。国际早期乳腺癌临床试验协作组（Early Breast Cancer Trialists' Collaborative Group，EBCTCG）在 2005 年对世界上 78 项随机对照临床研究的 Meta 分析显示，入组 7300 例接受保乳手术的患者，术后辅助放疗将患者 5 年局部复发风险从 26% 降低至 7%（绝对风险降低 19%，$P < 0.00001$）。同时，15 年肿瘤相关死亡风险从 35.9% 降低至 30.5%（绝对风险降低 5.4%，$SE = 1.7$，$P = 0.0002$；总体死亡率降低 5.3%，$SE = 1.8$，$P = 0.005$）。根据以上资料，假设不存在任何其他死亡原因，在未来 15 年里，每避免 4 例乳腺癌患者的局部复发，就会避免 1 例乳腺癌患者的死亡，并降低其 15 年的总死亡率。

2011 年，EBCTCG 再次进行一项国际大型 Meta 分析发现，17 项随机临床试验入组的 10 801 例保乳手术后浸润性乳腺癌患者中，辅助放疗将任何首次治疗失败（即局部复发或远处转移）的 10 年风险从 35.0% 降低到 19.3%（绝对降低 15.7%，95%CI：13.7 ~ 17.7，$P < 0.00001$），并可将 15 年乳腺癌死亡风险从 25.2% 降低到 21.4%（绝对风险降低 3.8%，95%CI：1.6 ~ 6.0，$P = 0.00005$）。在 pN0 患者中（$n = 7287$），放疗将 10 年复发风险从 31.0% 降低到 15.6%（绝对复发率降低 15.4%，95%CI：13.2 ~ 17.6，$P < 0.00001$），将 15 年乳腺癌死亡风险从 20.5% 降低到 17.2%（绝对死亡率降低 3.3%，95%CI：0.8 ~ 5.8，$P = 0.005$）。在 pN+ 患者（$n = 1050$）中，

放疗将 10 年复发风险从 63.7% 降低到 42.5%（绝对复发率降低 21.2%，95%CI：14.5 ~ 27.9，$P < 0.000\ 01$），将 15 年乳腺癌死亡风险从 51.3% 降低到 42.8%（绝对死亡率降低 8.5%，95%CI：1.8 ~ 15.2，$P = 0.01$）。

保乳手术后辅助放疗通过杀灭残留的肿瘤细胞，显著降低了局部复发的风险。理论上，术后应尽早开始放疗以防止残留肿瘤细胞的再增殖。由于等待手术伤口愈合、瘤床积液吸收、上肢功能恢复、辅助化疗、延迟转诊至放疗科或等待放疗的时间较长等原因，术后放疗的介入时机可能会被延迟。关于延迟放疗对乳腺癌疗效影响的研究多为回顾性研究，结果也存在分歧，因此目前放疗的最佳时机仍未定论。

黄珍妮（Jenny Huang）等在 21 项绝大多数为观察性研究的 9896 例乳腺癌患者的系统综述中发现，乳腺癌术后 8 周内接受放疗的患者的 5 年局部复发风险明显低于术后 8 周后接受放疗的患者（$OR = 1.62$，95%CI：1.21 ~ 2.16）。在任何情况下，几乎没有证据表明延迟放疗对转移风险或长期生存产生影响。同样，陈正（Zheng Chen）等在涉及 24 项观察性研究、19 469 例乳腺癌患者的系统综述中指出，延迟放疗会增加乳腺癌患者的局部复发风险，且在接受化疗和未接受化疗的患者中没有显著差异（未接受化疗 $HR = 1.11$，95%CI：0.94 ~ 1.33；接受化疗 $HR = 1.11$，95%CI：1.03 ~ 1.19）；随着放疗时机的延迟，任何部位的远处转移风险及 OS 并无显著性差异（远处转移风险 $HR = 1.04$，95%CI：0.98 ~ 1.09；OS $HR = 1.06$，95%CI：0.97 ~ 1.16）。然而，利维（Livi）等在 1935 例仅接受保乳手术及术后放疗的乳腺癌患者中发现，延迟放疗并不影响局部复发。贝隆（Bellon）等报道了一项前瞻性随机试验的结果，该试验对保乳手术后淋巴结阳性患者进行了序贯辅助治疗，所有患者在放疗前或后均接受了 12 周期基于蒽环类的辅助化疗。在发生任何不良事件、远处转移或死亡时间方面，化疗优先组和放疗优先组之间没有显著性差异。

卡尔森（Karlsson）等分析了来自国际乳腺癌研究组的两项随机临床试验（试验 VI 和 VIII）。两项试验均为接受保乳术的淋巴结阳性乳腺癌患者，试验 VI 为 1475 例绝经前和围绝经期患者，随机先进行 3 或 6 个周期化疗后再进行放疗；试验 VIII 为 1212 例绝经后患者，随机先进行他莫昔芬或他莫昔芬联合 3 个周期化疗后再进行放疗。15 年的随访发现延迟放疗至标准化疗完成后是合理的。

对于放疗时机的推荐，NCCN 乳腺癌 2021 年第 5 版指南推荐保乳术后患者先接受化疗再进行放疗。而中国医师协会 2020 年乳腺癌放疗指南推荐对于无辅助化疗指征的患者，在切口愈合良好、瘤床积液吸收机化稳定、上肢功能恢复的前提下，建议浸润癌患者在术后 8 周内进行放疗，导管原位癌可适当推迟至 12 周内放疗；对于需进行辅助化疗的患者，建议术后放疗在完成辅助化疗后再开始。中国抗癌协会乳腺癌诊治指南与规范（2019 年版）则推荐无辅助化疗指征的患者术后放疗建议在术后 8 周内进行。由于术后早期术腔体积存在动态变化，尤其是含有术腔血肿的患者，所以不推荐术后 4 周内开始放疗。接受辅助化疗的患者应在末次化疗后 2 ～ 4 周内开始。

（谢文佳　谢良喜）

第二节　全乳放疗

一、适应证

原则上所有接受保乳手术的患者均需接受术后放疗。但是，一些研究发现激素受体阳性的老年浸润性乳腺癌患者的肿瘤生物学侵袭性可能较低，术后放疗可能无法产生有意义的整体受益。休斯（Hughes）等发起了一项名为 CALGB9343 的随机对照临床研究，入组 1994—1999 年共 636 例 70 岁以上、ER 阳性、TNM 分期为 T1N0M0 的老年浸润性乳腺癌保乳手术患者。患者按照 1 ∶ 1 随机分为他莫昔芬联合放疗组和单纯他莫昔芬组。通过长达 12.6 年的随访发现，他莫昔芬联合放疗组的局部区域复发风险高于单纯他莫昔芬组（$HR = 0.18$，95%CI：0.07 ～ 0.42；$P < 0.001$），10 年的无局部区域复发风险分别 98%（95%CI：96 ～ 99）和 90%（95%CI：85 ～ 93）。然而，两组在复发后乳房切除时间、远处转移时间、乳腺癌特异性生存和 OS 上均无统计学差异。两组的 10 年总生存率分别为 67%（95%CI：62% ～ 72%）和 66%（95%CI：61% ～ 71%）。而在乳腺的美容效果和不良事件方面，医生和患者一致认为他莫昔芬联合放疗组比单纯他莫昔芬组差。另一项 PRIME Ⅱ研究也在 65 岁以上低风险［激素受体阳性、N0、T1 或 T2 且肿瘤最长径 ≤ 3cm、边缘清晰、G3 或淋巴血管侵犯（但不允许两者同时发生）］保乳手术患者中得到类似的结果。1326 例来自 4 个国家 76 个中心的Ⅲ期随机对照试验的患者被随机分为内分泌治疗联合放疗组和单纯内分泌治疗组。通过 5 年的随访发现，内分泌治疗联合放疗组，5 年的同侧乳腺复发风险分别为 1.3%（95%CI：0.2 ～ 2.3）和 4.1%（95%CI：2.4 ～ 5.7）差异有统计学意义（$P = 0.002$）。然而，两组在局域复发、远处转移、对侧乳腺癌或新发乳腺癌方面均无统计学差异。两组的 5 年总生存率均为 93.9%（95%CI：91.8 ～ 96.0；$P = 0.34$）。

基于以上研究，低风险浸润性乳腺癌患者在充分考虑放疗的获益与风险、患者的伴随疾病情况、治疗意愿等因素后可考虑豁免放疗。其中 NCCN 乳腺癌 2021 年第 5 版指南推荐的豁免条件为：①年龄 ≥ 70 岁；② ER+；③ cN0；④ T1；⑤接受辅助内分泌治疗。而中国医师协会 2020 年乳腺癌放疗指南的豁免条件为：①年龄 ≥ 65 岁；

②激素受体阳性；③ pN0；④切缘阴性和原发灶 ≤ 2 cm，或原发灶 ≤ 3 cm 且不能同时存在组织学Ⅲ级和淋巴管 / 血管侵犯；⑤术后可接受规范足疗程的内分泌治疗。

二、照射技术

全乳腺照射技术有传统的切线野技术、三维适形放疗（3-dimensional conformal eadiation therapy，3DCRT）和调强放疗（intensity modulated radiation therapy，IMRT），不管何种技术，关键是放疗计划应满足达到剂量均匀性的要求（即乳腺组织放疗野接受剂量 > 105% 处方剂量的体积应尽量减少）。与常规的切线野技术相比，IMRT 的优势在于它能够达到更优的计划靶体积覆盖，更好的剂量均匀性及更低的正常组织高剂量区体积，从而可显著降低乳腺相关的早期及晚期不良反应。

常规分割放疗：通常采用直线加速器6MV-X线，总剂量为45 ~ 50.4 Gy/25 ~ 28次。

大分割放疗：4项大型随机临床试验对大分割全乳放疗（39 ~ 42.9 Gy，2.6 ~ 3.3 Gy/f）与常规分割方案进行了比较，研究发现大分割放疗方案在局部肿瘤控制和乳房美容效果上与常规分割方案相似。START B 试验在 1999—2001 年入组 2215 例早期乳腺癌患者，随机分组，1110 例被分配到 40 Gy 组（40 Gy/15f，2.67 Gy/f），1105 例被分配到 50Gy 组（50 Gy/25f，2.0 Gy/f）。中位随访 6.0 年后，40 Gy 组 5 年局部区域肿瘤复发率为 2.2%（95%CI：1.3 ~ 3.1），50 Gy 组为 3.3%（95%CI：2.2 ~ 4.5），绝对差异为 –0.7%（95%CI：–1.7% ~ 0.9%），且 40 Gy 组的晚期不良反应发生率低于 50 Gy 组。START A 试验比较了 13 次大分割方案中正常组织和恶性肿瘤组织对单次照射剂量的敏感性，结果与 START B 试验的结果一致，更少分割次数的较低总剂量方案的肿瘤控制率和正常组织损伤率和常规分割方案相似。START 试验 10 年随访的数据报告了对正常乳腺组织的放疗相关副作用，发现乳房萎缩、毛细血管扩张和乳房水肿在大分割放疗方案中不太常见。加拿大试验的 10 年随访结果发现 3.2 周的 42.5Gy/16 次方案与 5 周的 50Gy/25 次方案在局部肿瘤控制和乳房美容效果上相似。

基于上述临床试验结果，NCCN 乳腺癌 2021 年第 5 版指南推荐全乳放疗方案为 46 ~ 50 Gy 分 23 ~ 25 次或 40 ~ 42.5 Gy 分 15 ~ 16 次。基于便利性和 START 试验的数据，大分割放疗（40 ~ 42.5 Gy，分 15 ~ 16 次）是只照射乳房患者的首选方案。美国放射肿瘤学会（American Society for Radiation Oncology，ASTRO）2018 年版指南推荐，对于只照射全乳的女性浸润性乳腺癌患者（无论年龄、疾病分期或是否使用化疗）首选大分割放疗，放疗计划应尽量减少接受大于 105% 处方剂量的乳腺组织的体积。

三、瘤床推量

保乳手术后绝大部分局部复发出现在瘤床周围，保乳手术及全乳放疗基础上的瘤床推量可进一步降低患者的局部复发率及后续乳房切除率；同时，乳房重度纤维化的发生率也相应增加，但不能改善生存。

EORTC 22881-10882 试验研究了 16 Gy 的瘤床推量对接受保乳手术治疗的 I 期和 II 期乳腺癌患者在局部控制、纤维化和总生存率上的长期影响。研究入组了 5318 例显微镜下肿瘤完全切除并随后接受了 50 Gy 全乳照射的患者，随机分为非瘤床推量组（2657 例患者）和瘤床推量组（2661 例患者，接受 16 Gy 瘤床推量），中位随访时间为 10.8 年。结果显示两组局部复发的患者例数分别为 278 例和 165 例，均报告为首次治疗失败；10 年局部复发的累积发生率两组分别为 10.2% vs. 6.2%（$P < 0.0001$），局部复发的危险比为 0.59（0.46 ~ 0.76）。结果支持进行瘤床推量，且每个年龄组无统计学意义上的交互作用。10 年时每个年龄组的绝对风险降低在 ≤ 40 岁的患者中最大：23.9% ~ 13.5%（$P = 0.0014$）。但瘤床推量组的严重纤维化在统计学上显著增加（$P < 0.0001$），10 年发生率为 4.4%，而无瘤床推量组为 1.6%（$P < 0.0001$）。两组 10 年生存率为 82%，16 Gy 的瘤床推量可改善各年龄组的局部控制，但生存率无差异。

琼斯（Jones）等对 EORTC 22881-10882 试验中的 1616 例患者进行了中心病理检查，多因素分析结果显示：高级别浸润性导管癌（$HR = 1.67$，$P = 0.026$）和年龄 < 50 岁（$HR = 2.38$，$P < 0.0001$）与局部复发风险增加相关。16 Gy 的瘤床推量显著降低了局部复发率（$HR = 0.47$，$P = 0.0006$）。对于年龄 < 50 岁的患者和高级别浸润性导管癌患者，瘤床推量分别使局部复发率从 19.4% 降低到 11.4%（$HR = 0.51$，$P = 0.0046$）和从 18.9% 降低到 8.6%（$HR = 0.42$，$P = 0.01$）。

波尔加（Polgar）等发起的随机临床试验选取 207 例行保乳手术治疗并接受了 50 Gy 的全乳腺照射的 I ~ II 期乳腺癌患者，随机分配到接受瘤床推量组（$n = 104$）或无瘤床推量组（$n = 103$）。瘤床推量的方式包括 16 Gy 电子线照射（$n = 52$）和 25 Gy 近距离放射治疗（$n = 52$）。中位随访时间 5.3 年，局部粗复发率瘤床推量组为 6.7%（7/104）、无瘤床推量组为 15.5%（16/103）；两组 5 年局部肿瘤控制率、无复发生存率和癌症特异性生存率分别为 92.7% vs. 84.9%（$P = 0.049$）、76.6% vs. 66.2%（$P = 0.044$）和 90.4% vs. 82.1%（$P = 0.053$）。采用电子线照射或近距离放疗瘤床推量的患者局部肿瘤控制率没有显著差异（94.2% vs. 91.4%；$P = 0.74$）。在多因素分析中，发现患者年龄 < 40 岁（$RR = 4.53$）、切缘阳性（$RR = 4.17$）和高有丝分裂指数（$RR = 3.60$）是局部复发的重要危险因素。

基于上述临床试验，NCCN 乳腺癌 2021 年第 5 版指南推荐对于复发风险较高的患者，包括年龄 < 50 岁或高级别疾病（G3）或切缘阳性的患者，建议行瘤床推量以减少局部复发。瘤床推量可以通过正电子、光子或近距离放疗来实现，推荐的追加剂量方案是 10 ~ 16 Gy，分 4 ~ 8 次。

柔斯塔（Romestaing）等发起的随机临床试验目的在于探讨在经过保乳手术和全乳放疗的早期浸润性乳腺癌患者中，10 Gy 的瘤床推量对原发肿瘤的作用，结果显示在保乳手术及 50 Gy 的全乳放疗后，10 Gy 的瘤床推量可显著降低早期乳腺癌局部复发的风险，而且不会严重影响美容效果。另外一个由巴特林（Bartelink）等发起的随机临床试验，入组了 5318 例 I 期或 II 期乳腺癌患者，在乳房肿瘤切除术和腋窝淋巴结清扫术后，5 周时间内接受 50 Gy 的全乳放疗，显微镜下完全切除的患者被随机分配到无瘤床推量组（2657 例患者）或接受额外的 16Gy 瘤床推量组，瘤床推量一般通过外照射的方式分 8 次给予（2661 例患者）。结果显示在接受保乳手术并接受 50 Gy 全乳放疗的早期乳腺癌患者中，16 Gy 的瘤床推量可降低局部复发的风险，尤其是年龄小于 50 岁的患者。

（谢文佳　谢良喜）

第三节　部分乳腺加速照射

一、适应证

部分乳腺加速照射（accelerated partial breast irradiation，ABPI）是一种不同于常规全乳放疗（whole breast irradiation，WBI）的放疗手段，是指在保乳手术后针对性照射原瘤床所在残腔周围 1 ~ 2 cm 的乳腺组织，同时增加单次照射分割剂量的局部放疗来代替常规 WBI。APBI 的优势在于可减少乳腺及邻近正常组织的照射体积，更好地保护心、肺等重要器官，同时具有缩短照射时间、方便患者、节省资源等优点。但已经发表的或公开报告的多项 III 期临床研究结果显示，APBI 在局部控制率以及美容效果方面有一些冲突的结果。因此，接受 APBI 治疗的合适患者仍然需要严格筛选。

NCCN 乳腺癌 2021 年第 5 版指南中，专家组采纳 ASTRO 2016 年更新版 APBI 指南的建议，定义"适合"APBI 的患者应符合以下条件之一：① 50 岁或 50 岁以上的浸润性导管癌，肿瘤直径 ≤ 2 cm（T1），阴性切缘边距 ≥ 2 mm，无 LVI，ER 阳性和 BRCA 阴性；②低 / 中度核分级，筛查发现的 DCIS 测量尺寸 ≤ 2.5 cm 且阴性切缘边距 ≥ 3 mm。

二、照射技术

临床应用的 APBI 技术主要包括近距离放疗、外照射放疗、术中放疗三种方式。

1. 近距离放疗　组织间插植近距离放疗是 APBI 最早采用的一种方式。数个长达

10 年以上随访结果的前瞻性单臂临床研究报告了采用组织间插植近距离放疗技术的 APBI 显示出出色的长期局部肿瘤控制、存活率和美容效果，并且后期副作用发生率低。

2016 年欧洲放射肿瘤学会发布了采用组织间插植近距离放疗技术的 APBI 对比 WBI 的Ⅲ期非劣效随机试验结果。该研究入组了 2004 年 4 月至 2009 年 7 月期 1184 例接受保乳手术治疗的低风险浸润性和导管原位癌患者，随机分为 APBI 组和 WBI 组。633 例患者接受了使用间质多导管近距离放疗的 APBI，551 例患者接受了全乳腺照射。在 5 年的随访中，9 例接受 APBI 治疗的患者和 5 例接受全乳腺照射的患者发生局部复发；APBI 组局部复发的累积发生率为 1.44%（95%CI：0.51 ~ 2.38），全乳照射组为 0.92%（95%CI：0.12 ~ 1.73）（差异 0.52%，95%CI：−0.72 ~ 1.75；$P=0.42$）。APBI 组与全乳照射组相比，2 ~ 3 级皮肤迟发性副作用的 5 年风险分别为 3.2% 和 5.7%（$P=0.08$），2 ~ 3 级皮下组织迟发性副作用的 5 年风险分别为 7.6% 和 6.3%（$P=0.53$）。全乳照射组和 APBI 组发生严重（3 级）纤维化的风险分别为 0.2% 和 0%（$P=0.46$），两个治疗组间的差异低于 3 个百分点。在 5 年局部控制率、无病生存率和总生存率方面，早期乳腺癌患者保乳手术后使用 APBI 并不低于辅助全乳放疗，且副作用发生率低、美容效果好。因此，近距离放疗技术是 APBI 比较成熟的应用方式，推荐总量 34 Gy/10 次，每天 2 次。

2. 外照射放疗　外照射放疗是一种无创的治疗方式，包括三维适形放疗以及调强放疗技术。外照射放疗应用于 APBI 的常见方案包括：3D-CRT 38.5 Gy/10 次，每天 2 次，间隔大于 6h；或 IMRT 40.0 Gy/15 次，每天 1 次。RAPID 研究对比了采用 3D-CRT 技术的 APBI 与 WBI 的疗效及副作用的差异性。该研究共入组了 2135 例 ≥ 40 岁导管原位癌或浸润性导管癌且接受过保乳手术的女性患者，随机分为 APBI 组和 WBI 组。APBI 组采用 38.5Gy/10 次、每天 2 次的分割模式；WBI 组采用 42.5 Gy/16 次或 50 Gy/25 次的分割模式。中位随访时间为 8.6 年。APBI 组同侧乳腺复发的 8 年累积发生率为 3.0%（95%CI：1.9 ~ 4.0），WBI 组为 2.8%（95%CI：1.8 ~ 3.9）。APBI 组 ≥ 2 级急性放射毒性发生率低于 WBI 组，但 ≥ 2 级晚期放射毒性发生率比 WBI 组高，不良美容效果比例 APBI 组也高于 WBI 组。

RAPID 研究结果表明，在预防同侧乳房复发方面，采用 3D-CRT 技术的 APBI 并不比全乳照射差。虽然观察到的急性毒性较小，但晚期毒性和不良美容效果增加，这可能与每天 2 次治疗有关，使用该方案需要慎重。

IMRT 与 3D-CRT 相比，具有更好的剂量均匀性，能更好地保护正常组织，因此也被应用于 APBI 中。IMPORT LOW 研究对比了应用 IMRT 技术的 APBI 与 WBI 的Ⅲ期临床对照试验的 5 年随访结果，2007—2010 年共 2018 例患者按 1∶1∶1 配比随机分 3 组，包括 APBI 组（40 Gy/15 次）、WBI 剂量减少组（全乳 36 Gy/15 次，瘤床同步推量 40 Gy/15 次）和 WBI 对照组（全乳 40 Gy/15 次）。中位随访时间为 72.2 个月，共 18 例患者发生局部复发（其中 APBI 组 6 例，WBI 剂量减少组 3 例，WBI 对照组 9 例），5 年累积局部复发率分别为 0.5%、0.2% 和 1.1%。以上两项临床试验结果显示无论选用哪种外照射技术，在预防同侧乳房复发方面，APBI 与全乳放疗相当，因此，支持外照射在 APBI 中的应用。

3. 术中放疗　术中放疗是指在手术过程中给予局部放疗，应用技术包括电子线、组织间插植和球囊导管和千伏级 X 线。ELIOT 和 TARGIT-A 两项 Ⅲ 期临床试验是术中放疗在早期乳腺癌保乳手术后应用 APBI 比较大型的临床研究。

在 ELIOT 研究中，2000—2007 年共有 1305 例患者被纳入研究，651 例被纳入 ELIOT 组（瘤床接受 6 ~ 9 MeV 电子线 21 Gy），654 例被纳入 WBI 组。中位随访 12.4 年，86 例患者（7%）出现 IBTR，其中 ELIOT 组 70 例（11%）、WBI 组 16 例（2%）患者出现 IBTR（$HR = 4.62$，$95\%CI$：$2.68 ~ 7.95$，$P < 0.0001$）。两组之间 5 年、10 年、15 年 IBTR 发生率分别为 4.2% vs. 0.5%、8.1% vs. 1.1%、12.6% vs. 2.4%。但在死亡率方面两组之间没有显著性差异（ELIOT 组 98 例 vs. WBI 组 95 例；$HR = 1.03$，$95\%CI$：$0.77 ~ 1.36$，$P = 0.85$）。

在 TARGIT-A 研究中，2000—2012 年共有 2298 例患者被纳入研究，1140 例患者被随机分至 TARGIT-IORT 组（瘤床表面接受 50 kV X 线 20 Gy），1158 例患者分至 WBI 组。在 5 年完整随访中，TARGIT-IORT 组的局部复发风险为 2.11%，而 WBI 组为 0.95%（差异 1.16%，$90\%CI$：$0.32 ~ 1.99$）。但在局部无复发生存率、无乳腺切除生存率、无远处转移生存率和乳腺癌相关死亡率方面，两组之间无显著性差异。

综合以上两项大型术中放疗的临床试验结果，采用术中放疗技术的 APBI 组虽然生存率不降低，但同侧乳房复发风险明显高于全乳腺放疗组，需谨慎选择合适患者，术中放疗患者的严格筛选条件或许是进一步研究的热点。

（谢文佳　谢良喜）

第四节　淋巴引流区照射

保乳手术后患者是否行区域淋巴结照射，主要取决于淋巴结受累情况，同时也需要考虑原发肿瘤分期、是否存在高危因素等。术后病理分期为 N2、N3 是绝对的区域淋巴结放疗适应证，pN1 则存在一定的争议；在复发风险较低的患者中，术后区域淋巴结放疗同样存在一定的争议。

1. 无淋巴结转移的患者　腋窝淋巴结清扫或前哨淋巴结活检提示无淋巴结转移的人群，是否需要行区域淋巴结照射取决于是否伴有高危因素。MA.20 临床试验将保乳手术后腋窝淋巴结阴性伴高危因素的人群，随机分为全乳放疗＋区域淋巴结放疗组（内乳、锁骨上区和腋窝淋巴引流区）与单纯全乳放疗组。中位 10 年随访结果显示全乳放疗＋区域淋巴结放疗组和单纯全乳放疗组的 10 年总生存率（82.8% 和 81.8%）和死亡率（18.3% 和 16.9%）两方面的差异均无统计学意义。但是全乳放疗加区域淋巴结放疗组的无病生存时间和乳腺相关死亡均优于单纯全乳放疗组（82% *vs.* 77% 和 10.3% *vs.* 12.3%）。

因此，CSCO 乳腺癌诊疗指南 2021 年版推荐对于腋窝淋巴结无转移、保乳术后行全乳放疗的人群，如果肿瘤直径大于 5 cm、肿瘤直径大于 2 cm 且清扫淋巴结少于 10 个，或伴有以下组织学分级Ⅲ级、激素受体阴性或淋巴血管浸润其中一种的高危因素者，则推荐区域淋巴引流区放疗。放疗范围包括锁骨上下区、内乳区以及腋窝淋巴结区。

NCCN 乳腺癌 2021 年第 5 版推荐对于腋窝淋巴结阴性的人群，保乳手术后常规行全乳照射加减瘤床推量治疗，若肿瘤位于中央区 / 内象限，或直径 > 2 cm，或伴有其他高危因素，如年轻或者广泛淋巴血管侵犯，推荐行淋巴引流区放疗，范围包括锁骨上下区、内乳区和部分腋窝。

2. 前哨淋巴结活检且未行腋窝淋巴结清扫的患者　目前对于腋窝淋巴结活检后 pN1 患者的具体治疗方案仍有争议，已有多项回顾性研究发现，在前哨淋巴结阳性的患者中，免除腋窝淋巴结清扫并未对腋窝淋巴结复发率及总生存产生明显影响。在此背景下，美国外科医师协会肿瘤学组开展了针对接受保乳手术及术后辅助放疗的患者是否可以安全免除进一步腋窝淋巴结清扫的 Z0011 研究。入组标准为：临床 T1 ～ 2，伴有 1 ～ 2 枚前哨淋巴结阳性、接受全乳放疗但未行术前化疗。

对于该研究患者 10 年的长期随访结果证实，无论是单纯前哨淋巴结活检组还是腋窝淋巴结清扫组，两组均获得了极好的局部控制，10 年腋窝淋巴结累计复发在单纯前哨组为 1.5%、在腋窝清扫组为 0.5%。两组人群局部区域无复发存活率、总生存率和无病生存率无统计学差异。如此低的区域复发率，除与研究人群普遍接受全身化疗以及内分泌治疗大大降低了复发转移风险外，该研究中采用的高位切线野（切线野上界位于肱骨头下 2 cm 以内）放疗也在其中发挥了重要的作用。

因此，NCCN 指南对于 cN0、前哨淋巴结阳性的早期乳腺癌患者，如果全部满足 Z0011 入组标准，则推荐予全乳高位切线野放疗；对于不满足 Z0011 标准的人群，则建议行淋巴引流区照射。

对于满足 Z0011 入组标准前哨淋巴结 1 ~ 2 枚的患者，也可以参考美国安德森肿瘤中心前哨淋巴结阳性预测列线图（http://www3.mdanderson.org/ app/medcalc/bc_nomogram2/index.cfm?pagename= nsln）。输入肿瘤大小、组织学分级、激素受体状态、脉管侵犯情况、前哨淋巴结阳性的数量以及其他因素预测腋窝转移情况，即可预测非前哨淋巴结转移概率。结合临床实际情况用于指导放疗靶区的范围。当评估前哨淋巴结阳性的患者淋巴结转移风险超过 25% ~ 30% 时，强烈推荐包括腋窝及锁骨上下区、内乳的淋巴结放疗，以降低区域复发风险。

3. 接受腋窝淋巴结清扫，阳性淋巴结数为 1 ~ 3 个的患者　在既往的临床实验中，伴有 1 ~ 3 个腋窝阳性淋巴结的患者，放疗组与未放疗组 10 年总复发风险分别为 34.2% 和 45.7%，通过放疗绝对获益 11.5%。为了尽可能降低复发风险，原则上建议行术后辅助放疗，包括胸壁以及区域淋巴引流区放疗。NCCN 乳腺癌 2021 年第 5 版建议放疗范围强烈推荐包括患侧锁骨上下区、内乳区以及任何高危的腋窝区。

4. 接受腋窝淋巴结清扫，阳性淋巴结数 ≥ 4 个的患者　术后病理分期为 N2、N3 是绝对的区域淋巴结放疗适应证，对于阳性淋巴结 ≥ 4 个的人群，应行全乳放疗加减瘤床推量，同时给予区域淋巴结照射，照射范围包括锁骨上下区、内乳区以及腋窝淋巴引流区。

（谢文佳　谢良喜）

参考文献

［1］CLARKE M. Effects of radiotherapy and of differences in the extent of surgery for early breast cancer on local recurrence and 15-year survival : an overview of the randomised trials[J]. Lancet, 2005, 366(9503): 2087-2106.

［2］HOUSRI N, HAFFTY B G. Effect of radiotherapy after breast-conserving surgery on 10-year recurrence and 15-year breast cancer death: meta-analysis of individual patient data for 10801 women in 17 randomised trials[J]. Lancet, 2011, 378(3): 1707-1716.

［3］HUGHES K S, SCHNAPER L A, BELLON J R, et al.Lumpectomy Plus Tamoxifen With or Without Irradiation in Women Age 70 Years or Older With Early Breast Cancer: Long-Term Follow-Up of CALGB 9343[J]. J Clin Oncol, 2013, 31(19): 2382.

［4］HUGHES K S, SCHNAPER L A, DERRY D, et al. Lumpectomy plus tamoxifen with or without irradiation in women 70 years of age or older with early breast cancer[J]. N Engl J Med, 2004, 351(10): 971-977.

［5］KUNKLER I H, WILLIAMS L J, JACK W, et al.Breast-conserving surgery with or without irradiation in women aged 65 years or older with early breast cancer (PRIMEⅡ): a randomised controlled trial[J]. Lancat Oncol, 2015, 16(3): 266-273.

［6］ SMITH B D, BELLON J R, BLITZBLAU R, et al.Radiation therapy for the whole breast: Executive summary of an American Society for Radiation Oncology(ASTRO) evidence-based guideline[J]. Pract Radiat Oncol, 2018: S1879850018300511.

［7］ STRNAD V, OTT O J, HILDEBRANDT G, et al.5-year results of accelerated partial breast irradiation using sole interstitial multicatheter brachytherapy versus whole-breast irradiation with boost after breast-conserving surgery for low-risk invasive and in-situ carcinoma of the female breast: a randomised, phase 3, non-inferiority trial[J]. Lancet, 2016, 387(10015): 229-238.

［8］ WHELAN T J, JULIAN J A, BERRANG T S, et al.External beam accelerated partial breast irradiation versus whole breast irradiation after breast conserving surgery in women with ductal carcinoma in situ and node-negative breast cancer(RAPID): a randomised controlled trial[J]. Lancet, 2019, 394(10215): 2165-2172.

［9］ COLES C E, GRIFFIN C L, KIRBY A M, et al.Partial-breast radiotherapy after breast conservation surgery for patients with early breast cancer(UK IMPORT LOW trial): 5-year results from a multicentre, randomised, controlled, phase 3, non-inferiority trial[J]. Lancet, 2017, 390(10099): 1048-1060.

［10］ WHELAN T J, OLIVOTTO I A, PARULEKAR W R, et al.Regional Nodal Irradiation in Early-Stage Breast Cancer[J]. N Engl J Med, 2015, 373(4): 307-316.

［11］ GIULIANO A E, MCCALL L, BEITSCH P, et al.Locoregional recurrence after sentinel lymph node dissection with or without axillary dissection in patients with sentinel lymph node metastases: the American College of Surgeons Oncology Group Z0011 randomized trial[J]. Ann Surg, 2010, 252(3): 426-432; discussion 432-433.

［12］ HAFFTY B G, HUNT K K, HARRIS J R, et al.Positive sentinel nodes without axillary dissection: implications for the radiation oncologist[J].J Clin Oncol, 2011, 29(34): 4479-4481.

［13］ KATZ A, SMITH B L, GOLSHAN M, et al.Nomogram for the prediction of having four or more involved nodes for sentinel lymph node-positive breast cancer[J]. J Clin Oncol, 2008, 26(13): 2093-2098.

［14］ EBCTCG. MCGALE P, TAYLOR C, et al.Effect of radiotherapy after mastectomy and axillary surgery on 10-year recurrence and 20-year breast cancer mortality: meta-analysis of individual patient data for 8135 women in 22 randomised trials[J]. Lancet, 2014, 383(9935): 2127-2135.

第十章

病程管理与康复

第一节　保乳手术后综合治疗

乳腺癌保乳术后综合治疗方式包括放疗、化疗、靶向和内分泌治疗等，治疗方式的选择应基于复发风险的个体化评估、肿瘤病理学分子分型以及对不同治疗方案预期的反应性，并综合考虑患者生理条件和基础疾患。

一、乳腺癌保乳手术后化疗

乳腺癌术后辅助化疗的目的是降低肿瘤复发率，提高总生存率。医生根据患者的分子分型及复发风险选择相应的化疗方案，以及选择是否进行和采纳何种强化治疗。

（一）乳腺癌分子分型

乳腺癌是一种具有异质性的肿瘤，不同的患者在组织学类型、治疗反应、自然病程和预后等方面均表现出较大的差异。基于基因表达谱和基因芯片技术的发展，乳腺癌的分子分型可分为管腔细胞（Luminal）A 型、Luminal B 型、人类表皮生长因子受体 2（human epidermal growth factor receptor 2，HER2）过表达型、正常乳腺样型和基底样型。保乳术后乳腺癌患者按照肿瘤分期和不同分子亚型，接受不同的辅助治疗方案。

Luminal A 型乳腺癌大约占全部乳腺癌的 40%，通常高表达 ER 相关基因，低表达 HER2 基因群和增殖相关基因。Luminal A 型肿瘤是最常见的亚型，且预后通常较好。Luminal B 型约占 20%，其 ER 相关基因相对低表达，HER2 基因群的表达多变，增殖基因群表达较高，预后较 Luminal A 型差。

HER2 过表达型占 10% ~ 15%，基因特征呈现 HER2 和增殖基因群高表达，而管腔和基底基因群低表达。因此，这些肿瘤通常为 ER 和 PR 阴性，HER2 阳性。

基底样型乳腺癌的基因表达与正常乳腺组织的基底上皮细胞基因表达有一定相似

性，这种亚型占乳腺癌的 15% ~ 20%。此亚型的特征是管腔和 HER2 基因群低表达。在临床免疫组化检测中，这类肿瘤通常为 ER 阴性、PR 阴性和 HER2 阴性，称三阴性乳腺癌（triple negative breast cancer，TNBC）。Lehmann 等分析了 587 例 TNBC 患者的 21 组基因表达谱资料，发现 TNBC 可分为基底样亚型（BL1 和 BL2）、免疫调节亚型（IM）、间充质亚型（M）、间充质干细胞样亚型（MSL）和管腔雄激素受体亚型（LAR）6 种亚型。各亚型与不同的信号通路相关，同时对治疗药物的反应也不相同。

基因表达谱分析是乳腺癌分子分型的原始依据，但对标本要求高，价格昂贵且实际操作困难，临床上一般应用免疫组化检测方法，对乳腺癌进行大致分型。但免疫组化检测的结果和基因检测的分型结果并不完全一样。

（二）乳腺癌复发风险评估

精准医学依靠临床分期和分子分型来预测乳腺癌患者的复发风险外，还选取一系列其他相关基因进行综合评估，用于复发风险预测。目前常用的多基因检测有 Oncotype DX、PAM50、Mammaprint、EndoPredict 等。美国临床肿瘤学会（american society of clinical oncology，ASCO）在 2007 年和 2017 年先后批准 Oncotype DX®（21 基因）和 MammaPrint®（70 基因）用于指导早期浸润性乳腺癌辅助治疗决策。

Oncotype DX 21- 基因复发评分（recurrence score，RS）是目前得到较多验证的预后检测方法，用于识别最可能从辅助化疗中获益的患者。复发评分是通过比较 250 个候选基因和疾病复发的关系后筛选产生的一个包括 16 个肿瘤相关基因和 5 个参考基因的数学公式。对于复发评分低、中、高危的划分，不同研究不尽一致。TAILORx 研究针对淋巴结阴性、ER 阳性乳腺癌患者，结果显示 21 基因复发风险评分＞ 25 分的患者从化疗中获益较多。在＜ 50 岁的女性中复发评分＞ 15 分，则内分泌治疗联合化疗的远处复发率低于单纯内分泌治疗。在复发评分中等的（11 ~ 25 分）患者中，45 岁绝经前女性的化疗获益最显著，年龄更小和更大以及绝经后都会使获益减小。

PAM50 复发风险评分是通过对近 190 个检验样本进行微阵和定量逆转录 PCR 数据开发的，PAM50 基于 50 个基因得出 ROR 评分，由此可将 ER 阳性患者分为高危、中危和低危亚组。在淋巴结阴性乳腺癌患者中，ROR 可有效预测预后。这一评分系统在 ATAC 研究中得到验证，分析显示，ROR 评分与绝经后患者 10 年远处复发风险具有连续相关性。ATAC 试验也在激素受体阳性、淋巴结阴性乳腺癌患者中比较了 ROR 评分和复发评分对患者进行分层的结果。相比复发评分而言，基于 ROR 评分的分类将更多的 HER2 阴性或淋巴结阴性肿瘤患者分到高危组，而中危组患者较少。

阿姆斯特丹 70 基因谱（Mammaprint）是首批获准上市的基因表达数组之一。Mammaprint 可用于评估临床高危、激素受体阳性、HER2 阴性乳腺癌且没有或只有少量（1～3个）淋巴结受累患者的预后，以此判断患者是否应接受化疗。EndoPredict（EP）检测，是一项基于 RNA 的预后检测，利用 11 个基因（包括 3 个参考基因）的反转录 PCR 来计算预后得分。临床研究验证其预后价值独立于常规的预后因素。EP 检测有助于识别 ER 阳性、HER2 阴性肿瘤并且复发风险极低而不需要辅助化疗的患者。

目前，多基因检测主要用于 ER 阳性、HER2 阴性的早期乳腺癌的复发风险评估，联合患者的临床病理特征，指导患者是否可以免除化疗。由于缺乏基于国人或亚裔人群的多基因检测数据及相应的行业标准，国内开展多基因检测技术的可靠性有待验证，临床应用需要严格把握检测指征，慎重解读检测结果。

（三）乳腺癌保乳手术后化疗方案

乳腺癌化疗药物主要通过直接杀伤肿瘤细胞达到抗肿瘤目的，从作用机制上分为细胞周期非特异性药物和周期特异性药物，其中蒽环类、环磷酰胺和铂类破坏 DNA 双链结构，属于周期非特异性药物；紫杉类抑制微管解聚，作用于有丝分裂 M 期；卡培他滨 / 氟尿嘧啶干扰核酸合成，作用于 S 期，紫杉类与卡培他滨 / 氟尿嘧啶均属于周期特异性药物。联合化疗方案应包括两类以上作用机制不同的药物，使用周期非特异性联合特异性药物，兼顾不良反应。

常用方案有：

（1）以蒽环类药物为主的方案，如 AC（多柔比星 / 环磷酰胺）、EC（表柔比星 / 环磷酰胺）。虽然吡柔比星（THP）循证医学资料有限，但在我国日常临床实践中，用 THP 代替多柔比星也是可行的，THP 推荐剂量为 40～50 mg/m^2。5- 氟尿嘧啶在辅助治疗中的价值已逐渐不被认可（GIM-2 试验及 NSABP B-36 试验）。

（2）蒽环类与紫杉类药物联合方案，如 TAC（T 为多西他赛）。

（3）蒽环类与紫杉类药物序贯方案，如 AC→ 紫杉醇（每周 1 次），AC→ 多西他赛（每 3 周 1 次），剂量密集型 AC 继以紫杉醇（每 2 周 1 次），剂量密集型 AC 继以紫杉醇（每周 1 次）。CALGB 9741 研究及 EBCTCG Meta 分析提示，剂量密集型化疗可以给患者带来更多的获益，因此临床实践中对于三阴性乳腺癌及淋巴结阳性的患者，优先推荐剂量密集型化疗作为辅助治疗方案。

（4）不含蒽环类药物的联合化疗方案：TC 方案（多西他赛 / 环磷酰胺 4 或 6 个疗程），适用于有一定复发风险、蒽环类药物禁忌或不能耐受的患者；PC 方案（每周紫杉醇 / 卡铂，见 PATTERN 研究），可考虑在三阴性乳腺癌中使用；CMF 方案（环磷酰胺 / 甲氨蝶呤 /5- 氟尿嘧啶）目前很少采用。

（5）卡培他滨的强化（联合或序贯）可考虑在三阴性乳腺癌中使用，例如 CBCSG010 研究中蒽环序贯多西紫杉醇同时联合使用卡培他滨，SYSUCC001 研究中在辅助静脉化疗后单药卡培他滨 1 年，以及 CREATE-X 研究中新辅助化疗 non-pCR 人群单药卡培他滨 8 个疗程等。

（6）白蛋白结合型紫杉醇出于医学上的必要性（如减少过敏反应等）可尝试替代紫杉醇或多西他赛，但使用时周疗剂量不应超过 125 mg/m²。

二、乳腺癌保乳手术后的靶向治疗

（一）以曲妥珠单抗为基础的抗 HER2 治疗

曲妥珠单抗是一种人源性单克隆抗体，可通过启动抗体依赖性细胞毒性信号通路，抑制 HER2 过表达癌细胞的生长、增殖和存活。曲妥珠单抗在 2006 年被批准用于 HER2 阳性乳腺癌的治疗，曲妥珠单抗的成功研发显著改善了 HER2 阳性乳腺癌患者的预后，降低了患者的复发风险。体外研究表明，去除曲妥珠单抗的 Fc 部分会破坏曲妥珠单抗的活性，而增强 Fc 受体则会增加小鼠 HER2 肿瘤模型的抗体活性。曲妥珠单抗与 HER2 结合后，可阻止 HER2 二聚体的形成，抑制 AKT 的磷酸化，从而阻断酪氨酸激酶 Src 信号通路。

NSABP B-31 试验招募了 2030 例 HER2 阳性、淋巴结阳性的早期乳腺癌患者，患者被随机分为对照组和研究组，对照组仅接受紫杉醇治疗，研究组接受紫杉醇＋曲妥珠单抗联合治疗，两组患者均治疗 52 周，中位随访时间为 2 年，结果显示研究组患者的无病生存率显著升高。NCCTG N9831 试验纳入 506 例 HER2 阳性、淋巴结阳性的早期乳腺癌患者，中位随访时间为 2 年，结果发现曲妥珠单抗治疗组的无病生存率显著升高，且远处复发风险降低 53%，死亡率降低 1/3。BCIRG006 是一项全球性多中心临床试验，共纳入 3222 例 HER2 阳性、淋巴结阳性的早期乳腺癌患者，中位随访时间为 2 年，结果显示含曲妥珠单抗组患者的无病生存率明显改善，标准 AC 序贯多西他赛＋曲妥珠单抗组的复发风险降低 51%，多西他赛＋卡铂＋曲妥珠单抗组的复发风险降低 39%。HERA Ⅲ期临床试验纳入了 5090 例 HER2 阳性、淋巴结阳性的早期乳腺癌患者，患者均已完成 4 个周期的辅助或新辅助化疗和放射治疗，将患者随机分为观察组、使用曲妥珠单抗 1 年组和使用曲妥珠单抗 2 年组，结果显示与观察组比较，使用曲妥珠单抗 1 年组患者的 2 年无病生存率绝对获益 8.4%，4 年无病生存率仍显著升高，但总生存率没有显著差异。

NSABP B-31、NCCTG N9831、BCIRG006 和 HERA 试验均提示在 HER2 阳性的早期乳腺癌患者的辅助化疗中加入曲妥珠单抗，患者无病生存率有显著获益。原发性肿瘤＞0.5 cm 或淋巴结阳性、HER2 阳性的早期乳腺癌患者应接受曲妥珠单抗辅助化疗，使用曲妥珠单抗辅助治疗时应先与紫杉醇联合使用，然后作为单药使用，总共使用时间为 1 年或 52 周。考虑到曲妥珠单抗的毒性和成本，研究人员对缩短曲妥珠单抗使用疗程（使用 9 周、3 个月或 6 个月）的疗效是否不低于推荐的 52 周疗程的疗效进行了探索，迄今为止，短疗程治疗方案还未被完全证明与标准的 52 周曲妥珠单抗方案疗效相同。

（二）PARP 抑制剂用于三阴性乳腺癌

研究发现约 11.2% 的 TNBC 患者携带 BRCA1 或 BRCA2 基因突变，BRCA 基因突变的乳腺癌患者使用 PARP 抑制剂治疗有效。基于 Olympi 的研究，BRCA 基因突变的 HER2 阴性转移性乳腺癌患者口服奥拉帕利治疗后，其 PFS 和 ORR 均有获益。关于奥拉帕利在致病/疑似致病 gBRCA 突变高危患者中的强化治疗，Olympi 研究提示在 HER2 阴性新辅助治疗后 nonpCR 患者，或直接手术的三阴性乳腺癌〔≥ pT2 和（或）≥ pN1〕与 Luminal 型（≥ pN2），1 年的奥拉帕利可显著改善 3 年的无侵袭性疾病生存率（invasive disease-free survival，iDFS）达 8.8%，但该药目前尚未获得辅助治疗适应证批准。

三、乳腺癌保乳手术后的放疗

原则上接受保乳手术的患者均需要接受放疗，放疗方式包括全乳放疗和部分乳腺短程照射。但对于同时满足以下特定条件的患者，如患者年龄≥ 70 岁、病理学分期为 T1N0M0、激素受体阳性、切缘阴性且可以接受规范的内分泌治疗，权衡放射治疗的绝对和相对获益，充分考虑患者的方便程度、全身伴随疾病及患者意愿，可以考虑豁免放疗。

（一）与全身系统性治疗的时序配合

接受辅助化疗的患者应在末次化疗后 2 ~ 4 周内开始术后放疗。无辅助化疗指征的患者术后放疗建议在手术后 8 周内进行。由于术后早期术腔体积存在动态变化，尤其是含有术腔血肿的患者，所以不推荐术后 4 周内开始放疗。内分泌治疗可以同期或在放疗后开展。曲妥珠单抗治疗患者只要放疗前心功能正常，可以与放疗同时使用。卡培他滨已被用于维持治疗及新辅助化疗后的强化治疗中，但辅助放疗期间是否可以同期用卡培他滨，目前仍缺乏有效证据。

（二）全乳放疗照射靶区

①腋窝淋巴结清扫术（axillary lymphnode dissection，ALND）或前哨淋巴结活检（sentinel lymph node biopsy，SLNB）阴性的患者照射靶区只需包括患侧乳腺。②ALND 后有转移的患者，除照射靶区除患侧乳腺外，原则上还需要包括乳腺及区域

淋巴引流区。③前哨淋巴结（sentinel lymph node，SLN）1 ~ 2 枚转移［微转移和（或）宏转移］，如果未行 ALND，根据 Z0011 与 AMAROS 等临床研究结果，可以考虑高位切线野照射（切线野上界位于肱骨头下 2 cm 以内），具体范围包括低位腋窝的Ⅰ/Ⅱ组，或包含腋窝三组及锁骨上内侧组淋巴引流区照射。其中，对于宏转移的患者，更倾向于腋窝三组及锁骨上内侧组淋巴引流区照射。④靶区勾画定义参考 RTOG/ESTRO 勾画共识，或复旦大学附属肿瘤医院《早期乳腺癌术后靶区勾画共识》。

（三）全乳放疗照射技术

1. 常规放疗技术　X 线模拟机下直接设野，基本射野为乳房内切野和外切野。内界和外界需要各超过腺体 1 cm，上界一般在锁骨头下缘，或与锁骨上野衔接，下界在乳房皱褶下 1 ~ 2 cm。一般后界包括不超过 2.5 cm 的肺组织，前界皮肤开放，留出 1.5 ~ 2.0 cm 的空隙以避免因摆位误差、呼吸运动以及治疗过程中乳腺肿胀造成的靶区漏照射；同时各个边界需要根据病灶具体部位进行调整，以保证瘤床处剂量充足。

2. 射线和剂量分割　原则上采用直线加速器 6 MV X 线，全乳照射剂量 45.0 ~ 50.0 Gy，1.8 ~ 2.0 Gy/ 次，5 次 / 周。通常采用直线加速器 6 MV X 线，全乳常规分割放疗照射剂量为 45.0 ~ 50.4 Gy/25 ~ 28 次，1.8 ~ 2.0 Gy/ 次，每周 5 次；或采用大分割放射治疗 40.0 ~ 42.5 Gy/15 ~ 16 次，2.66 Gy/ 次，每周 5 次。中国医学科学院肿瘤医院大分割方案为 43.5 Gy/15 次，2.9 Gy/ 次，每周 5 次。

3. 瘤床加量　大部分保乳术后患者在全乳照射基础上均可通过瘤床加量进一步提高局部控制率。全乳照射后序贯瘤床加量可以进一步降低局部复发率，对于低危复发患者可以不考虑加量。瘤床加量剂量通常为 10.0 ~ 16.0 Gy/4 ~ 8 次，2.0 ~ 2.5 Gy/ 次。瘤床加量可以用电子线照射，瘤床位置深的患者建议采用光子线的三维适形技术。国内有条件的单位也可以开展术中 X 线、电子线或近距离后装技术加量。

4. 三维适形和调强照射技术　有条件的单位，尽可能不要采用二维放疗技术，建议采用计算机体层成像（CT）定位。三维适形或正向调强的野中野技术是目前乳腺癌乳房照射的标准技术。对于心脏和肺的照射剂量高、胸廓形状特殊的患者逆向调强技术优于三维适形或正向调强，有条件的单位可以采用逆向调强放疗技术。具备相应条件的单位也可以采用基于深吸气条件下的呼吸门控技术或者俯卧位照射技术，以进一步降低心脏和肺的照射剂量。

（四）部分乳腺短程照射（accelerated partial breast irradiation，APBI）的适应证和技术选择

保乳术后 APBI 可能获得与标准的全乳放疗相当的局部控制率。APBI 的优势在

于可减少乳腺以及邻近正常组织的照射体积，缩短治疗时间。同时接受 APBI 治疗的患者在局部复发率方面不应低于接受全乳放疗的患者。已经发表的或公开报告的多项Ⅲ期临床研究结果显示，APBI 在局部控制率以及美容效果方面有一些冲突的结果。因此，接受 APBI 治疗的患者仍然需要严格选择，对于符合美国肿瘤放射治疗协会（American Society of Radiation Oncology，ASTRO）2016 年共识的低危人群可以考虑部分乳房照射，标准如下：①年龄≥ 50 岁；②无 BRCA1/2 基因突变；③病理学检查确诊为 T1N0M0；④单中心单病灶；⑤未接受新辅助治疗；⑥至少 2 mm 阴性切缘；⑦无 LVI；⑧无广泛 DCIS 成分；⑨激素受体阳性的浸润性导管癌或其他预后良好的乳腺癌；⑩纯的 DCIS，满足以下条件：筛查发现的，低中分级，直径≤ 2.5 cm，阴性切缘≥ 3 mm。

临床应用的部分乳房照射技术包括：

（1）外照射技术：三维适形以及调强放射治疗技术。外照射技术常见的方案包括：38.5 Gy/10 次，每天 2 次，间隔大于 6 h；或 40.0 Gy/15 次，每天 1 次；30 Gy/5 次，隔日 1 次。最近的临床试验结果表明，无论选用那种外照射技术，同侧乳房复发与全乳放疗相当。因此，支持外照射在 APBI 中应用。但鉴于加拿大 RAPID 研究美容效果的报告，38.5 Gy/10 次，每天 2 次的方案也需要慎重。

（2）术中照射技术：包括术中放疗、组织间插植和球囊导管。术中放疗包括千伏 X 线、电子线两种技术。根据最近的临床试验结果，大部分术中放疗技术的同侧乳房复发风险高于全乳放疗组，因此，需要谨慎选择合适的患者。

四、乳腺癌保乳手术后的内分泌治疗

（一）内分泌治疗的人群选择

激素受体 ER 和（或）PR 阳性的乳腺癌患者皆应接受术后辅助内分泌治疗。依据最新美国临床肿瘤学会（American Society of Clinical Oncology，ASCO）/ 美国病理学家协会（College of American Pathologists，CAP）指南，尽管 ER IHC 染色为 1% ~ 100%的肿瘤皆被视为 ER 阳性，但 ER IHC 染色为 1% ~ 10% 的肿瘤为 ER 低表达。ER 低表达时生物学行为通常与 ER 阴性乳腺癌相似，在术后辅助内分泌治疗中的获益较少，在做治疗决策时也应当考虑到这一点。

（二）绝经前患者辅助内分泌治疗

卵巢功能抑制（ovarian function suppression，OFS）已经应用于乳腺癌治疗数十年，早期辅助治疗研究证实，单独应用 OFS 能够降低 50 岁以下乳腺癌患者的复发风险，改善生存情况。《中国早期乳腺癌卵巢功能抑制临床应用专家共识（2021 年版）》建议，将药物去势［促性腺激素释放激素激动剂（gonadotropin releasing hormone agonist，GnRHa）］作为绝经前激素受体阳性的早期乳腺癌 OFS 的首选。中高危绝经前激素受体阳性乳腺癌推荐接受 OFS 的内分泌治疗；低危患者推荐选择性雌激素受体调节剂（selective estrogen receptor modulators，SERM）单药治疗；使用芳香化酶抑制剂（aromatase inhibitor，AI）代替 SERM 治疗的绝经前患者，需要同时接受 OFS 治疗。

关于 OFS 联合方案，对绝经前激素受体阳性早期乳腺癌的中危和高危患者，或 STEPP 分析的较高风险患者推荐 OFS 联合 AI 治疗，OFS 联合 SERM 治疗也是合理的选择。对存在 SERM 禁忌证的任何风险级别患者，推荐 OFS 联合 AI 治疗。

关于 OFS 的使用时机，建议根据激素受体阳性乳腺癌化疗前的卵巢功能状态，决定辅助内分泌治疗方案。如果考虑卵巢保护，推荐 GnRHa 同步化疗，不影响患者的生存获益；如果不考虑卵巢保护，推荐 GnRHa 可以在化疗结束后直接序贯使用。已接受化疗患者不推荐确认卵巢功能状态后再使用 GnRHa。GnRHa 辅助内分泌治疗的标准疗程应为 5 年。完成 5 年联合 OFS 的内分泌治疗后，如未绝经且耐受性良好，推荐继续 5 年联合 OFS 的内分泌治疗或 5 年 SERM 治疗。

绝经前乳腺癌患者，无论激素受体阳性或阴性，推荐在（新）辅助化疗前和化疗过程中使用卵巢功能抑制药物保护卵巢功能，降低卵巢功能早衰的发生风险，减少生育能力损害。推荐化疗前 2 周开始使用 GnRHa，每 28 天 1 次，直至化疗结束后 2 周给予最后一剂药物。

（三）绝经后患者辅助内分泌治疗

第三代芳香化酶抑制剂可以向所有绝经后的 ER 和（或）PR 阳性患者推荐，尤其是具有以下情况的患者：①高复发风险患者；②对他莫昔芬有禁忌的患者或使用他莫昔芬后出现中、重度不良反应的患者；③使用他莫昔芬 20 mg/d×5 年后的高风险患者。

芳香化酶抑制剂可以从一开始就应用 5 年（来曲唑、阿那曲唑或依西美坦）。不同种类的芳香化酶抑制剂都可选择，药物耐受性和安全性是保障长期内分泌治疗效果的关键。Ⅰ 期患者通常建议 5 年辅助内分泌治疗。对于 Ⅱ 期淋巴结阴性患者，如初始采用他莫昔芬 5 年治疗，可推荐芳香化酶抑制剂或他莫昔芬 5 年；如初始采用 5 年芳香化酶抑制剂的患者，或采用他莫昔芬治疗 2 ~ 3 年后再转用芳香化酶抑制剂满 5 年的患者无须常规推荐延长内分泌治疗。对于 Ⅱ 期淋巴结阳性患者，无论其前 5 年内分泌治疗策略如何，均推荐后续 5 年芳香化酶抑制剂的延长治疗。对于 Ⅲ 期患者，推荐 5 年芳香化酶抑制剂的延长治疗。延长治疗的患者，其内分泌治疗总时长为 8 ~ 10 年。

对于 ≥ 4 个阳性淋巴结的 ER 阳性乳腺癌患者，无论绝经前还是绝经后，均可考虑在标准辅助内分泌治疗基础上增加 CDK4/6 抑制剂阿贝西利强化 2 年；1 ~ 3 个淋巴结阳性且伴有 G3/T3/Ki-67 ≥ 20% 至少一项高危因素的 ER 阳性患者使用阿贝西利强化也可考虑。

　　近年来保乳手术后化疗和放疗技术得到了很大发展，全身治疗及局部治疗综合应用对减少局部复发和提高生存率有明显效果。由于患者年龄、体质和肿瘤特点的差异和复杂性，需结合患者具体特点，兼顾疗效、美容效果和生活质量，严格制订个体化的综合治疗方案。

（康欣梅）

第二节　保乳手术后随访与监测

　　《"健康中国 2030"规划纲要》将肿瘤纳入慢性病管理中，提出总体癌症 5 年生存率提高 15%。为了实现这个目标，降低我国癌症负担，临床上不仅要聚焦肿瘤急病期的诊治过程，还要覆盖癌症的早期预防及高危筛查和后期随访过程的"全周期"健康管理体系。在如今的精准治疗时代下，乳腺癌的规范化诊疗稳步提升，已成为实施癌症慢病化管理的标杆性领域。伴随着乳腺癌患者生存率的提高，乳腺癌患者的术后生存期较长，随访在其术后综合治疗中具有举足轻重的作用。早期乳腺癌患者保乳术后，定期随访可及时发现乳房内有无肿瘤复发、有无远处器官转移，也可监测患者对各阶段治疗的依从性和不良反应，并进行预防和管理，这对提高患者的生存和生活质量、降低乳腺癌患者的死亡风险、改善患者的预后作用显著。随着诊治水平提升，术后随访理念也发生了一些转变，据 2022 年《中国抗癌协会乳腺癌诊治指南与规范》（以下简称《指南》）提出的"随访"概念，即临床医生在实践工作中，要将远程随访和督促患者主动至医院复诊相结合，以便从医生和患者两个角度来持续关注病情状态。同时《指南》提出，不仅要关注患者的"常见"伴随症状，还要对患者的健康进行更广泛关注，即从"伴随疾病全方位管理"转变为"健康管理"。

一、随访的频率

　　随访作为乳腺癌慢病全程管理重要的一环，虽然可改善患者预后，但是频繁的随访一方面会加重心理负担，降低生活质量；另一方面也会增加患者和社会的经济负担。目前尚无大型随机临床试验探究可平衡患者需求和成本效益的最佳随访频率，临床多依据《中国抗癌协会乳腺癌诊治指南与规范》推荐的随访频率：保乳手术后 2 年内，一般每 3 个月随访 1 次；第 3 ~ 5 年，每 6 个月随访 1 次；术后 5 年以上，每年随访

1次，直至终身。如有异常情况，应当及时就诊而不拘泥于固定时间。

二、乳腺癌随访管理

随访检查项目包括基本项目和加强项目。

1. 基本项目的随访   如患者无症状，建议仅行基本项目的随访，包括乳腺及引流区域的淋巴结及上肢的体格检查、血常规、肝肾功能、血脂等实验室检查、肝脏、乳腺区域及淋巴引流区超声、乳腺 X 线摄片及胸部 CT。如出现相关提示症状需排除骨转移者，酌情选择骨扫描检查；接受保乳手术或其他影像学检查的补充时，可选乳腺MRI；如果服用他莫昔芬，子宫、卵巢未手术切除，可行妇科检查及妇科超声；如果绝经后或服用第三代芳香化酶抑制剂则需骨密度检测。

2. 加强项目的随访   如患者在随访期间出现新发肿块、骨痛、胸痛、持续性头痛、呼吸困难或腹部疼痛等，提示可疑复发时，应立即就诊并进行相关检查，必要时行细胞学或病理学检查，明确诊断（表 10-1）。

表 10-1   加强项目的随访

复发指标	随访内容
乳腺新发肿块	乳腺 X 线和超声（+/-MRI）必要时病理学活检
胸壁新出现皮疹或结节	病理学活检
新发淋巴结肿大	病理学活检
新发持续骨痛	骨扫描和可疑部位 X 线平片或 CT
新发持续性咳嗽或呼吸困难	胸部 CT 检查
新发肝占位大或右上腹疼痛	肝脏超声和（或）CT 检查（或）MRI
新发癫痫、持续性头痛或新发神经功能缺损	脑 CT 或 MRI
背部疼痛伴四肢无力、感觉改变、反应改变或肠道（膀胱）控制力丧失	脊柱 MRI

三、乳腺癌的健康管理

（一）血脂异常

大多数乳腺癌患者在发病时已处于绝经期或围绝经期，失去雌激素的保护后，血脂水平异常的概率大幅增加，纠正血脂异常并给予适当的干预，除了可防治动脉粥样硬化性心血管病，根据 BIG 1-98 的研究，在激素受体阳性早期乳腺癌的辅助内分泌治疗中，使用降胆固醇药物还可以预防乳腺癌的复发。

保乳手术后，根据随访频率对血脂进行检测，包括总胆固醇、甘油三酯、低密度脂蛋白胆固醇（LDL-C）和高密度脂蛋白胆固醇（HDL-C）等。其中 LDL-C 是乳腺癌患者防治首要的血脂观察指标，一般以术前 LDL-C 作为基线标准。血脂异常患者，可服用他汀类药物降血脂，服用降脂药物后除了注意复查血脂外，还要监测降脂药物的副作用如肝肾功能和肌酸激酶等。同时对于血脂异常的绝经后乳腺癌患者，内分泌治疗时可选择甾体类芳香化酶抑制剂等对血脂影响较小的药物。

（二）心脏功能

心脏毒性：接受过含蒽环类（如多柔比星、吡柔比星、卡柔比星等）化疗药，或曲妥珠单抗、帕妥珠单抗等抗 HER2 靶向药物治疗的患者，需定期进行心电图及心脏超声（左心室射血分数）检查、心肌酶谱和心内膜心肌活检检查，及时调整化疗药物剂量。

（三）静脉功能

接受化疗和他莫昔芬治疗的患者患静脉血栓栓塞症（VTE）的概率远高于正常人，对于已经发生 VTE 的患者，需定期对其血红蛋白、血细胞比容和血小板计数进行检测，并进行抗凝治疗。

（四）呼吸系统

抗 HER2 靶向治疗与间质性肺炎的产生相关，免疫检查点抑制剂可增加患免疫相关肺炎的风险，化疗导致的骨髓抑制也可能继发肺部感染，因此需关注患者的呼吸系统症状及体征，必要时行实验室检查及胸部 CT 检查。

（五）肝功能

药物性肝损伤是乳腺癌患者使用化疗药物后产生的一种常见且严重的药物不良反应，重者可致急性肝衰竭甚至死亡。在使用有损害肝功能风险的药物治疗时，应加强肝脏生化检查，特别是血清谷氨酸氨基转移酶或天门冬氨酸氨基转移酶等。

（六）骨密度（BMD）

绝经后女性失去雌激素的保护，骨密度会降低，尤其是接受 AI 或化疗等治疗时，骨量丢失加速，导致骨折的风险进一步增加。需在患者使用第三代芳香化酶抑制剂前及使用后每年随访时进行骨密度检测及骨折风险评估，以判定骨折风险。

（七）肌肉骨骼（关节）

骨 BMD 降低、骨转移和治疗相关药物等均可导致患者出现疼痛症状。对于出现肌肉骨骼疼痛的患者，应提高对其肌肉疼痛的监测频率，可通过 BMD 检测、影像学检查及骨髓检测等方式来明确肌肉骨骼疼痛的原因。

（八）上肢功能及水肿程度评估

患者行保乳手术后，若行腋窝淋巴结清扫，则上肢活动障碍及淋巴水肿的风险显著增加。在术后随访过程中，要注意观察患者上肢活动范围，行针对性的功能锻炼。另外需在随访期间，通过询问患者的不适、测量多节段臂围，评估淋巴水肿的程度。患侧上肢周径比对侧上肢周径长 < 3 cm 为轻度水肿，3 ~ 5 cm 为中度水肿，> 5 cm 为重度水肿。

（九）生育功能

对于使用他莫昔芬等内分泌药物治疗的患者，需结合临床症状及经阴道超声综合定期监测子宫内膜增厚情况，必要时进行宫腔镜检查和诊断性刮宫。同时行乳房切除术，内分泌治疗等治疗可严重降低女性患者的性健康水平，必要时应以问诊、量表等形式评估并给予其相应的指导。

（十）外周神经病变

外周神经病变包括主要表现为感觉、运动和自主神经功能紊乱，是化疗药物如紫杉醇等的剂量限制相关不良反应。目前主要评估手段有欧洲癌症研究与治疗组织生命质量量表 – 化疗所致外周神经病变、总神经病变评分、妇科肿瘤患者神经不良反应评估量表、患者神经不良反应问卷。

（十一）精神心理

患者经历保乳术后，虽可保持乳房的外观，但对肿瘤复发的担忧、放疗对胸壁皮肤的副作用、化疗药物造成的脱发、消化道副作用、内分泌治疗相关的潮热、失眠等不适，易造成患者抑郁与焦虑。在随访过程中，可以通过问诊，必要时进行量表（如9 条目患者健康问卷和广泛性焦虑自评量表）评估患者的精神心理状态变化。

随着乳腺癌诊疗技术的进步，乳腺癌患者的生存时间逐渐延长，乳腺癌已进入慢病管理时代，"全方位、全周期"的健康管理理念逐渐被医护和患者接受。在乳腺癌随访期间除应关注有无肿瘤复发及远处转移外，还要重视患者伴随疾病或治疗相关不良反应及精神心理状态的管理，提升患者的生存与生活质量。

（十二）患者报告结局

2022版《指南》引入了患者报告结局（PRO）的指标，通过让患者填写相关调查量表客观反应其健康状况、功能状态以及治疗感受。PRO量表的主要内容包括患者的症状、身体和心理和社会活动的功能状态、健康行为、对于不同治疗的倾向性、希望参加某项治疗的愿望、对治疗的满意度等方面，目前乳腺癌患者适用的量表既有普适性量表也有针对乳腺癌群体的特异性量表。然而，目前PRO量表因为其较强的依赖患者的主观性而具有一定的局限性，在临床实际中的推广应用还有很大提升空间。

（白静雯）

第三节　保乳手术围术期护理

一、术前心理护理

1.患者被确诊为乳腺癌后，往往会出现情感上和心理上的剧变，表现出恐惧、悲观、绝望等心理反应，心态的积极与否将直接影响患者对手术的耐受性及术后的康复。在护理过程中，护士应多关心体贴患者，向患者详细介绍手术治疗的意义、手术的美容效果、手术的安全性、手术的方式及术前、术后的注意事项，使患者对疾病和手术方式有较全面的了解，减少术前恐惧的心理，以最佳的心态接受手术。

2.所有癌症患者都渴望得到家属、亲人的爱护和关照，护士一定要鼓励其家属，尤其是患者丈夫积极参与到患者的心理护理中，帮助患者保持坦然的心境，让患者感觉到亲人的温暖和支持，增强战胜疾病的信心，从而积极配合手术治疗。

3.护士注重人性化护理，主动搭建乳腺癌术后患者相互教育平台，帮助患者与曾接受过类似手术且已经痊愈的病友取得联系，通过成功者现身说法帮助患者度过心理调试期，鼓励患者表述手术创伤对自己今后角色的影响，提升患者治愈癌症的积极性，主动配合检查治疗和健康训练。

二、加速康复外科护理

加速康复外科（enhanced recovery after surgery，ERAS）是指利用循证医学的证据优化组合围术期护理措施，以降低手术应激反应、加速术后康复进程、降低并发症。ERAS是当下比较新颖的一种护理模式，有着更加全面的护理维度，可以从手术的不同阶段以及患者的心理、思想认知、功能康复等多方面进行有效的干预。在术前对患者进行完整的评估并进行及心理干预，能够满足患者对护理服务的人文需求，患者术后焦虑及抑郁的发生率明显减低。由经过规范培训的乳腺癌专科护士对患者进行早期康复训练指导，可降低患者皮下积液、皮肤坏死、伤口感染及上肢水肿发生率，减轻肩关节及肘关节活动障碍，最大限度地恢复患者上肢功能。ERAS 在多个学科的应用增加了患者的舒适度，优于传统的常规护理，术后患者的并发症相对较少，从而缩短患者住院时间，同时降低费用，在世界范围广泛应用。

三、术后伤口护理

观察乳腺癌患者术后伤口有无渗出，保持伤口处敷料干燥、整洁，注意患肢皮肤的颜色深度，判断有无皮下积液和皮肤坏死。观察弹力绷带包扎是否过松或过紧，包扎松紧度以能容纳一手指，能维持正常血运，且不影响呼吸为宜。包扎期间告知患者不能自行松解绷带，瘙痒时不能将手指伸入敷料下搔抓，若绷带松脱，应及时重新加压包扎。

四、术后引流管护理

乳腺癌术后需常规放置负压引流管，其目的是引流皮下渗血、渗液、积气，促使术区皮瓣紧贴胸壁，以利于伤口尽快愈合，防止积液过多导致感染或形成空腔延迟愈合。引流期间妥善固定引流管，告知患者术后翻身及下床活动时注意避免牵拉，防止引流管滑脱、堵塞；保持负压引流管的畅通，并时刻观察引流液的颜色、性状、量，术后 3 ~ 4 天后引流量少于 5 mL 时，可拔除引流管。

五、康复护理

乳腺癌术后可能会有不同程度的患肢水肿和肩关节活动障碍，所以术后应尽早开展上肢功能锻炼，由经过规范化培训的乳腺癌专科护士对患者进行早期康复训练指导，但必须循序渐进，否则会影响伤口愈合。康复训练具体方法：术后 24 h 内：活动手指和腕部，可做伸指、握拳、屈腕等锻炼。术后 1 ~ 2 天：用健侧上肢或他人协助患侧上肢进行屈肘，逐渐过渡到肩关节的小范围前屈、后伸运动（前屈小于 300°，后伸小于 15°）。术后 2 天内不上举、3 天内不外展肩关节，不以患侧肢体支撑身体，防止皮瓣移动而影响术后愈合。术后 3 ~ 4 天：用患侧手进行洗脸、刷牙、进食等，并做以患侧手触摸对侧肩部及对侧耳朵的锻炼；术后 5 天及以上：抬高患侧上肢、患侧上肢爬墙、梳头。功能锻炼以自主锻炼为主，每日 3 ~ 4 次、每次 20 ~ 30 min，逐渐增加功能锻炼的内容。

患者术后上肢肿胀的管理直接影响康复进程。随着乳腺外科精准化治疗方案的实施，乳腺癌术后上肢淋巴水肿的发生率已渐呈下降趋势，其发病机制研究和诊断技术已有较大进展，对疾病的认识和科学普及教育也在不断拓展，患者在康复管理过程中的顺应性和诊治技术的理性选择，对淋巴水肿治疗效果均有正向提升作用。治疗乳腺癌术后上肢淋巴水肿的方法多种多样，虽取得了一定疗效，但未能从根本上解决问题，疗效难以持久且个体差异较大。淋巴水肿的治疗目的在于减轻水肿症状，保护患肢功能，阻止病情发展，其治疗重在患者教育和及早预防，原则上强调早期干预、长期维持、综合序列、个体化治疗方案，力争在积极有效治疗的前提下稳固疗效，延缓甚至逆转淋巴水肿病程的进展。

通过对乳腺癌改良根治术后患者患肢进行有计划、有步骤的功能训练以及早期使用空气压力波等针对性护理，患者上肢水肿的发生率明显降低。目前对淋巴水肿的治疗均倾向首选保守治疗，即非手术治疗，推荐采用综合消肿疗法（comprehensive decongestive therapy，CDT），包括手法淋巴引流、压力治疗、患肢功能锻炼及个性化皮肤护理等。另外，烘绑疗法作为治疗肢体慢性淋巴水肿的有效方法之一，目前已得到国际淋巴学会的认可和推荐。

六、延续性护理

延续性护理是一项社会效益与经济效益并存的护理模式，指从医院到家庭的延续，包括由医院制订的出院计划、转诊、患者回归家庭或社区后的持续随访与指导，对患者提供"无缝式照顾"，主要体现在对患者信息的延续、关系的延续、管理的延续。信息的延续是在不同的医疗场所及转诊过程中保证患者信息的准确；关系的延续是随着时间变化，患者与一个或多个照护者形成相互信任的治疗关系；管理的延续是照护者与被照护者各自的责任，严格执行患者实际病情与延续性决策之间的管理等，以确保持续得到延续性的健康照护。

许多国外研究构建了肿瘤患者出院后延续性护理实践模式，包括过渡护理模式、个案管理模式、家庭医生协调模式、出院计划护理模式。目前，国外乳腺癌出院患者延续性护理的实施由高级实践护士（advanced practice nurses，APN）主导，多学科协作，为患者提供个性化的护理，满足了患者及其家属的照护需求。有研究表明，对乳腺癌出院患者采取APN干预模式护理和基础护理，发现APN干预可明显提高乳腺癌出院患者的生活质量水平，并提出患者出院后6个月是APN随访的关键时期。

1. 出院前评估　对患者术后康复情况进行综合评估，并分析可能影响术后康复的各种因素，包括患者自身文化水平、家庭情况等，充分考虑患者不同情况，予以针对性健康教育。完善患者个人档案，包括电话号码、家庭住址、家庭成员、出院检查报告等信息，便于进行延续性护理。

2.电话随访 延续性护理最普遍的表现形式为医院护士定期通过电话对出院间歇期的患者进行个性化护理服务，从而提高患者的自我管理水平，增强延续护理工作的时效性、计划性、针对性。

3.居家访视 居家访视是由延续护理小组成员每隔一段时间对居住在医院附近有护理需求的患者进行家庭访视，通过访视提供针对性的自我保健指导，促进医患之间的相互理解和尊重。

4.网络延伸护理服务的开展 云随访是通过"医疗＋互联网"模式给患者智能手机上发送文字、图片、视频信息，提供乳腺癌术后患者出院随访的新途径。

5.建立康复俱乐部 康复俱乐部可以为医患之间、护患之间、患者与患者之间搭起沟通交流的桥梁。通过举办大型患者团体心理康复活动，为乳腺癌患者提供一个与医疗专家、病友们沟通交流的平台，在康复期乳腺癌患者的团体心理康复中起到了积极的作用。

七、放疗后皮肤反应的护理

放射性皮肤损伤是常见的一种毒副作用，通常出现在放疗后 2 ~ 3 周，可持续至治疗结束后，随临床实验研究的深入分析，通常认为做好患者心理护理、饮食护理、健康教育、功能锻炼，以及化疗前、中、后的皮肤护理，可有效降低皮损风险，进而防止放射性皮肤损伤的发生。通过总结他人研究，乳腺癌术后放疗后皮肤反应是影响治疗中断／失败的主要原因，因此，在实际工作中，为乳腺癌术后放疗患者提供一系列护理干预措施，有助于加深患者对疾病的认知程度，提高其治疗依从性，从而增强机体抗病能力，解除精神负担，使其尽早恢复健康水平。

（姜洋）

第四节　乳腺癌保乳手术后的生育和哺乳问题

乳腺癌是育龄妇女中最常见的恶性肿瘤，年轻患者对生育能力存在不同的要求，保乳手术的治疗以及术后的放疗都会对生殖健康产生负面影响。尽管在过去的几十年里，年轻乳腺癌患者的生育和妊娠问题得到了越来越多的关注，但在这个领域仍然存在一些灰色地带，医生在处理这些问题时仍然感到棘手。那么，究竟年轻乳腺癌患者保乳手术后是否可以生育，以及在结束治疗后多久可以生育？从传统意义上讲，乳腺癌保乳手术后的生育并没有影响患者的生存，只是不同亚型的乳腺癌对生育的时间要求可能不同。一般情况下手术后 2 ~ 3 年便可以考虑生育，当然有些特别的情况，医生可能要求 5 年以后再进行生育。总之，乳腺癌保乳手术后可以再进行生育，妊娠和分娩的过程并不会增加乳腺癌的风险。

一、乳腺癌保乳手术后治疗对生育的影响

（一）手术对生育的影响

乳腺癌手术治疗本身不会影响生育，但部分患者诊断为激素受体阳性的亚型乳腺癌，针对雌激素依赖性乳腺癌患者进行的卵巢去势手术，则永久性地剥夺了患者的自然生育能力。

（二）化疗及靶向药物对生育的影响

许多用于乳腺癌治疗的化疗药物对生育能力都有直接影响，乳腺癌患者接受化疗治疗后可发生卵巢功能损害，其主要表现为停经或月经减少，血清促性腺激素水平升高，雌激素水平下降。化疗导致的停经是可逆的，但化疗引起的卵巢内分泌功能下降会影响排卵，从而导对生殖有负面影响，例如引起不孕。有研究发现，83% 的患者在化疗期间出现了闭经，86% 的患者在化疗以后 1 年内月经恢复正常，这表明治疗并没有完全损伤卵巢功能。烷基化剂（如环磷酰胺）引起性腺毒性的风险最高，40 岁以下的女性中有 40% ~ 60% 发生闭经，而超过 40 岁的女性中有 80% 以上的患者发生闭经。蒽环类药物对性腺的毒性较烷基化剂小，但与紫杉类或环磷酰胺联合使用时，仍能引起较高的闭经发生率。抗 HER2 靶向治疗（如曲妥珠单抗和帕妥珠单抗）对生育的影响一直难以评估，因为这些药物通常与化疗药物同时使用。然而，最近的研究表明，曲妥珠单抗治疗可能不会导致闭经，但由于存在致畸风险，建议在完成抗 HER2 治疗后至少 7 个月再尝试妊娠。

由此可见，化疗对年轻乳腺癌患者的卵巢功能有负面影响，主要取决于药物类别、剂量和强度，还与患者的年龄、既往治疗不孕史及合并症、病情程度、给药方式、药物类别等多个因素有关。然而，化疗对女性治疗后生育能力的影响仍然知之甚少。

（三）放疗对生育的影响

在乳房 / 腋窝辐射中，散射到达卵巢和子宫的辐射量相对较低，因此放疗对性腺毒性的作用应该是最小的。只有当盆腔接受放射剂量达 20 Gy 以上，才可能会导致卵巢早衰，而乳腺癌放疗标准剂量一般为 50 Gy，仅有 2.1 ~ 7.6 Gy 的剂量能通过体内辐射至盆腔，所以对卵巢储备的影响很小。然而，由于辐射散射效应的潜在风险，应

考虑屏蔽盆腔区域，尽量减少对生殖器官的辐射，并应推迟到放疗完成后的一定时间再妊娠。

（四）内分泌治疗对生育的影响

激素受体阳性（ER+）乳腺癌占所有乳腺癌的70%左右，是最常见的乳腺癌类型。这部分患者肿瘤的生长和增殖主要由雌激素和雌激素受体（ER）结合后刺激产生。雌激素与ER结合后的复合物对癌细胞的生长、分裂有促进作用。乳腺癌内分泌治疗，就是通过切断雌激素的来源或抵消雌激素的作用来阻止或推迟乳腺肿瘤细胞的生长，可提高乳腺癌患者13%的绝对生存期。乳腺癌的内分泌治疗是抗雌激素治疗，会影响卵巢功能。大量证据表明，使用三苯氧胺或芳香化酶抑制剂（伴卵巢抑制）辅助内分泌治疗可以使绝经前激素受体阳性的年轻乳腺癌患者获益，降低复发风险。但是，这种药物也是一种已知的致畸剂，因此，建议内分泌治疗的患者终止药物后再进行生育和妊娠。

最近有研究提示，乳腺癌治疗后妊娠，无论激素受体状态如何，都不会影响其无病生存期。与此同时，一项前瞻性研究（NCT 02308085）分析中断内分泌治疗对激素受体阳性患者的安全性和预后，以确定妊娠对这一群体的远期影响，这项研究的患者进行 18 ~ 30 个月的内分泌治疗，随后停止内分泌药物，患者有 2 年的窗口期，允许妊娠和哺乳，之后再开始予以抗激素治疗，完成为期 5 ~ 10 年的内分泌治疗。

二、乳腺癌保乳手术后对生育功能保留的选择

在育龄妇女中，乳腺癌是最常见的恶性肿瘤，每年新发病例中 45 岁以下的患者约占 11%。年轻患者被诊断为乳腺癌时，因生育和妊娠问题而负担加重，这可能导致这些患者产生巨大的社会心理压力。及时解决这些问题至关重要，这样才不会对年轻幸存者的短期和长期生活质量以及因她们对治疗的坚持而产生负面影响。

不得不说，有关乳腺癌病史的女性生育能力和妊娠转归的相关数据比较少。年轻患者罹患的乳腺癌亚型一般侵袭性较强，为了降低复发和转移的风险，往往需要接受多种方法治疗，而这些综合治疗可能会带来严重的副作用，如暂时性或永久性的性腺功能损害和随后的不孕。在乳腺癌诊断时，约有 50% 的患者担心与治疗相关的卵巢早衰和不孕的可能风险。不同女性对生育和未来的生殖能力要求不同，所以在进行乳腺癌治疗前就必须仔细询问沟通对保存生育能力的选择。国际指南建议及早、及时地与所有接受抗癌治疗的年轻患者讨论这些副作用可能发生的风险，并帮助她们作出保留生育能力的有效策略。基线生育能力可以通过在卵泡早期测定血清抗苗勒管激素（AMH）、血清促卵泡激素（FSH）与雌二醇等，或者经阴道超声的窦卵泡计数来评估。

对于卵巢储备不足或育龄较晚的女性，在乳腺癌治疗前可以采取侵入性生殖能力保存方案：胚胎 / 卵母细胞冷冻保存、卵巢组织冷冻保存和化疗期间使用促黄体生成素释放激素类似物（LHRHa）暂时抑制卵巢等均是保存乳腺癌患者生育能力的可用选择。

（一）女性乳腺癌保乳手术后妊娠时机选择

有研究者构建了相关多因素分析模型，发现与未妊娠的女性相比，乳腺癌治疗后妊娠的女性生存时间明显受益，可能是由于某种程度上的所谓的"健康母亲效应"，因为乳腺癌治疗后妊娠的女性可能是自然选择的相对健康女性，她们的预后更好一些。

在临床实践中，后续妊娠的时机仍然是一个具有挑战性的问题。许多医生和患者担心乳腺癌患者治疗后妊娠的安全性，特别是先前诊断为雌激素受体（ER）阳性的患者，妊娠可能被认为是通过内分泌刺激的潜在有害因素。目前尚不清楚女性在接受乳腺癌治疗后应间隔多久可以尝试妊娠，但有研究发现在乳腺癌诊断后 1 年以上妊娠似乎并不会影响患者的总生存率。通常建议乳腺癌患者在治疗后至少推迟 2 年再妊娠，主要原因是担心妊娠激素，特别是雌激素，可能刺激潜伏的微转移，从而降低生存率。一项研究纳入了 333 例妊娠和 874 例非妊娠的乳腺癌患者，其中 686 例（56.8%）为 ER 阳性乳腺癌，乳腺癌诊断后不到 2 年妊娠的患者 DFS 显著改善（$P = 0.008$），乳腺癌诊断后 2 年或 2 年以上妊娠的患者 DFS 无差异（$P = 0.47$），但是，研究者认为较早妊娠的患者的改善结果似乎是选择偏差的原因，而不是早孕的真正保护作用。

研究显示，在乳腺癌确诊后 6 个月和 12 个月妊娠的患者复发风险有增加的趋势，由此导致医生和患者对乳腺癌后妊娠可能产生的有害影响产生恐惧，引起人工流产率升高（约 30%），流产不会影响患者的生存，但并不提倡以治疗为目的进行流产。另外，也有研究表明妊娠的时间对乳腺癌患者的预后没有重大影响，而应考虑患者年龄、复发风险、辅助治疗和卵巢储备等参数，尤其对于 ER 阳性患者尤其重要，她们需要 5 ~ 10 年的辅助内分泌治疗，这可能会大大降低她们的受孕机会，因此可以暂时中断内分泌治疗以允许妊娠。但是有研究发现，无论雌激素受体状态如何，后续妊娠对乳腺癌预后没有负面影响，不过仍需要进一步的分析探索。

（二）乳腺癌保乳手术后孕育对生存预后影响的临床研究

PREFER-FERTILITY 研究是由意大利医生团队发起的一个前瞻性队列研究，根据意大利医学肿瘤学协会（Italian Association of Medical Oncology，AIOM）制定的癌症患者生育能力保存的指南，纳入患者并提供生育保护的策略，以更好地了解影响患者选择现有生育保留策略的因素，旨在评估乳腺癌患者在诊断和治疗后妊娠的临床结局。

PREFER-FERTILITY 研究招募了年龄在 18 ~ 45 岁确诊为乳腺癌的绝经前患者，

符合条件的患者不存在转移性病灶，没有接受过化疗或放疗。入选标准有意放宽，以便尽可能排除少数患者，从而获得真实的基于人群的数据。

在开始全身治疗之前，肿瘤学家尽可能早地让诊断为乳腺癌的年轻女性认识到抗癌治疗对卵巢功能和生育能力的潜在负面影响，并询问她们对卵巢功能和生育能力保存的意向。对于 41 ~ 45 岁担心发展为治疗相关的卵巢早衰的患者，建议在化疗期间使用 LHRHa（促黄体生成素释放激素类似物）进行暂时的卵巢抑制；对于 ≤ 40 岁的患者，化疗期间不仅使用 LHRHa 暂时抑制卵巢，并提供完整的生殖咨询获得卵子冷冻保存或卵巢组织冷冻保存的程序（图 10-1）。然后，手术的类型、时机、可能的并发症以及预期的结果等，每一个策略都详细告知患者及其家属，医患共同作出治疗决策，在预先设定的时间点（化疗开始前，第 1、第 2 周期化疗后）监测性激素变化，并在化疗结束后随访，每 6 个月检测 1 次。

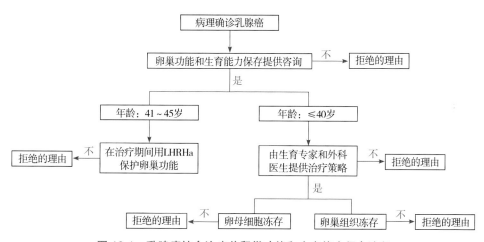

图 10-1　乳腺癌综合治疗前卵巢功能和生育能力保存流程

（三）乳腺癌保乳手术后能否进行哺乳

乳腺癌保乳手术后能否哺乳？接受乳腺癌治疗的妇女面临着一系列独特的身体和情感因素，这些因素可能会影响她们的决定和母乳喂养能力。患者有生育需求，而且已经完成生育，首先要保证在肿瘤学上是安全的，经过保乳手术后，如果切缘阴性又经过术后放疗、化疗，患者肿瘤达到临床完全缓解，这时乳房局部安全、乳管开放、患者激素水平正常、能排出乳汁，可以进行哺乳。但是，放疗往往会造成乳房导管周围的纤维化或影响泌乳，乳汁不能有效地通过收缩、挤压排出，所以做了保乳手术以后患侧哺乳有时候比较困难，但健侧是完全可以哺乳的。如果患者双侧的乳房都进行了保乳手术，那取决于手术有没有破坏乳管，如果乳管完整，保乳手术后是不影响哺乳的。

研究显示，哺乳对于乳腺癌的发生有抑制作用，因此提倡母乳喂养，一般要求哺乳半年以上。然而，目前尚没有关于乳腺癌保乳手术后母乳喂养与第二原发癌风险之间的流行病学数据。虽然没有证据表明乳腺癌保乳手术后的母乳喂养对乳腺癌风险是有害的还是有益的，但母乳喂养对新生儿和母亲的益处已经得到确认，因此鼓励和支持乳腺癌保乳手术后的母乳喂养。

（李荣晖）

参考文献

［1］FAN C, OH D S, WESSELS L, et al. Concordance among gene-expression-based predictors for breast cancer[J]. N Engl J Med, 2006, 355(6): 560-569.

［2］VODUC K D, CHEANG M C, TYLDESLEY S, et al. Breast cancer subtypes and the risk of local and regional relapse[J]. J Clin Oncol, 2010, 28(10): 1684-1691.

［3］LEHMANN B D, BAUER J A, CHEN XI, et al. Identification of human triple-negative breast cancer subtypes and preclinical models for selection of targeted therapies[J]. J Clin Invest, 2011, 121(7): 2750-2767.

［4］COUCH F J, HART S N, SHARMA P, et al. Inherited mutations in 17breast cancer susceptibility genes among a large triple-negative breast cancer cohort unselected for family history of breast cancer[J]. J Clin Oncol, 2015, 33(4): 304-311.

［5］TUTT A, ROBSON M, GARBER J E, et al. Oral poly (ADP-ribose)polymerase inhibitor olaparib in patients with BRCA1 or BRCA2mutations and advanced breast cancer: a proof-of-concept trial[J]. Lancet, 2010, 376(9737): 235-244.

［6］ROBSON M E, TUNG N, CONTE P, et al. OlympiAD final overall survival and tolerability results: Olaparib versus chemotherapy treatment of physician's choice in patients with a germline BRCA mutation and HER2-negative metastatic breast cancer[J]. Ann Oncol, 2019, 30(4): 558-566.

［7］COSTA R B, KURRA G, GREENBERG L, et al. Efficacy and cardiac safety of adjuvant trastuzumab-based chemotherapy regimens for HER2-positive early breast cancer[J]. Ann Oncol, 2010, 21(11): 2153-2160.

［8］CHUMSRI S, LI Z, SERIE D J, et al. Abstract PD3-02: Incidence of late relapse in HER2-positive breast cancer patients receiving adjuvant trastuzumab: Combined analysis of NCCTG N9831(Alliance) and NRG Oncology/NSABP B31[J]. J Clin Oncol, 2019, 37(35): 3425-3435.

［9］SLAMON D, EIERMANN W, ROBERT N, et al. Adjuvant trastuzumab in HER2-Positive breast cancer[J]. N Engl J Med, 2011, 365(14): 1273-1283.

［10］CAMERON D, PICCART-GEBHART M J, GELBER R D, et al. 11 years' follow-up of trastuzumab after adjuvant chemotherapy in HER2-positive early breast cancer: final analysis of the HERceptin Adjuvant(HERA) trial[J]. Lancet, 2017, 389(10075): 1195-1205.

［11］W AKS A G, WINER E P . Breast cancer treatment: A review[J]. JAMA, 2019, 321(3): 288-300.

［12］DUBSKY P, BRASE JC, JAKESZ R, et al. The EndoPredict score provides prognostic information on late distant metastases in ER+/HER2- breast cancer patients[J]. Br J Cancer, 2013, 109(12): 2959-2964.

［13］CARDOSO F, VAN'T V EER L J, BOGAERTS J, et al. 70-Gene Signature as an Aid to Treatment

Decisions in Early-Stage Breast Cancer[J]. N Engl J Med, 2016, 375(8): 717-729.

［14］DOWSETT M, SESTAK I, LOPEZ-KNOWLES E, et al. Comparison of PAM50 risk of recurrence score with oncotype DX and IHC4 for predicting risk of distant recurrence after endocrine therapy[J]. J Clin Oncol, 2013, 31(22): 2783-2790.

［15］PAIK S, SHAK S, TANG G, et al. A multigene assay to predict recurrence of tamoxifen-treated, node-negative breast cancer[J]. N Engl J Med, 2004, 351(27): 2817-2826.

［16］SPARANO J A, GRAY R J, MAKOWER D F, et al. Adjuvant Chemotherapy Guided by a 21-Gene Expression Assay in Breast Cancer[J]. N Engl J Med, 2018, 379(2): 111-121.

［17］SPARANO J A, GRAY R J, RAVDIN P M, et al. Clinical and Genomic Risk to Guide the Use of Adjuvant Therapy for Breast Cancer[J]. N Engl J Med, 2019, 380(25): 2395-2405.

［18］HARRIS L, FRITSCHE H, MENNEL R, et al. American Society of Clinical Oncology 2007 update of recommendations for the use of tumor markers in breast cancer[J]. J Clin Oncol, 2007, 25(33): 5287-5312.

［19］KROP I, ISMAILA N, STEARNS V . Use of Biomarkers to Guide Decisions on Adjuvant Systemic Therapy for Women With Early-Stage Invasive Breast Cancer: American Society of Clinical Oncology Clinical Practice Focused Update Guideline Summary[J]. J Oncol Pract, 2017, 13(11): 763-766.

［20］SHAH S P, ROTH A, GOYA R, et al. The clonal and mutational evolution spectrum of primary triple-negative breast cancers[J]. Nature, 2012, 486(7403): 395-399.

［21］徐兵河 . 2012 年《ASCO 临床实践指南：乳腺癌初步治疗后随访与管理》解读 [J]. 中华乳腺病杂志（电子版）, 2012, 7 (1): 1-3.

［22］中国抗癌协会乳腺癌专业委员会 . 中国抗癌协会乳腺癌诊治指南与规范 (2021 年版)[J]. 中国癌症杂志 , 2021, 31 (10): 954-1040.

［23］YANG W, et al. Serum lipids and lipoproteins in Chinese men and women[J]. Circulation, 2012, 125(18): 2212-2221.

［24］BORGQUIST S, et al. Cholesterol, Cholesterol-Lowering Medication Use, and Breast Cancer Outcome in the BIG 1-98 Study[J]. J Clin Oncol, 2017, 35(11): 1179-1188.

［25］孙琼 , 姜慧萍 . 心理干预对乳腺癌患者保乳手术术后康复临床研究 [J]. 中国药物与临床 , 2020, 20(10): 1753-1755.

［26］冯虹 , 贺亚丽 . 加速康复外科护理在乳腺癌保乳手术围手术期中的应用 [J]. 当代护士 (中旬刊), 2020, 27(9): 76-79.

［27］刘莉 , 陶鸿雁 , 王丽君 . 加速康复外科护理在乳腺癌围手术期护理中的应用 [J]. 中国肿瘤临床与康复 , 2019, 26(5): 602-605.

［28］罗小蝶 . 早期乳腺癌保乳术后加速部分乳腺放疗相关研究进展 [D]. 重庆：重庆医科大学 , 2021.

［29］吉维 , 刘梦岚 , 黄爽 , 等 . 早期乳腺癌保乳术后不同放疗技术的研究进展 [J]. 现代医学 , 2020, 48(11): 1474-1477.

［30］蒋朝华 . 乳癌术后整复—从形体重塑到淋巴水肿综合治理 [M]. 上海：上海科技教育出版社 , 2020.

［31］Executive Committee of the International Society of Lymphology.The diagnosis and treatment of peripheral lymphedema: 2020 Consensus document of the International Society of Lymphology[J].

Lymphology, 2020, 53(1): 3-19.

[32] 中华医学会整形外科分会淋巴火肿治疗学组 . 乳腺癌术后上肢淋巴水肿诊治指南与规范 (2021 年版)[J]. 组织工程与重建外科 , 2021, 17(6): 457-461.

[33] 杨云 . 乳腺癌患者延续护理的研究进展 [J]. 当代护士（上旬刊）, 2018, 25(2): 17-20.

[34] Forte AJ, Sisti A, Huayllani MT, et al.Lymphaticovenular anastomosis for breast cancer-related upper extremity lymphedema:A literature review[J].Gland Surg, 2020, 9(2): 539-544.

[35] 陈桂莲 . 乳腺癌患者术后放疗后皮肤反应的护理进展 [J]. 世界最新医学信息文摘 , 2019, 19(9): 38-39.

[36] ZHAOJL, LIU J Q, CHEN K, et al. What lies behind chemotherapy-induced amenorrhea for breast cancer patients: a meta-analysis[J]. Breast Cancer Res Treat, 2014, 145(1): 113-128.

[37] LAMBERTINI M, CAMPBELL C, BINES J, et al. Adjuvant Anti-HER2 Therapy, Treatment-Related Amenorrhea, and Survival in Premenopausal HER2-Positive Early Breast Cancer Patients[J]. J Natl Cancer Inst, 2019, 111(1): 86-94.

[38] PAGANI O, RUGGERI M, MANUNTA S, et al. Pregnancy after breast cancer: Are young patients willing to participate in clinical studies?[J]. Breast, 2015, 24(3): 201-207.

[39] LAMBERTINI M, ANSERINI P, FONTANA V, et al. The PREgnancy and FERtility (PREFER) study: an Italian multicenter prospective cohort study on fertility preservation and pregnancy issues in young breast cancer patients[J]. BMC Cancer, 2017, 17(1): 346.

[40] LAMBERTINI M, GOLDRAT O, BARRAGAN-CARRILLO R, et al. Viable Options for Fertility Preservation in Breast Cancer Patients: A Focus on Latin America[J]. Rev Invest Clin, 2017, 69(2): 103-113.

[41] IQBAL J, AMIR E, ROCHON P A, et al. Association of the Timing of Pregnancy With Survival in Women With Breast Cancer[J]. JAMA Oncol, 2017, 3(5): 659-665.

[42] AZIM H A, KROMAN N, PAESMANS M, et al. Prognostic impact of pregnancy after breast cancer according to estrogen receptor status: a multicenter retrospective study[J]. J Clin Oncol, 2013, 31(1): 73-79.

[43] IVES A, SAUNDERS C, BULSARA M, et al. Pregnancy after breast cancer: population based study[J]. BMJ, 2007, 334(7586): 194.

[44] KRANICK J A, SCHAEFER C, ROWELL S, et al. Is pregnancy after breast cancer safe?[J]. Breast J, 2010, 16(4): 404-411.

[45] LAMBERTINI M, BONI L, MICHELOTTI A, et al. Ovarian Suppression With Triptorelin During Adjuvant Breast Cancer Chemotherapy and Long-term Ovarian Function, Pregnancies, and Disease-Free Survival: A Randomized Clinical Trial[J]. JAMA, 2015, 314(24): 2632-2640.

[46] LAMBERTINI M, KROMAN N, AMEYE L, et al. Long-term Safety of Pregnancy Following Breast Cancer According to Estrogen Receptor Status[J]. J Natl Cancer Inst, 2018, 110(4): 426-429.

[47] CAMUNE B AND GABZDYL E. Breast-feeding after breast cancer in childbearing women[J]. J Perinat Neonatal Nurs, 2007, 21(3): 225-233.

[48] AZIM H A, BELLETTINI G, GELBER S, et al. Breast-feeding after breast cancer: if you wish, madam[J]. Breast Cancer Res Treat, 2009, 114(1): 7-12.

第十一章

乳腺癌保乳治疗的挑战与展望

　　保乳手术已经成为早期乳腺癌患者的首要选择和标准治疗，与根治性乳房切除或改良根治术相比，保乳手术联合术后放疗其远期生存率相当。然而，保乳手术仍然面临着一些挑战与难题。

　　如前所述，降低保乳手术切缘阳性率和减少乳房内的复发，是保乳手术的重大挑战和棘手问题。目前，通过术前规划和术中导航等已有多种手段用于降低阳性切缘率的探索。和传统影像技术相比，新型三维数字标本 X 线成像、CT 成像和便携 MRI 扫描可以通过术中三维断层合成，为术者提供切缘信息。使用吲哚菁绿以及基于近红外光的靶向性、多功能探针的光学成像技术，通过静脉注射或切缘喷洒，可以实时动态的显示出手术切缘。类似地，术者可以通过手持探头，检测术中超声信号、射频光谱信号或癌症特异的生物阻抗光谱，通过多种生物组织信号的差异来准确评估切缘。此外，使用手术专用共聚焦显微镜，对乳房切缘进行无创组织病理学检查，实现对整个切除平面的细胞水平的成像有望替代术中冰冻切片。通过一些化学成分的差异检测，例如切缘的快速蒸发电离质谱，可以判断是否有肿瘤细胞的残留。尽管上述方法可以评估阳性切缘，但是大部分评估手段都只停留在临床前研究水平，如何选择真正快捷有效的评估切缘的方式，并将其应用于手术中，仍是一个挑战。

　　新辅助化疗后保乳手术切缘的选择一直是争议的焦点之一。新辅助化疗后，肿块发生退缩，残余病灶和卫星灶之间距离远且不易被影像学检查发现，纵使保乳术中确定阴性切缘，因有残留病灶，术后仍可发生二次复发。目前大部分中国专家以及圣加仑专家共识均推荐新辅助化疗后保乳手术范围根据降期后肿瘤的退缩模式和实际边界决定，但仍需开展国际国内多中心研究以获得严谨的证据支持。

　　适合保乳手术的患者降期后（获得 pCR）可否免于手术进行多种临床尝试，也获得越来越多的证据支持。比如，导管原位癌患者的内分泌治疗联合监测取代传统手术这一新的治疗模式，得到了越来越多学者的认可。另外，HER2 阳性乳腺癌和三阴性乳腺癌患者的 pCR 率在新辅助治疗后得到显著提升，这也使得人们聚焦在豁免手术的治疗是否有效这一关键问题。目前，已有包括德国、荷兰、英国和美国的多项临床试验探讨这两个问题，即对于导管原位癌患者仅用内分泌治疗，对于 HER2 阳性乳腺癌和三阴性乳腺癌仅用新辅助治疗联合放疗，能否达到和手术相当的效果。仅靠影像引导活检来证实患者肿瘤的消失，使得患者免于手术治疗，在治疗安全有效的同时，无疑大大降低了医疗成本和提高了患者生活质量。此外，通过消融疗法，例如高强度超声、激光消融和冷冻消融，达到缩小肿瘤，提高 pCR 率的效果，目前也正在进行临床试验。

乳腺癌转移淋巴结的识别和腋窝处理对于乳腺癌手术术式选择至关重要，淋巴结状态也是影响保乳治疗后无病生存的重要因素。如何准确识别转移的淋巴结，以及如何预防术后上肢淋巴水肿，是保乳手术治疗中面对的另一个挑战。目前的一些临床前研究，可以通过分子影像技术，比如利用吲哚菁绿和美蓝等近红外染料，以及不同组合的纳米材料，可以无创识别淋巴结的转移状态，进而避免不必要的淋巴结清扫。此外，通过淋巴静脉吻合术及血管化淋巴结转移，都可明显预防治疗上肢的淋巴水肿。然而这两种手段分别在淋巴吻合的最佳时机及数量，以及选择的部位等多方面都仍存较大争议。新辅助化疗也有效地豁免了部分腋窝手术，新辅助治疗后，如果前哨淋巴结活检是阴性，则可以不进行任何腋窝手术这一观点也得到越来越多专家的认可。

近年来，人工智能技术在乳腺癌保乳手术中的应用也实现了较大的突破。首先，对于保乳切缘状态的判定，最理想的情况是在术中实时进行，最近的研究利用全切片图像扫描技术（whole slide images，WSI）获得的数字病理图像结合人工智能算法显示出对恶性切缘良好的诊断敏感性，但是特异性不足、假阳性高，易造成不必要的二次手术，而术中 WSI 图像的制备耗时较长，也无法整体上缩短诊断时间。想要实现从病理层面的快速诊断，仍需要开发更优的人工智能算法，同时优化 WSI 图像的制备时间，全流程改善术中病理诊断的精度和效率。一些新兴的成像系统如光学相干断层（OCT）、拉曼光谱等结合深度学习的方法术中对切除的乳腺肿瘤成像并进行分类分析。但是由于设备和技术的限制，临床转化应用仍然面临较大困难。

此外，目前已有大量研究利用人工智能技术结合术前影像学手段包括超声、MRI 和钼靶等对腋窝淋巴结转移状态进行预测，以期在术前指导腋窝淋巴结的清扫策略。尽管许多研究取得了不错的预测准确性，但是缺乏大样本、多中心的验证，特别是对于乳腺超声，不同中心、不同医生留取的图像存在选择性误差，对预测模型的泛化能力提出了巨大的挑战。需要开展前瞻性多中心的研究，评估和优化预测模型的预测性能，以期达到临床可用。

术前对保乳手术切缘阳性风险的预测有利于术前制订手术策略、合理规划手术范围。人工智能可以通过对乳腺癌患者术前的临床数据，特别是通过乳腺癌高危易感基因 BRCA1/2、TP53 和 PALB2 的致病性突变进行筛查，统计建模分析，预测保乳手术切缘阳性的风险。也有学者尝试利用影像组学的方法提取肿瘤部位的特征对 HER2 阳性浸润型乳腺癌的切缘阳性风险进行分类预测。但是现有研究的预测准确度较低，无法满足临床实践应用，亟须利用术前的乳腺影像数据，结合人工智能的方法建立有效的切缘阳性风险评估工具，精准规划手术范围。

微创化已成为外科实践的主流发展方向，借助于胫镜技术的发展，机器人辅助保乳手术近年来也有一些尝试。手术切口位于腋窝，较为隐蔽，具有一定的美观效果，但是目前机器人辅助下的保乳手术仍然存在争议。首先，已发表的研究缺乏足够数量的患者及术后随访结果，机器人辅助保乳手术的安全性和有效性尚未确立。其次，相较于其他专科常规进行普通腔镜手术的过渡学习，乳腺科医生缺乏微创的经验，这在一定程度上影响了机器人辅助手术的学习曲线。最后，其成本 - 效益不理想，由于手术机器人硬件成本较高，术中操作时间增加，而乳腺癌手术本身住院时间较短，增加的手术成本很难通过降低住院天数抵消。鉴于此，如何优化乳腺科医生对手术机器人的学习曲线、提高成本效益，同时开展大规模的临床试验进一步验证机器人辅助的安全性和有效性是亟待解决的问题。

总之，目前保乳手术的范围和顺序都发生了重大的转变。通过基因检测、人工智能和多种预测模型手段，在术前可有效提供最佳的治疗计划。新辅助治疗带来的肿瘤降期以及消融疗法，甚至可以使患者免于手术。对于保乳手术中面临的切缘问题，有望通过分子影像技术、生物阻抗光谱、无创病理学检查等多种手段进行评估。人工智能和机器人手术也为保乳手术带来了新的活力，我们相信，未来保乳手术将会继续以患者为中心，通过更明确的适应证和更精确的手术方案，满足精准外科这一临床需求。

（张国君）

参考文献

［1］PRADIPTA A R, TANEI T, MORIMOTO K, et al. Emerging Technologies for Real-Time Intraoperative Margin Assessment in Future Breast-Conserving Surgery[J]. Adv Sci (Weinh), 2020, 7(9): 1901519.

［2］ROWE S P, POMPER M G. Molecular imaging in oncology: Current impact and future directions[J]. CA Cancer J Clin, 2022, 72(4): 333-352.

［3］BOU-SAMRA P, MUHAMMAD N, CHANG A, et al. Intraoperative molecular imaging: 3rd biennial clinical trials update[J]. J Biomed Opt, 2023, 28(5): 050901.

［4］BAI J W, QIU S Q, ZHANG G J. Molecular and functional imaging in cancer-targeted therapy: current applications and future directions[J]. Signal Transduct Target Ther, 2023, 27, 8(1): 89.

［5］MIEOG JSD, ACHTERBERG F B, ZLITNI A, et al. Fundamentals and developments in fluorescence-guided cancer surgery[J]. Nat Rev Clin Oncol, 2022, 19(1): 9-22.

［6］PFOB A, DUBSKY P. The underused potential of breast conserving therapy after neoadjuvant system treatment - Causes and solutions[J]. Breast, 2023, 67: 110-115.

［7］ANGARITA F A, CASTELO M, ENGLESAKIS M, et al. Robot-assisted nipple-sparing mastectomy: systematic review[J]. Br J Surg, 2020, 107(12): 1580-1594.

［8］ARESTA G, ARAÚJO T, KWOK S, et al. BACH: Grand challenge on breast cancer histology images[J]. Med Image Anal, 2019, 56: 122-139.

［9］VIDYA R, LEFF D R, GREEN M, et al. Innovations for the future of breast surgery[J]. Br J Surg, 2021, 108(8): 908-916.